100の課題を通して体感！

カラー写真で学ぶ

筋・骨格の
機能評価

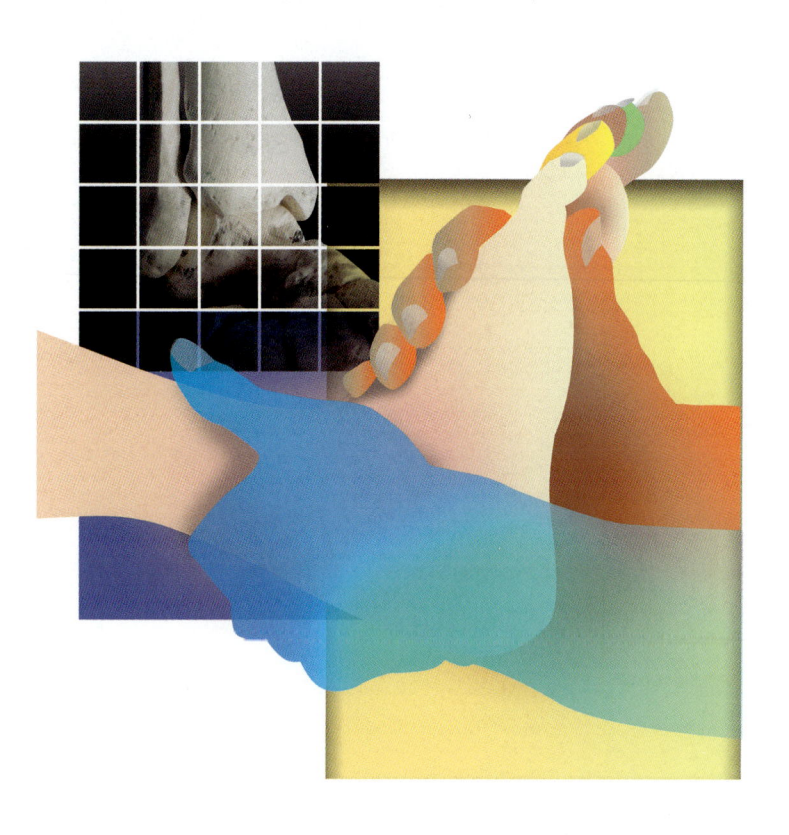

医歯薬出版株式会社

This book was originally published in Japanese
under the title of :

KIN KOKKAKU-NO KINOU HYOUKA
(Functional Evaluation of the Musculoskeletal System)

TAKEUCHI, Yoshitaka
  Former Professor,
  Meiji University of Integrative Medicine

© 2019 1st ed.

ISHIYAKU PUBLISHERS, INC.
  7-10, Honkomagome 1 chome, Bunkyo-ku,
  Tokyo 113-8612, Japan

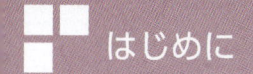

　運動器は関節と靭帯，筋が一体となって作用すれば問題ないが，いったん，どこかにトラブルが発生すると途端にバランスを崩して，痛みや機能障害がもたらされる．トラブル箇所を早期に見つけることはむずかしく，何から手を付けてよいのか分からないまま時間が経ってしまうことをしばしば経験する．

　本書は，このような悩みを踏まえて，"カラダの評価" を 79 の課題を通して学び直そうというものである．基本に戻り，正確な触知と筋・骨格に隠れている変化を客観的に学ぶために機能解剖と評価を絡めた新しい視点に立った取り組みを目的としている．

　後述の "本書の目的" と，"本書の用い方" を参考に 79 の課題と 21 の補足課題を楽しんでいただきたい．

　最後に，本書の作成にあたって実技の写真撮影に協力いただいた斉藤和利さん，東谷孝一さん，堂前泰彦さん，浅田茂信さん，中宮肇さん，斉藤豪さん，モデルで協力いただいた重久佳穂さん，上田祥子さんに心より御礼申し上げます．また，出版にご協力いただきました医歯薬出版の関係者各位に心よりお礼申し上げます．

　2019 年 8 月

竹内義亨

＜お知らせ＞

　本書をお読みになって，ご意見，ご感想，あるいは講習会などのご要望がございましたら，下記宛てにご連絡ください．

連絡先：竹内義亨
takeyo0307@gmail.com

＜本書の目的＞

本書は皆さん方からいただいた多くの質問を参考にして"課題"を設定致しました.

> 1．日常行っている手技の意義が分からない？
> 2．手技の具体的な方法を基本から理解したい？
> 3．手技の解剖学的裏付けを知りたい？

本書は，上記の3つの要望を解決する上で役立つ手段として，79の課題と21の補足課題をつくり，実技を通して理解できるように企画いたしました．講演の中で具体的課題を経験することで手技への理解が深まると気づいたからであります．まさに，質問に対する答えは本書の中で解決できるものと考えております.

具体的方法は，

> ①　課題を設定　　⇒実技を行う　　⇒自分なりの結果がでる
> ②　結果を検証する　　⇒解剖書や機能解剖学で説明がつくか
> ③　問題なければ…　　⇒課題は成り立つ
> ④　疑問が残れば…　　⇒後日，改めてチャレンジする

課題に取り組むことは臨床能力をつける上で効果的方法と言えます．79の課題と21の補足課題は正解を求めることが目的ではなく，順を追って学ぶことで評価，あるいは手技の意義が課題の延長線上に見えてくるように考案されています．まずは，じっくりと取り組んで自分の結果を出してください．興味と熱意と好奇心をもってチャレンジすれば必ず自分なりの答えが見えてくるはずです.

・・本書の用い方・・

本書は，①骨指標（ランドマーク）の理解と触知，②ROMとMMTの再確認，③機能解剖学と臨床との交わり，④手技に対する抵抗感をなくす，ことに重点をおきました．まずは，課題に取り組んで下さい．"用意しました79課題と21補足課題の全てがEBM的裏付けがあるとは限りません."あえて，考えることにポイントをおいたため，取り組む上でおもしろいと感じる課題を作成いたしました．面白く興味が湧くような課題を集めたといえます．よって，学生（機能解剖を理解した高学年），実技を指導する教員，手技を深めたい臨床家などが対象となります.

本書の用い方は，

まず，"本題の意義"と＜課題＞を読んでください.

＜課題＞は，①　⇒　②　⇒　③　の順に行って下さい．①，②については写真を付けて下欄に解説を加えておりますので真似て下さい.

次に，＜課題＞に関連する必要な機能解剖図と解説を添えました．最後に，"課題の目的"と"解説"を加え，また参考資料の一部を紹介しています.

できればグループ（3人以上）で課題に従って実技を行ってください.

＜課題＞の横には，3回分の正誤欄を付けました．少なくとも3回は実践してください.

例）

	1回		2回		3回			
正誤 (月 日/ ○・×)	月　日	×	月　日	○	月　日	○	⇔	自分で記入する

＜正誤欄の説明＞

1回目の月日を記入し，課題と自分の結果が同じ場合は○，異なる場合は×をいれて下さい．月日を変えて少なくとも3回繰り返してください．あなたの臨床能力は飛躍的に進歩することになります．大いに楽しんでください.

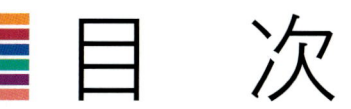

目　次

前腕部・手部

腰椎・仙腸関節・股関節

膝関節

カラー写真で学ぶ　筋・骨格の機能評価

	課 題 数	補足課題数
■ 頸椎	8	
■ 肩関節	19	2
■ 前腕部・手部	9	4
■ 腰椎・仙腸関節・股関節	28	9
■ 膝関節	7	5
■ 足関節	8	1
計	79	21

正誤 (月 日/ ○・×)	1 回		2 回		3 回	
	月	日	月	日	月	日

本題の意義 ＜評価＞

1. 頸椎棘突起間と椎間関節の動きを触診することで，頸椎の動きを推察できる？

＜課題：頸椎の各椎体間の動きは頸椎全体の可動性に影響をおよぼすか？＞

① 仰臥位で棘突起間と椎間関節の動きを調べる

↓

② 坐位で頸椎の自動屈曲・伸展角を調べる

↓

③ 椎体間の動きの少ない頸椎は自動屈曲・伸展角が少ない？

↓

頸椎の各椎体間の動きは頸椎の屈曲・伸展可動域に影響を与えていた？

Key words 頸椎棘突起　椎間関節　頸椎の可動性

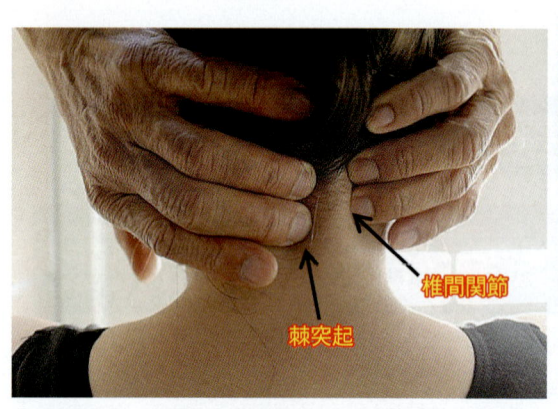
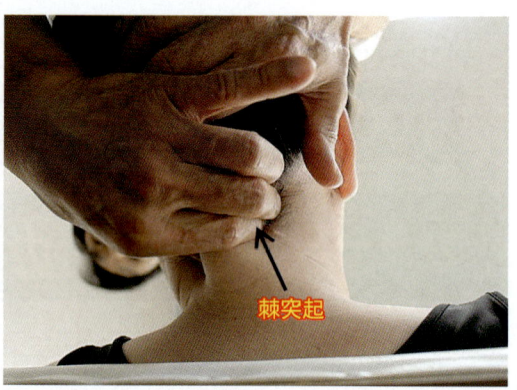

①仰臥位で，上下棘突起間の動きと椎間関節の動きを一個一個調べていく．同時に，上下棘突起間隙に指を当て屈曲・伸展時の間隙の拡がりを慎重に調べる．

補足説明 仰臥位で一方の手掌で頭部を支持して軽く上下に動かし，他方の指先で棘突起間の動きの変化と椎間関節の滑りを確認する．特に，椎間関節については頭部に側屈・回旋を加えながら動きを調べていく．

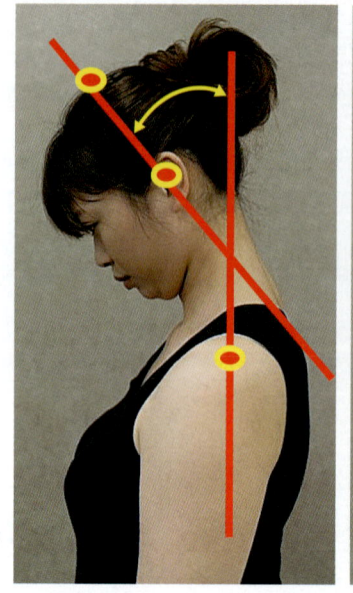
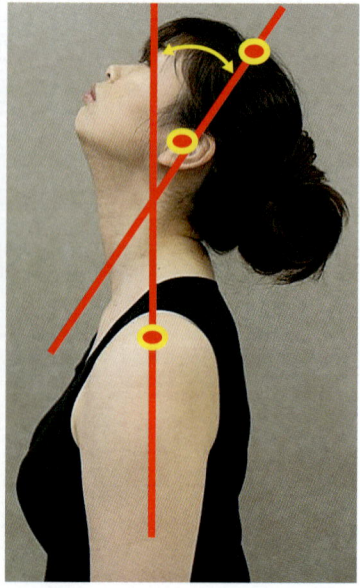

②坐位で頸の屈曲・伸展角を調べる．

補足説明 計測法：肩峰を通る垂線-外耳道と頭頂のラインのなす角度を調べる．

参考資料
1) 佐藤友紀：頸椎機能解剖に基づいた病態と徒手理学療法．理学療法学．39（4）：301-304，2012．
2) 葉清規，他：頸椎変性疾患患者に対する McKenzie 法に基づく運動療法効果とそれに関連する因子．理学療法学．43（2）：107-117，2016．
3) 高橋洋：頸肩腕部の痛み，シビレに対する徒手的運動療法．PT ジャーナル．38（1）：15-21，2004．
4) 紺野愼一：運動器の計測線・計測値ハンドブック．p 79，南江堂，2012．

Point & Check up

① 頸椎の屈曲・伸展計測時のポイント

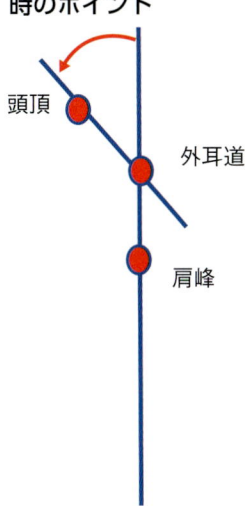

頸部屈曲・伸展角の計測は，肩峰を通る垂線と外耳道と頭頂を通るラインのなす角度とする．

② 棘突起と椎間関節の触知

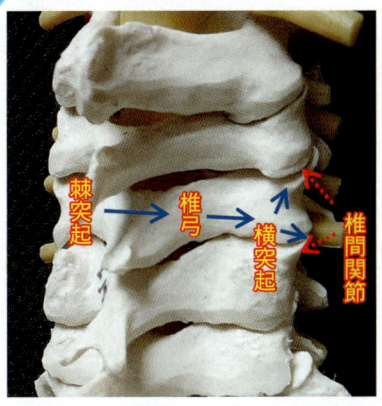

棘突起は頸椎後方の中央に触れ，そこから指を外方に滑らせると椎弓の窪みを触れる．さらに外方に横突起を，その上下に椎間関節の動きを触知できる（赤点線矢印）．

頭部を他動的に上下・左右に動かし椎間関節の動きを確認する．

青矢印は触知の流れを示す．

③ 棘突起間の距離と変化

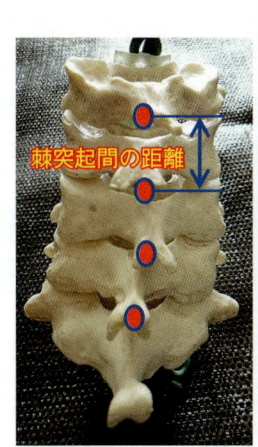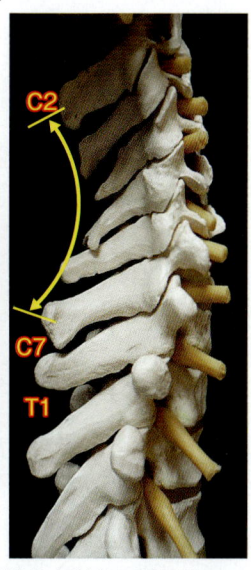

棘突起間の距離は，頸椎前方脱臼の評価時にX線写真上で使用されることが多い．ここでは棘突起間の動きを触知する手段として用いている（写真左：青矢印）．頸椎棘突起は C2，C7 が後方に飛び出しているため，触知の基準となる．その間は突起を触れにくいため，相互の動きから判断する（写真左）．頸椎の動きを推測するには屈曲・伸展時に生じる C2〜C7 間の距離を感覚的に確認すればよい（写真右：黄色矢印）．

④ 椎間関節の傾き（頸椎 C3〜C7）

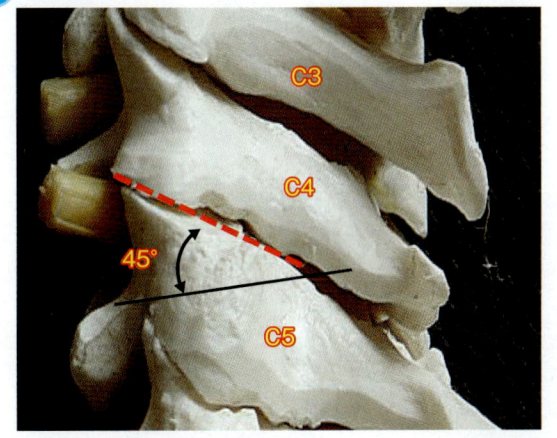

	水平面	前額面
頸椎	45°	0°
胸椎	60°	20°
腰椎	90°	45°

（White ら．1978 による）

頸椎の椎間関節は水平面に対して 45°，前額面に対しては 0° である．頸椎の前弯を考慮した上で 45° の傾きを頭に浮かべて頸椎を動かす必要がある．

■ 本課題の目的

各頸椎椎体間の動きは頸椎全体の可動域に影響をおよぼしているかどうかを学ぶ．

■ 解　説

頭部を含めた頸椎の動きは回旋が主に上位頸椎（後頭骨〜第2頸椎），屈曲・伸展，左右の側屈は下位頸椎（第3頸椎〜第7頸椎）が関与している．動きの中心となる椎間関節は水平面に対して 45°，前額面で 0° の傾斜角があり，屈曲時は上位頸椎が傾斜角 45° に沿って上前方に滑り，伸展時は下後方に滑ることから手技も同様の滑りを加える必要がある．

椎体間の動きを調べるには，仰臥位で頭部をベッドから出して術者が頭部を自由に動かせるように一方の手掌部で支える．頸部の緊張をなくした状態で上下頸椎間の相対的動きを一つ一つ指先で確認していく．

ポイントは，①頸椎の屈曲・伸展時の棘突起間の距離を指先で感じる，②椎弓から外側に下がって横突起の上下に椎間関節を触れることから，この部分に指先を当てて，頭部に屈曲・伸展，左右の側屈・回旋を加えながら椎間関節の動きを感覚的に判断することである．

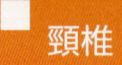

正誤 (月 日/ ○・×)	1 回		2 回		3 回	
	月	日	月	日	月	日

本題の意義　＜手技＞

2. 椎間関節へのアプローチは頸全体の動きを増加させる？
＜課題：椎間関節へのアプローチは頸椎全体の可動性に影響をおよぼすか？＞

① 坐位で頸椎の自動屈曲・伸展角を調べる

↓

② 仰臥位で各椎間関節にアプローチを行う

↓

③ アプローチ後，頸椎の屈曲・伸展角は増加した？

各椎間関節へのアプローチは頸全体の可動性に影響を与えていた？

Key words　椎間関節　　アプローチ　　頸椎の可動性

①座位で頸の屈曲・伸展角を調べる．
補足説明 計測は，肩峰を通る垂線と外耳道と頭頂のラインのなす角度とする．

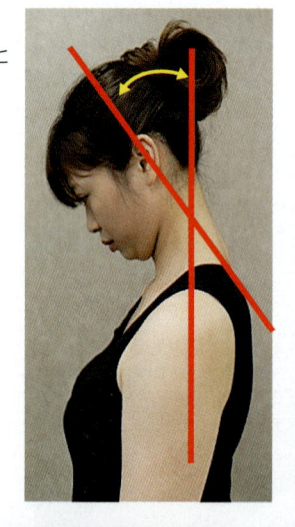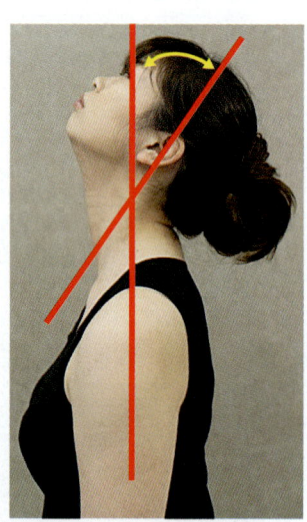

②仰臥位でベッドから頭を出し，左手で支えて安定させ，頭部を自由に動かせる状態に保つ．次に，右手掌部で頸部後方を保持して母指を椎弓に当て，頭部を下げると同時に母指を押し上げて椎間関節の動きを引き出す．側屈・回旋についても同じ要領で行う．
補足説明 母指を押し上げた際に移動距離が小さい場合，椎間関節は制限されていると判断する．関節に拘縮がある場合は動きを感じとることはできない．
　注意点は，頸椎に過剰な外力（直接的外力）を加えたり（例えば，強いスラスト），機械的ストレスを繰り返さないことである．過剰な外力は靱帯骨化を招き椎骨動脈を損傷させるリスクが報告されている．椎間関節を動かす意識ではなく，関節包・靱帯・筋肉を緩める目的で行うとよい．

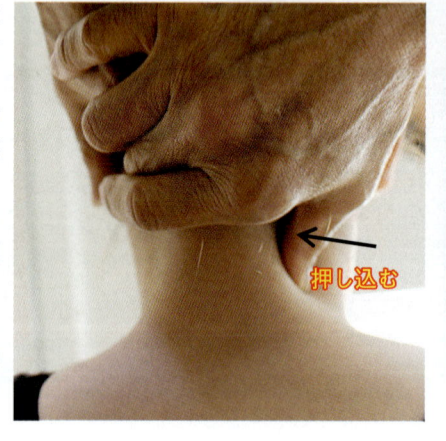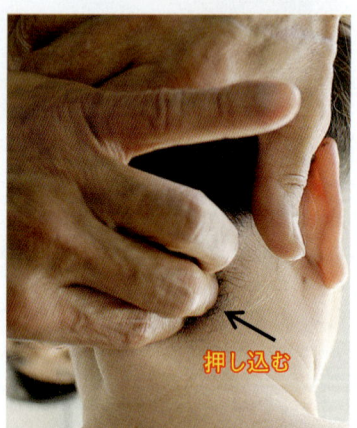

押し込む

参考資料
1）佐藤友紀：頸椎機能解剖に基づいた病態と徒手理学療法．理学療法学．39（4）：301-304，2012．
2）葉清規，他：頸椎変性疾患患者に対する McKenzie 法に基づく運動療法効果とそれに関連する因子．理学療法学．43（2）：107-117，2016．
3）越智淳三訳：解剖学アトラス．p 30, 文光堂，1989．
4）日本整形外科学会診療ガイドライン委員会：頸椎後縦靱帯骨化症診療ガイドライン．pp 40-50，南江堂．2005．

Point & Check up

❶ 伸展時の頸椎の動き

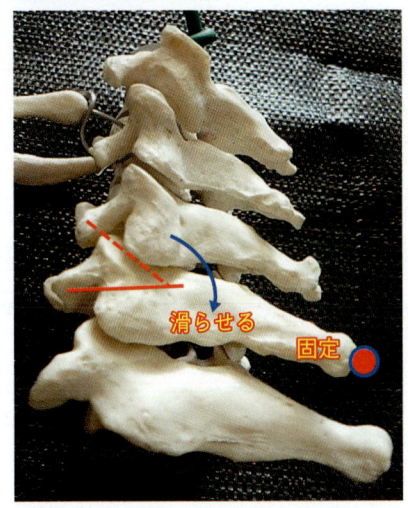

滑らせる

固定

頸伸展時，上位頸椎は下位頸椎に対して45°後下方に滑る（青矢印）．手技も下位頸椎を固定した上で上位頸椎を後下方に滑らせる．

❷ 前縦靱帯と後縦靱帯の強度の差

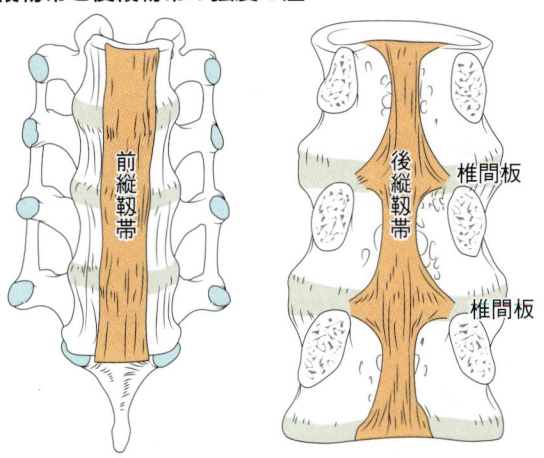

前縦靱帯

後縦靱帯

椎間板

椎間板

頸椎の前縦靱帯は幅が狭く薄いため，頸椎の伸展可動性は大きい．一方，後縦靱帯は厚みがあって椎間円板とも強固に結合していて強靱なため，屈曲可動性は制限される（靱帯による運動制限）．

越智淳三訳：解剖学アトラス．文光堂，東京，p 30，1989．を参考に作成

❸ 椎間関節に対する手技

片手で頭部を支え（ここでは左手掌），他方（右）の母指を椎弓に当てて頭部を下げながら椎弓を前方に押し上げる様子を示す．頭部が重力によって下がる程度の動きとし，決して頸椎を直接突き上げるような操作を加えてはならない．

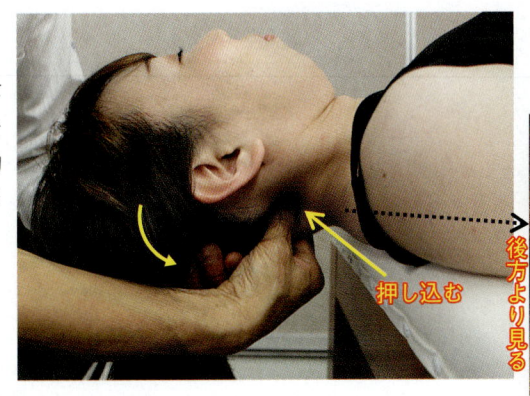

押し込む

後方より見る

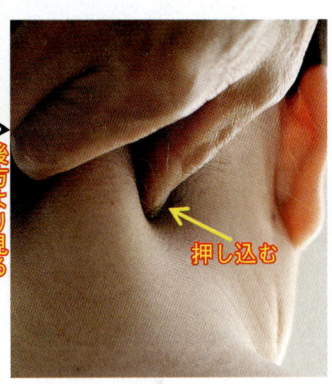

押し込む

■ 本課題の目的

椎間関節の手技を学び，椎間関節への介入が頸椎全体の動きの拡大と頸部痛の緩和に有効であるかどうかを学ぶ．

■ 解 説

頸椎の屈曲・伸展可動域は第2頸椎以下の椎間関節の動きの総和で決まる．椎間関節は水平面に対して45°の傾斜角があり，関節運動は屈曲時に上位椎体が上前方に，伸展時は下後方に滑る．この動きは仰臥位で一つ一つ観察すれば容易に調べることができる．触診上，椎間関節の動きを指先で感じることが必要であり，触知と手技の優劣は臨床結果に影響をおよぼす．一方で，頸椎の可動域は前縦靱帯と後縦靱帯の影響を受けており，前縦靱帯は厚みが薄いことから制限を受けにくいが，後縦靱帯は厚みがあって椎間円板と強固な結合をしているため屈曲角は制限される．

追加的手技として，棘突起間の項靱帯（後縦靱帯）に指先を当て，屈曲・伸展時に圧迫刺激を加えて伸張させる方法がある．特に，局在する圧痛部位では棘突起上を丁寧に圧迫伸張する必要がある．局在する圧痛は椎間関節の制限に関わる場合が多く，局所の圧痛，または局在する硬結として触れることができる．限局した部位への手技は頸椎全体の可動域を改善させる可能性があることを体験する．

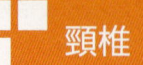

正誤 (月 日/ ○・×)	1回		2回		3回	
	月	日	月	日	月	日

本題の意義 ＜評価＞

3. 上位頸椎における後頭下筋群（4つ）の短縮は，頭部・顔面の向きに影響を与える？

＜課題：後頭下筋群の短縮は顔面の向きにおよぼすか？＞

① 正面を向き，外後頭隆起と第1頸椎横突起間の長さを計測する

② 自然体で，顔を真っ直ぐに向ける

③ 距離の短い方（短縮側）に顔面は向いている？

後頭下筋群の短縮は顔面の向きに影響を与えていた？

Key words　後頭下筋群　　外後頭隆起　　第1頸椎横突起　　顔面の向き

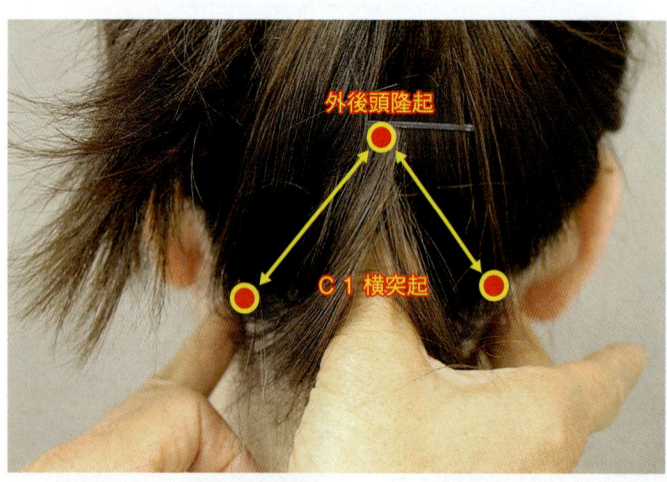

①正面を向かせて，外後頭隆起-第1頸椎（環椎）横突起までの距離を比較する.

補足説明 外後頭隆起は上項線と正中線の交点であり，第1頸椎横突起は乳様突起の直下一横指辺りに触れる丸い突起を目安にする. 距離の短いほうに頭部は側屈し，同側に顔面は向いている. 理由は，大後頭直筋・小後頭直筋・下頭斜筋の3筋は筋走行が同じであり（❷参照），短縮側（作用方向）に顔面は向く. 他方，上頭斜筋は筋走行が逆であって短縮側と反対側に顔面を向けさせるが，筋力差から3筋が短縮している方向に顔面は向くといえる.

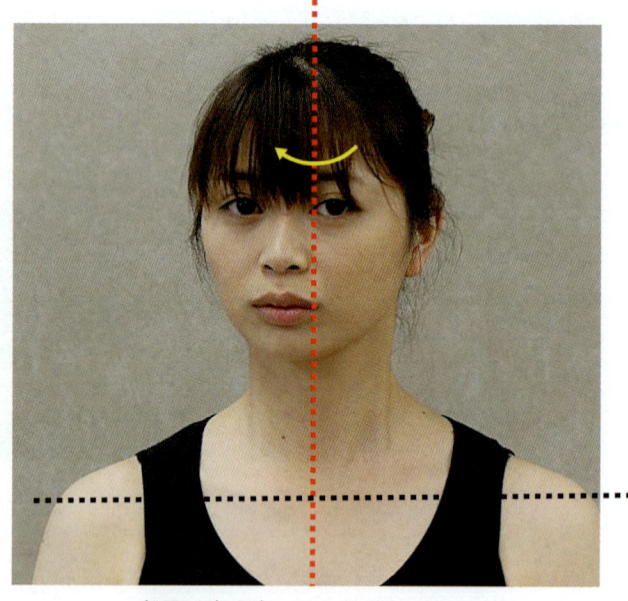

顔面は右を向いていることから，
後頭下筋群は右側が短縮している

②自然体で顔の向きを調べる.

補足説明 前方から頭部の傾きと顔面の向きを調べる. 両肩峰端のラインの向きと顔面正中線に対して顔面がどちらを向くかを調べる.

参考資料

1) I. A. Kapandji（荻島秀男　監訳）：カパンディ関節の生理学. pp 226-230, 医歯薬出版, 1989.
2) 佐藤友紀：頸椎機能解剖に基づいた病態と徒手理学療法. 理学療法学. 39（4）：301-304, 2012.

Point & Check up

① 頭部と頸椎を後方からみる

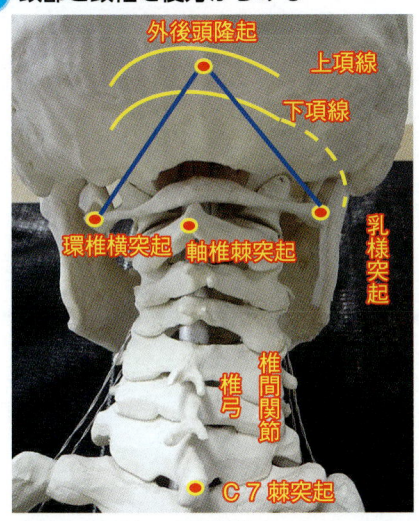

上位頸椎は環椎後頭関節，環軸関節からなる．ランドマークとして外後頭隆起，環椎横突起，軸椎棘突起があり，これらは触知と手技を行う上で重要となる．特に環椎横突起の位置を理解する必要がある．青ラインは，外後頭隆起と環椎横突起の距離を示している．

② 後頭下筋群の位置と後頭三角

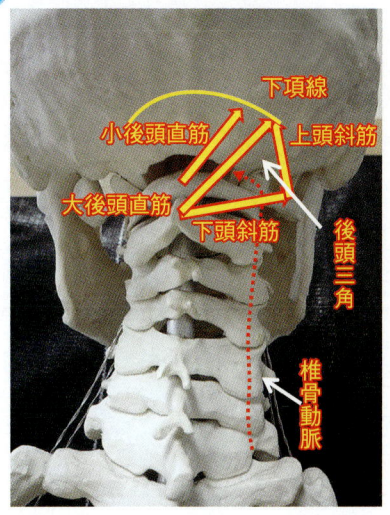

	起始	停止
大後頭直筋：	軸椎棘突起-下項線	
小後頭直筋：	環椎後結節-下項線	
上頭斜筋：	環椎横突起-下項線	
下頭斜筋：	軸椎棘突起-環椎横突起	

③ 顔面の向き①

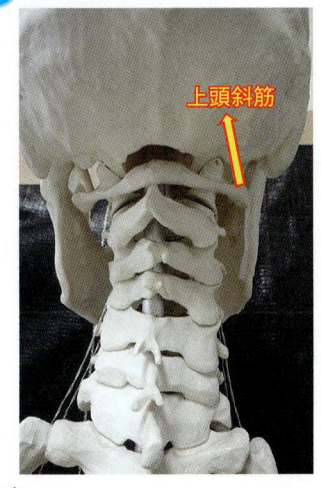

右上頭斜筋を示す．
　右上頭斜筋は環椎横突起から下項線に向かう．この筋の収縮（短縮）は同側への側屈以外に顔面を左側（対側）に向かわせることが分かる．

④ 顔面の向き②

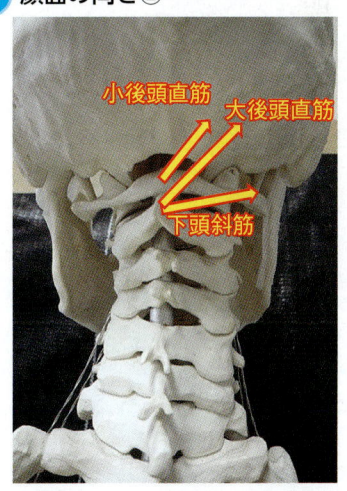

右大後頭直筋，小後頭直筋，下頭斜筋を示す．
　右大後頭直筋，小後頭直筋，下頭斜筋が収縮（短縮）すると同側への側屈以外に顔面を右側（同側）に向かわせることが分かる．

■ 本課題の目的

　上位頸椎に位置する後頭下筋群（4筋）は頭部と上位頸椎間の安定性確保と運動調整に関与する．これらの筋群の過緊張や短縮は頭部・顔面の向き（側屈・回旋）に影響をおよぼすかどうかを学ぶ．

■ 解説

　後頭下筋群（大・小後頭直筋，上頭斜筋，下頭斜筋）を構成する4筋は後頭骨と第1・第2頸椎間にあって頭部と上位頸椎間の側屈や伸展に加えて頭部（顔面）の回旋に作用する．これらの筋群はインナーマッスルとして後頭骨と上位頸椎間の微細な調整と安定性に大きく貢献している．後頭下筋群の過緊張・短縮は頭部や顔面の向きに影響をおよぼし，中でも大・小後頭直筋，上頭斜筋は後頭骨と上位頸椎間の動きを調整し，下頭斜筋は環軸関節の動きを調整している．

　顔面の向きを4筋の作用から説明すると，上頭斜筋の収縮（短縮）は顔面を対側に向かせ，残りの3筋が収縮（短縮）すると顔面は同側に向く．結果的に3筋の影響力（回旋筋力）が強いことから後頭下筋群全体としては顔面を同側に向けるといえる．一方で後頭三角（大後頭直筋，上頭斜筋，下頭斜筋でつくる三角部：②参照）の狭小化は椎骨動脈を介して脳内血流に影響をおよぼすと考えられており，上位頸椎の機能不全は肩こりや頭痛の発生要因と考えられている．

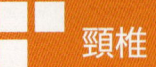

正誤 （ 月 日/ ○・× ）	1回 月　日	2回 月　日	3回 月　日

本題の意義　＜手技＞

4. 後頭下筋群への手技は頭部・顔面の向きを変えることができる？
＜課題：後頭下筋群へのアプローチは顔面の向きに影響をおよぼすか？＞

① 外後頭隆起と第1頸椎横突起間の距離を計測する（課題3の❶参照のこと）
（または，顔面の向きが右側か左側かを調べる）

⬇

② 仰臥位で後頭骨，第1頸椎，第2頸椎間にそれぞれアプローチを行う

⬇

③ 顔面の向き（または，外後頭隆起と第1頸椎横突起間の長さ）が改善された？

⬇

後頭下筋群へのアプローチは顔面の向きに影響を与えた？

Key words　後頭下筋群　アプローチ　後頭骨　第1頸椎横突起　第2頸椎

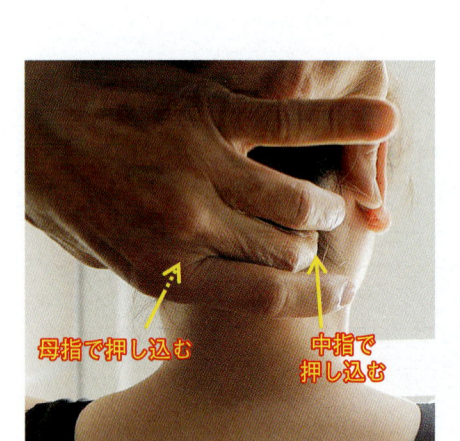

母指で押し込む　中指で押し込む

②-①後頭骨-第1頸椎間のアプローチ
　外後頭隆起と左右の第1頸椎横突起を触知する．頭部を左手掌部で安定させ，左右の横突起に右母指と中指を当てて前方に軽く押し込む．続いて，左右の横突起を交互に軽く押し込んで相対的回旋を加える．
　補足説明 手技の中で頭部と両環椎横突起間の動きは相対的な動きであり決して突き上げるなどの強い外力は入っていない．相対的な動きを出すことが目的であるため，頭部と環椎横突起のいずれを上下させても良い．状況に応じた術者の判断が優先される．

両環椎横突起を支えている

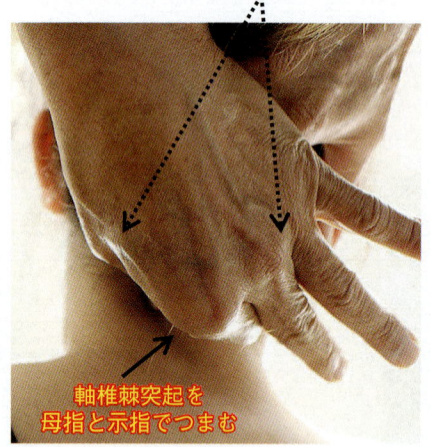

軸椎棘突起を母指と示指でつまむ

②-②第1頸椎と第2頸椎間のアプローチ
　左母指と中指で両環椎横突起を支え，右手母指と示指で軸椎棘突起を保持する．ここでも相対的動きを誘導する目的で横突起を安定させて棘突起を前方に軽く押し込む．続いて，前方に押し込んだ棘突起を重力に任せて下方に戻す．さらに棘突起を安定（固定）したまま左右の横突起に交互に相対的回旋を加える．
　補足説明 後頭骨から指をおろして最初に触れる突起を第2頸椎（軸椎）棘突起とする．

後頭骨を支えている

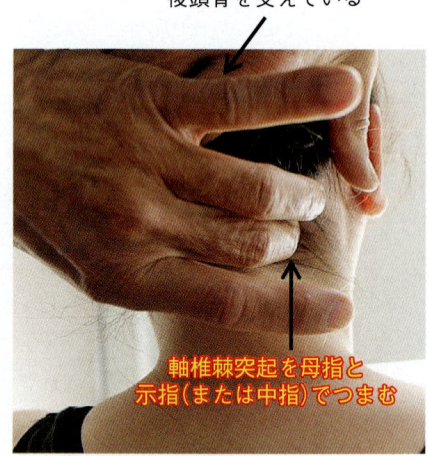

軸椎棘突起を母指と示指（または中指）でつまむ

②-③後頭骨-第2頸椎間のアプローチ
　左手掌部で頭部を支え，右母指と示指（または，中指）で軸椎棘突起を保持する．後頭骨を支えたままで棘突起を前方に軽く押し込む．この時，頭部は重力で下垂するような意識となる．次に棘突起を安定（固定）させたままで頭部を軽く側屈させ，さらに重力を利用して相対的回旋を加えていく．

参考資料
1）山内正雄：徒手的理学療法理論とテクニックの再考．理学療法学．37（4）：239-242，2010．
2）佐藤友紀：頸椎機能解剖に基づいた病態と徒手理学療法．理学療法学．39（4）：301-304，2012．
3）児玉直子，他：頸椎観血牽引療法の効果．PTジャーナル．37（7）：575-580，2003．
4）竹井仁：徒手理学療法理論とテクニックの再考　軟部組織機能異常に対する評価と治療．理学療法学．37（4）：239-242，2010．

Point & Check up

① 指を当てる部位

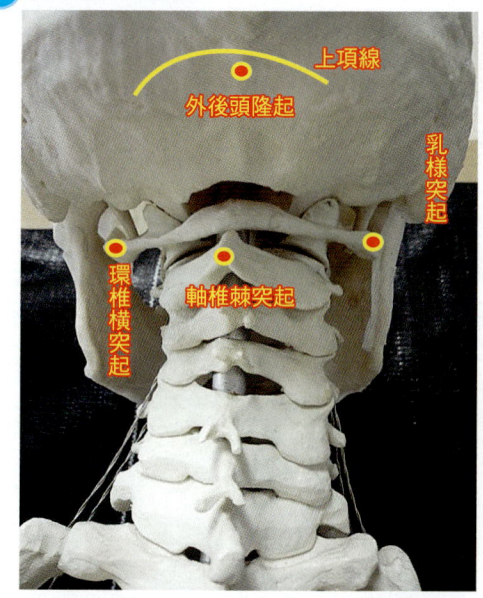

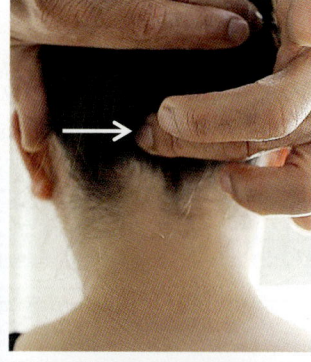

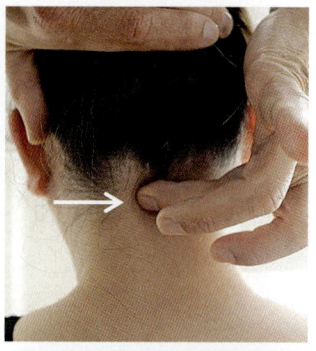

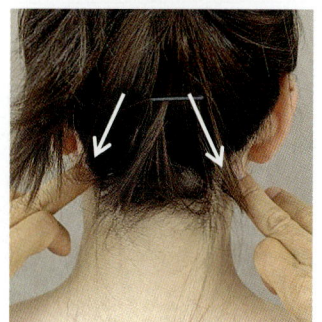

外後頭隆起を中心に後頭骨全体に手掌部を当てて安定させる。他方，左右の第1頸椎（環椎）横突起と第2頸椎（軸椎）棘突起を触知して指で摘まむようにして挟みこむ。環椎横突起は乳様突起（耳垂の後方）の一横指下方に触れる。
写真右上：は外後頭隆起を示す。
写真右中：は第2頸椎棘突起を示す。
写真右下：は左右の環椎（第1頸椎）横突起を示す。

② 椎骨動脈テスト

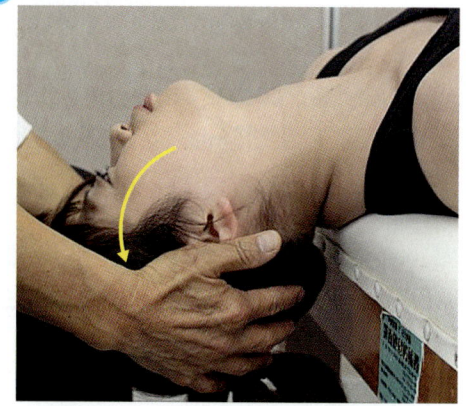

手技を行う前に必要なのが椎骨動脈テストである。頭部をベッドから自然下垂させた時にめまい，気分が悪いと訴えた場合は手技を行わない。具体的には，頭部を支えながら自然下垂させて30秒間その肢位を保持する。症状を訴えれば陽性と判断し，椎骨動脈狭窄を疑う。

■ 本課題の目的

上位頸椎への介入は後頭下筋群の緊張を緩和させて頭部・顔面の回旋制限を改善させ，また，時に肩こりや頭痛の改善が期待できるかどうかを学ぶ。

■ 解　説

後頭下筋群はインナーマッスルとして後頭骨と上位頸椎間の伸展と回旋を担っている。後頭下筋群の短縮は顔面を短縮側に回旋・側屈させる。この4筋に対するストレッチはそれぞれの筋に対して行われ，①大後頭直筋は，後頭骨と第二頸椎棘突起間，②小後頭直筋は，後頭骨と第一頸椎棘突起間で，③上頭斜筋は後頭骨と第一頸椎横突起間で，④下頭斜筋は第一頸椎横突起と第二頸椎棘突起間で行われる。4筋への個々のアプローチは後頭骨，第一頸椎と第二頸椎間の緊張緩和と可動域改善をもたらし，さらに交感神経機能を弛緩させて動・静脈の血流増加が期待できるために肩こり，頭痛に良い影響をおよぼすと考えられている。注意点として，後頭下筋群への介入の際，"椎骨動脈テスト"を事前に行って手技による悪影響を避けるように努めなければならない。

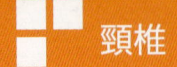
正誤 (月 日/ ○・×)	1回 月　　　日	2回 月　　　日	3回 月　　　日

本題の意義　＜評価＞

5.　肩甲挙筋の短縮は上位頸椎横突起（C1〜C4）に圧痛を生じさせる？

＜課題：肩甲挙筋の短縮は第1〜4頸椎横突起に圧痛を生じさせるか？＞

① 椅坐位で，左右の第1頸椎横突起（または，棘突起）から肩甲骨上角までの距離を計測する

② 距離の短い側の第1頸椎〜第4頸椎横突起の圧痛を調べる

③ 距離の短い側の横突起に圧痛を認めた？

　　肩甲挙筋の短縮は第1頸椎〜第4頸椎横突起に圧痛を生じさせていた？

Key words　肩甲挙筋　　頸椎横突起　　圧痛

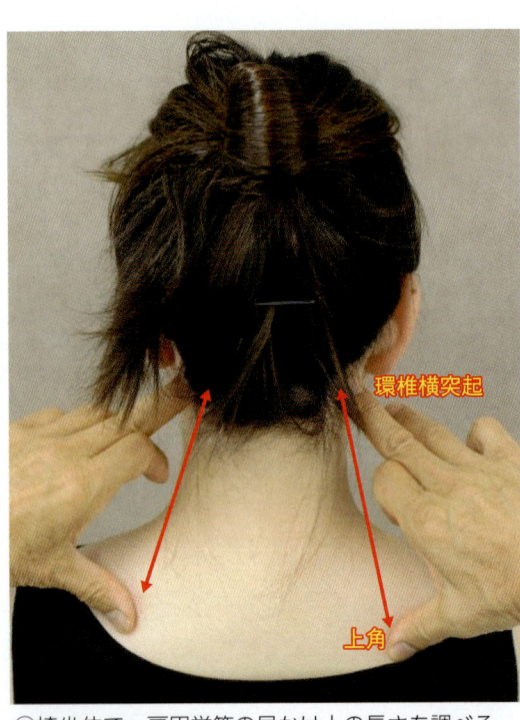
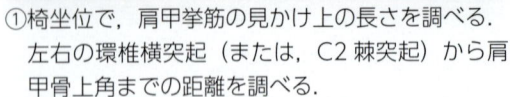
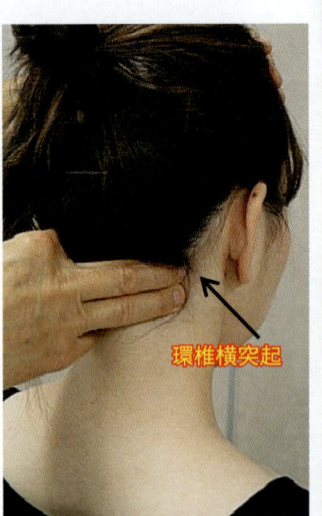
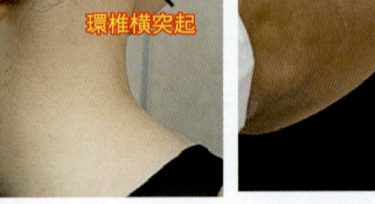
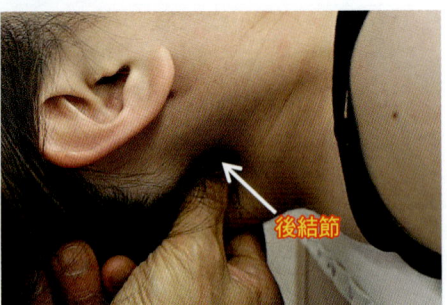

①椅坐位で，肩甲挙筋の見かけ上の長さを調べる．
　左右の環椎横突起（または，C2棘突起）から肩甲骨上角までの距離を調べる．

（補足説明）肩甲挙筋の起始と停止部の距離から短縮の有無を推測する．肩甲挙筋に短縮があれば距離は短くなり頸椎横突起への張力は圧痛を生じさせる．さらに，短縮は肩甲骨を下方回旋・挙上させることから上角（肩甲骨内側縁上1/3）への牽引力が高まって圧痛を発現させる．

②左右の頸椎横突起（C1〜C4）の圧痛を調べる．

（補足説明）圧痛の調べ方は，棘突起から外方に指を滑らせ椎弓を，さらに椎弓の外側に横突起後結節を触れる．肩甲挙筋は第1〜4横突起後結節に付くため後方から触知しやすい．特に第3〜4横突起後結節は圧痛を触りやすく目安となる．

　圧痛は左右差から判断すると分かりやすく，肩甲骨上角の圧痛も同時に調べて検証するとよい．

参考資料
　1）越智淳三訳：解剖学アトラス．p 73，文光堂．1989．
　2）信原克哉：肩 その機能と臨床 第4版．pp 41-43，医学書院．2012．

Point & Check up

❶ 肩甲挙筋の走行と作用

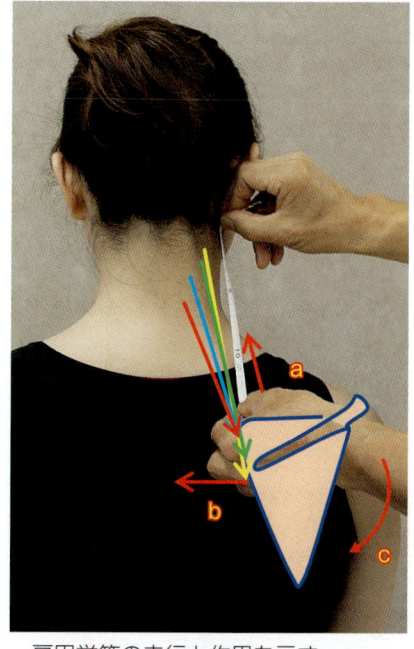

肩甲挙筋の走行と作用を示す.

肩甲挙筋の作用は, 肩甲骨の挙上 (a), 内転 (b), 下方回旋 (c) である. 肩甲挙筋が短縮すると C1 横突起〜肩甲骨上角までの距離が短くなり, 肩甲骨は挙上・下方回旋していることから容易に判断できる.

❷ 肩甲挙筋の起始部

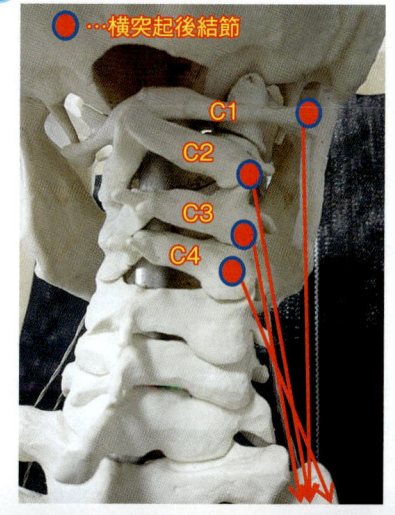

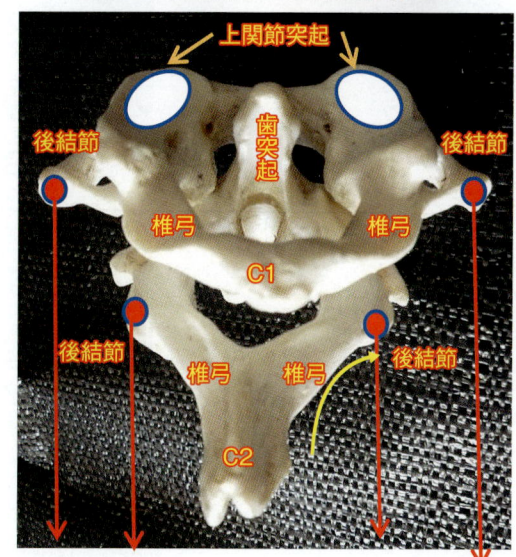

<写真上>

C1〜C4 横突起後結節と肩甲挙筋の走行を示す. 肩甲挙筋は起始後に交叉して捻じれを生じる. これは肩甲骨の複雑な回旋を生じることに貢献している.

<写真下>

C1, C2 後結節から起始する肩甲挙筋を示す (赤矢印).

後結節の触知は椎弓から外方に指を滑らせると分かりやすい (黄色矢印).

■ 本課題の目的

肩甲挙筋は緊張, または短縮しやすい筋であり, 肩こりの原因筋として知られている. 慢性化した筋緊張は循環不全をもたらし筋スパズムを形成, 長期的には筋短縮を生じさせる. さらに, 発痛物質を産生して疼痛閾値を低下させ新たな圧痛を発生させる. 筋短縮は同側への側屈と肩甲骨の挙上を促すため, 起始・停止間の距離は短くなる. また, 過緊張状態での過度の運動は筋に微細損傷を生じさせて新たな疼痛閾値の低下をもたらし圧痛の原因をつくる. 本課題は筋緊張・短縮が圧痛の発生に影響するかどうかについて学ぶ.

■ 解 説

肩甲挙筋は第1〜第4頸椎横突起の後結節から肩甲骨上角に停止する. 作用は肩甲骨の挙上と内転, 下方回旋である. 一方で, 肩甲骨を固定して考えると, 頸椎を同側に傾け顔面を同側に回旋させる. 筋の過緊張や短縮は第1〜第4頸椎横突起後結節, あるいは肩甲骨上角に圧痛を生じさせる.

今回, 肩甲挙筋の短縮を知る簡便な方法として第1頸椎横突起〜上角までの距離を調べた. 距離の短いほうは筋短縮ありと判断でき, さらに同側の横突起後結節に圧痛が認められるかどうかを検証する.

信原は肩甲骨上角にみられる付着部炎 (enthesopathy), 硬結がある結合織炎は, 本邦では"肩凝り"と捉えられていることを指摘している. よって肩甲挙筋は肩こり発症の原因筋とも言われている. 肩こり予防の一つに, "肩すくめ運動"が行われるが, 肩甲挙筋, あるいは僧帽筋 (上部線維) のいずれの運動を優先させるかでその方法は異なる. 前者では上肢下垂位での"肩すくめ運動"を行い, 後者では両手を頭上に挙げた肢位での"肩すくめ運動"を行うことになる. 理由として, 前者は主に肩甲挙筋を使った運動であり, 後者は肩甲挙筋を弛緩させて僧帽筋上部線維を使った運動になるからである. 両者の違いを理解した上で"肩すくめ運動"を指導する必要がある.

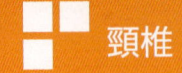
正誤 （ 月 日/ ○・× ）	1回	2回	3回
	月　　日	月　　日	月　　日

本題の意義　＜手技＞

6.　肩甲挙筋のアプローチは第 1～4 頸椎横突起の圧痛を軽減させる？

＜課題：肩甲挙筋のストレッチは第 1～4 頸椎横突起の圧痛を軽減させるか？＞

① 第 1～4 頸椎横突起の圧痛を調べる

② 同側の肩甲挙筋にストレッチを行う

③ 頸椎横突起の圧痛は軽減した？

　肩甲挙筋のストレッチは第 1～4 頸椎横突起の圧痛軽減に影響を与えていた？

Keywords　肩甲挙筋　　ストレッチ　　頸椎横突起　　圧痛

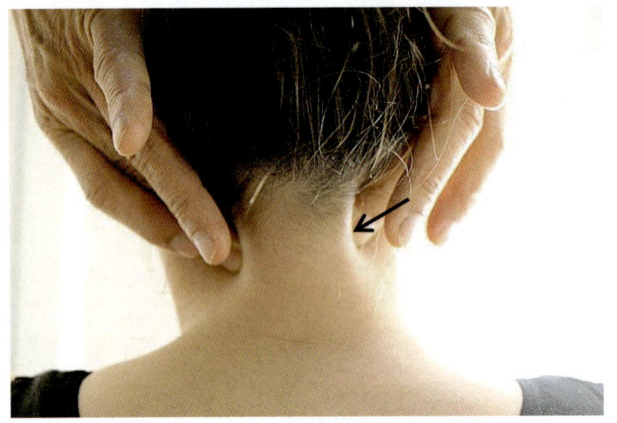

①課題 5 と同様，左右で上位頸椎横突起の圧痛を比較する.

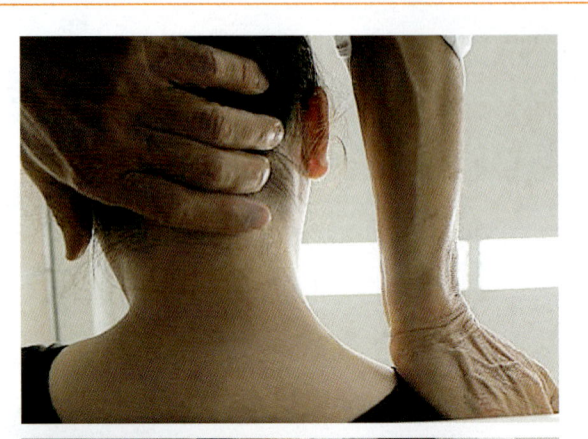

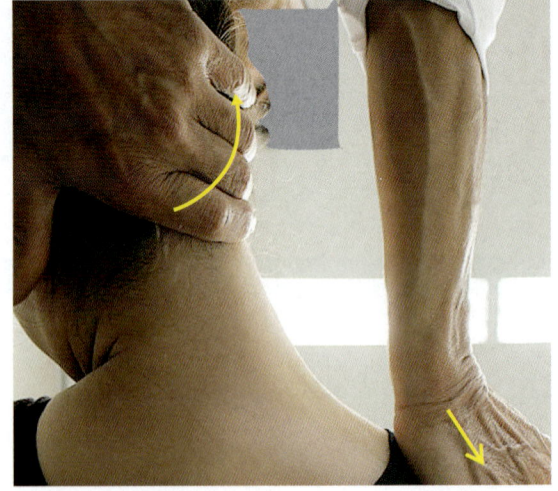

②後頭骨を支え，肩甲骨上部に手掌を当てて肩甲骨を下外方にゆっくりと押し下げる.

補足説明　仰臥位で頭部はベッドより出しておく. 後頭骨を左手掌で支えて安定させ完全に力を抜かせることがポイントである. 右手で肩甲骨を下外方にゆっくりと押し下げ，約 20 秒間保持する（写真上）. この時，被験者は力むことがあるため，体の力を完全に抜かせる必要がある. 緊張から反射的に肩をすくめている場合でも術者は気づかないことが多いので注意する.

　次に，一息入れた後，顔面を反対側に回旋させた肢位で再び頭部を安定させて肩甲骨を下外方に約 20 秒間押し下げる（写真下）. この 2 種類のストレッチを 1 セットとして数回繰り返す.

参考資料
　1）越智淳三訳：解剖学アトラス. p 73，文光堂. 1989.

Point & Check up

❶ ストレッチ後の圧迫部位

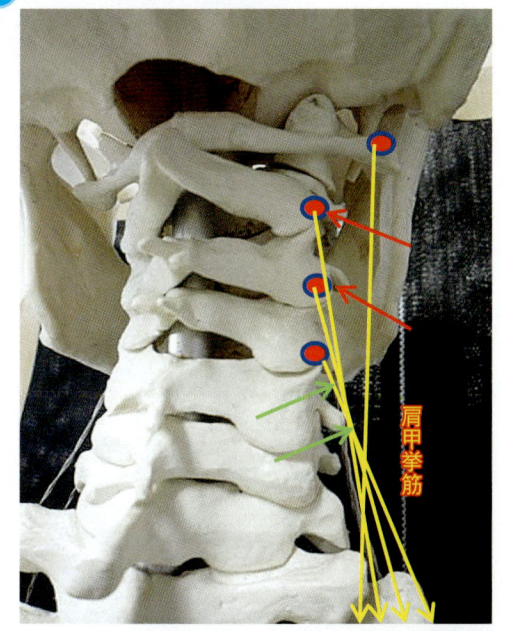

　ストレッチ後に圧痛は軽減するが変化が見られない場合，この肢位を維持したままで圧痛の残っている横突起（赤色矢印），または筋線維上を指腹で直圧，あるいは線維に直角方向（横断的）に指を滑らせる（緑色矢印）．

❷ 頸部前方に位置する筋

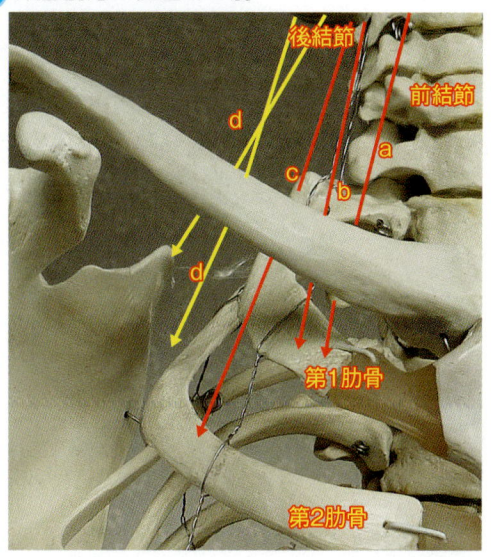

　頸部前方の筋を触知する場合，まず鎖骨と胸鎖乳突筋を目安とする．鎖骨後下方の第1肋骨に停止する前斜角筋（a）を，その後外側に鎖骨下動脈の脈拍を触れる．さらに後方に指を移すと第1肋骨につく中斜角筋（b）を，その後ろに第2肋骨につく後斜角筋（c）を確認できる．肩甲挙筋（d）の触知はさらに後方で上角に向かう線維を目安に触知し，肩を挙上させて筋収縮を触れることで判断できる．ちなみに，頸椎横突起後結節は中・後斜角筋と肩甲挙筋が起始していることを理解する．

■ 本課題の目的
　筋緊張により生じる圧痛は筋・筋膜のストレッチ，あるいは横突起への直圧刺激によって緩和されるかどうかを学ぶ．

■ 解　説
　肩甲挙筋は第1〜4頸椎横突起から起始して肩甲骨上角に停止するため，作用は頭部・顔面を同側に側屈・回旋させ，また肩甲骨を挙上・内転・下方回旋させる．圧痛部位は筋付着部である上位頸椎横突起と上角にみられる．ストレッチは顔面を対側に側屈・回旋させた肢位から肩甲骨を下外方に押し下げる．この時，肩甲骨を直接把持して下外方に押し下げるようにすべきであり，頭部や頸部に直接牽引や回旋を加えてはならない．約20秒間のストレッチを数回繰り返すことで頸椎横突起や上角の圧痛は軽減されることが多い．追加的手技として，ストレッチ肢位を維持しながら横突起圧痛部となる腱性部分を指先で圧するようするか，横断的滑りを加えるとより効果的である．

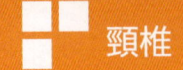
正誤 (月 日/ ○・×)	1回		2回		3回	
	月	日	月	日	月	日

本題の意義　＜評価＞

7. 前・中斜角筋膜にみられる緊張・圧痛はアドソンテストの結果に影響をもたらす？

＜課題：前・中斜角筋膜の過緊張や圧痛はアドソンテストの結果に影響するか？＞

① 前・中斜角筋膜の筋緊張，圧痛を左右で比較する

②　アドソンテストを行う

③　過緊張側にアドソンテスト陽性の出る可能性が高い？

アドソンテストの結果は前・中斜角筋膜の過緊張・圧痛を反映していた？

Key words　前斜角筋　　中斜角筋　　圧痛　　アドソンテスト

本課題は，必ずしも EBM に基づくものではなく，評価と手技の技術を深める目的で作成されています．

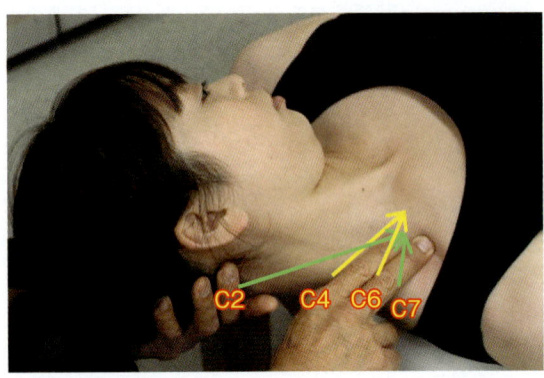

①前斜角筋は第 1 肋骨の前斜角筋結節につくことから第 1 肋骨のやや上位で筋緊張，圧痛を左右で比較する．

補足説明　前斜角筋の起始は第 4〜6 頸椎横突起（黄色矢印）の前結節である．一方，中斜角筋の起始は第 2〜7 頸椎横突起（緑色矢印）の後結節であり，前斜角筋のやや後方を通って第 1 肋骨に停止する．このように前斜角筋は前結節，中斜角筋は後結節と起始部は前後に分かれており付着部はいずれも第 1 肋骨上であることから前・中斜角筋でできる間隙と第 1 肋骨でつくられた三角部を "斜角筋三角隙" と呼んでいる．

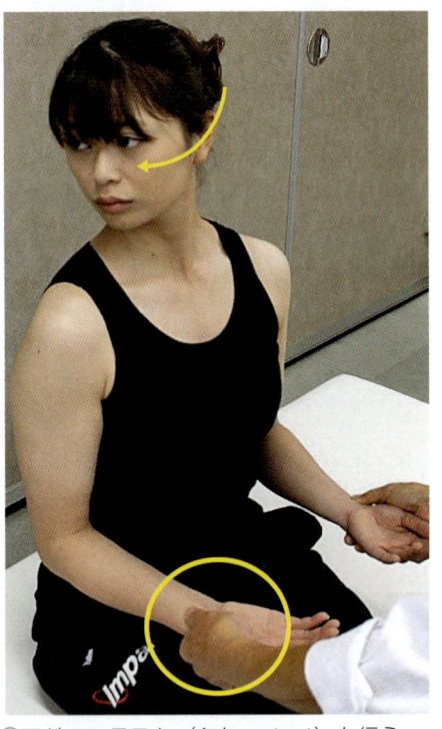

②アドソンテスト（Adson test）を行う．

補足説明　坐位で両方の撓骨動脈を触知し，患側（緊張・圧痛側）に顔を回旋させて首を軽度伸展，吸気後に息を止めて脈拍の有無をみる．消失していれば陽性と判断する．消失しなくても脈拍の減弱を感じたり触りにくい場合は偽陽性と評価する．

参考資料

1) Adson AW：Surgical treatment for symptoms produced by cervical ribs and the scalenus anticus muscle. Surg Gyncol Obstet, p 85, 1947.

2) 北村歳男，他：胸郭出口症候群．MB Orthop，23（3）：15-22，2010.

Point & Check up

1 前・中・後斜角筋

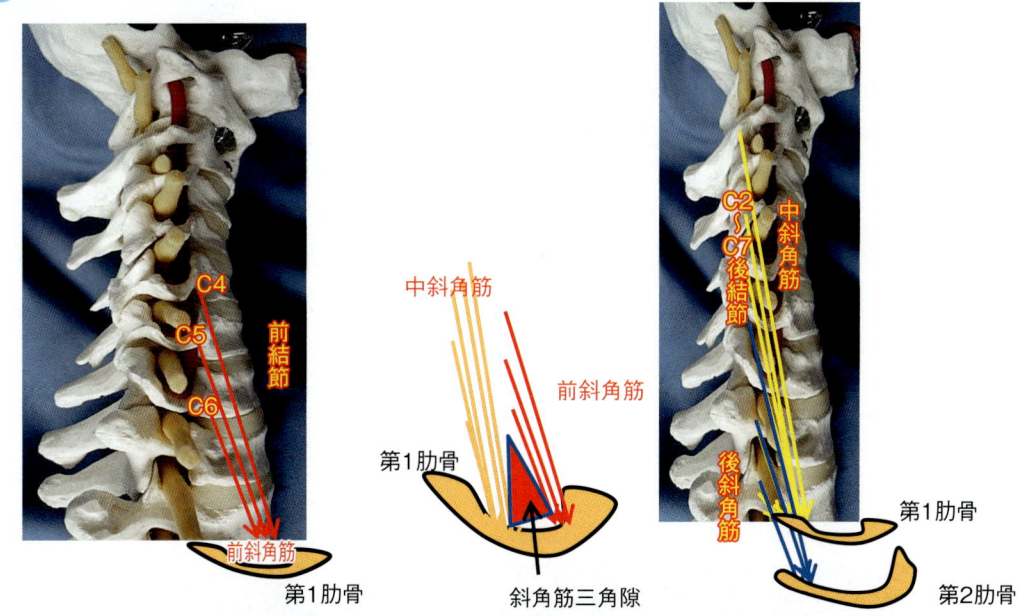

前・中斜角筋でつくる間隙を斜角筋三角隙という（中央の図）．この間隙を鎖骨下動脈や腕神経叢が通過する．前斜角筋は横突起前結節に起始し，斜走して第1肋骨に停止する（写真左）．中・後斜角筋は横突起後結節に起始し，後斜角筋のみ第2肋骨に停止する（写真右）．

2 アドソンテストの意義

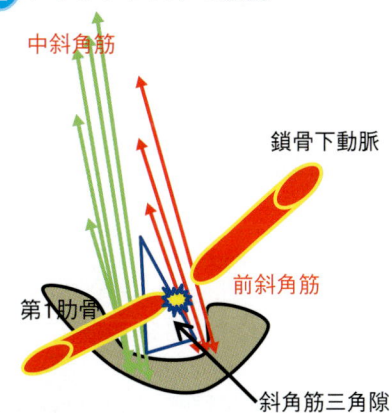

斜角筋三角隙を通過する鎖骨下動脈は前・中斜角筋膜の緊張や位置的変化によって一部，あるいは全体を絞扼される．この時，撓骨動脈の拍動は減弱，または消失することになる．

■ 本課題の目的

前・中斜角筋膜の過緊張による圧痛がアドソンテストの結果に反映するかどうかを学ぶ．

■ 解 説

前・中斜角筋膜の過緊張や圧痛は第1肋骨上縁を目安に触知する．圧痛の程度は左右の比較から判断すべきであり，一方のみで評価してはならない．内側の前斜角筋と外側に位置する中斜角筋間はわずかな間隙を有しており（斜角筋三角隙），この間隙を鎖骨下動脈や腕神経叢が通過している．

アドソンテスト陽性のメカニズムは，前・中斜角筋膜の過緊張や近辺の線維性索状物が直接に関与することで斜角筋三角隙が狭小化して撓骨動脈の消失が生じるものと考えられる．ちなみに，本テストの陽性率は30％程度と考えられる．

ちなみに，前・中斜角筋の作用を右斜角筋を例に考えると，筋収縮は頭部（顔面）を右側屈・右回旋屈曲させる．よって，アドソンテストを右斜角筋に用いる場合，顔面を右側屈・右回旋させ軽度伸展することになる．さらに吸気後に息を止めて脈の消失を確認することになる．患側への回旋は斜角筋三角隙を狭小化させて鎖骨下動脈・腕神経叢を絞扼することを理解する．

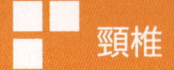
正誤 (月 日/ ○・×)	1回		2回		3回	
	月	日	月	日	月	日

本題の意義　＜手技＞

8. 前・中斜角筋膜へのストレッチはアドソンテストの結果に影響を与える？

＜課題：前・中斜角筋膜のストレッチと筋膜伸張はアドソンテストの結果に影響をおよぼすか？＞

① 前・中斜角筋にストレッチと筋膜伸張を行う

② 同側のアドソンテストを行う

③ ストレッチ後，アドソンテストの結果に変化がみられた？

　 ストレッチは，アドソンテストの結果に影響していた？

Key words　斜角筋　　ストレッチ　　アドソンテスト　　筋膜伸張　　緊張緩和

本課題は，必ずしも EBM に基づくものではなく，評価と手技の技術を深める目的で作成されています．

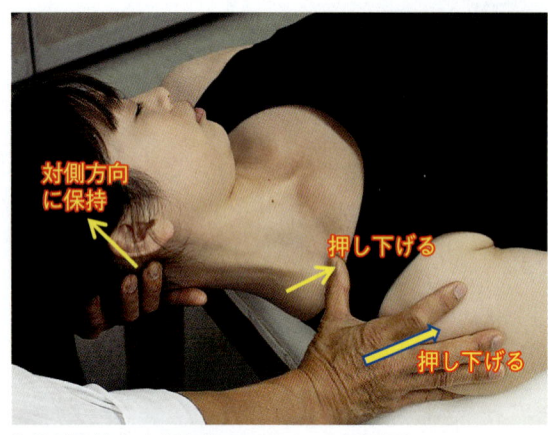

①前斜角筋と中斜角筋のストレッチを行う．

補足説明 前斜角筋膜へのストレッチは，左手で頸椎の C4〜C6 横突起（前結節）を保持し，右手掌で肩を押し下げると同時に母指で第 1 肋骨を下方に圧迫する．前斜角筋の停止部は敏感であるため，肩関節を介して第 1 肋骨を引き下げる必要がある．操作が慣れた時点で顔面を反対側に向けて（前斜角筋がストレッチされる肢位）同様に第 1 肋骨を引き下げる．中斜角筋への介入は，左手掌部を C2〜C7 頸椎の横突起（後結節辺り）の広範囲にあて，右手で肩を引き下げると同時に第 1 肋骨を下方に圧迫する．第 1 肋骨を母指で圧する場合に痛みを訴えることが多く，限局した圧迫介入ではなく母指を広範囲に使って行うと操作が楽である．

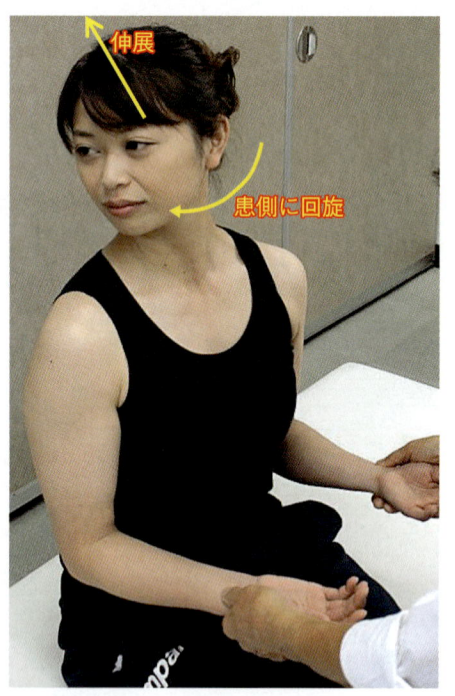

②同様のアドソンテストを行う．

補足説明 顔面の回旋時に左右を比較し，左右差を判断できるようにする．

参考資料

1) Adson AW：Surgical treatment for symptoms produced by cervical ribs and the scalenus anticus muscle. Surg Gyncol Obstet, p 85：1947.

Point & Check up

① 前・中斜角筋膜への追加手技

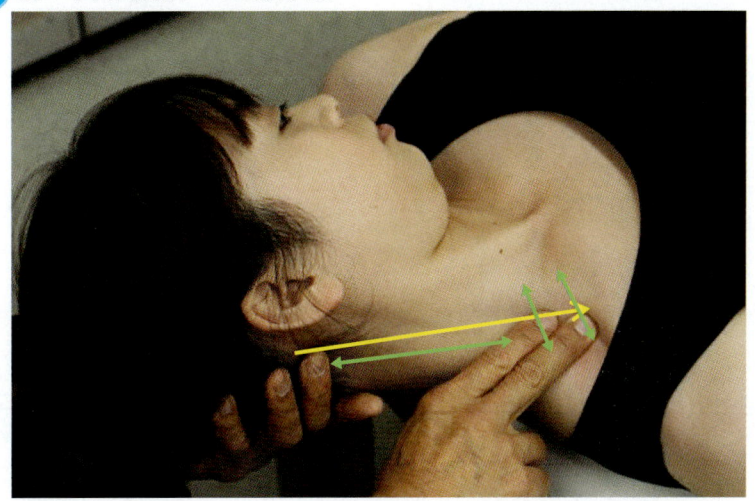

前・中斜角筋膜に示指，中指の指腹をあて，全長にわたって指腹を筋上でゆっくりと滑らせる．痛みを訴えない程度の軽い圧迫とする．特に，痛みを強く訴える部位は丁寧に摩り，頭部の位置を変化させながら筋緊張を緩めるようにしていく．緑色矢印は指を滑らせる 2 方向（筋走行に沿った滑りと筋走行を横断する滑り）を示している．

■ 本課題の目的

前・中斜角筋膜の過緊張の除去がアドソンテストの結果に反映されるかどうかは諸説ある．ここでは斜角筋のストレッチと筋膜伸張がアドソンテストの結果に影響をおよぼすかどうかを学ぶ．

■ 解　説

通常，ストレッチにより筋の長さが延びると考えがちだが，多くはストレッチ後に筋膜の弛緩や筋内循環の改善が生じて症状寛解につながると考えるのが一般的である．筋緊張から発生する痛みの多くは筋膜を介して生じるものであり，ストレッチ後に生じた筋膜の緊張緩和は症状を寛解させる．

本課題は，筋膜の過緊張により生じた斜角筋三角隙の狭小化による脈の消失，または減弱に対してストレッチ効果があるかどうかをアドソンテストを用いて検証する．前・中斜角筋のストレッチ以外に，筋膜を弛緩させる目的で斜角筋膜全長の伸張を行い，筋のストレッチと筋膜伸張が末梢におよぼす影響の有無を考える．

		1回	2回	3回
正誤 (月 日/ ○・×)		月 日	月 日	月 日

本題の意義　＜評価＞

1. 筋腱にみられる圧痛は関連関節に運動障害をもたらす？

＜課題：棘上筋腱にみられる圧痛は肩峰下インピンジメントに影響をおよぼすか？＞

① 棘上筋腱の圧痛を（3rd 肢位での内旋位：ホーキンス肢位）左右で比較する

② 肩峰下インピンジメントテスト（Neer impingement test）を左右で行う

③ 圧痛側にインピンジメント陽性の徴候がみられた？

　棘上筋腱の圧痛は肩峰下インピンジメントに影響を与えていた？

Key words	棘上筋腱　　3rd 肢位　　ホーキンス肢位　　ニアーのインピンジメントサイン　　肩峰下インピンジメント

本課題は，必ずしも EBM に基づくものではなく，評価と手技の技術を深める目的で作成されています．

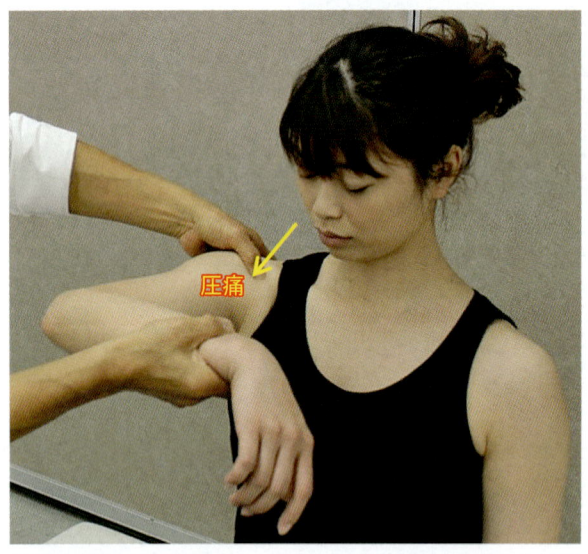

①棘上筋腱の圧痛を左右で比較する時に肩の力を完全に抜かせることである．

補足説明　棘上筋腱の圧痛は，①肩関節軽度伸展・外旋位で肩峰の前方直下の大結節上面でとる，②3rd 肢位での内旋位（ホーキンス肢位）で烏口突起と肩峰直下間でとる，の 2 通りの方法が考えられる．ちなみに，本課題で使用のホーキンス肢位とは肘・肩関節 90°屈曲位での内旋位をいう．

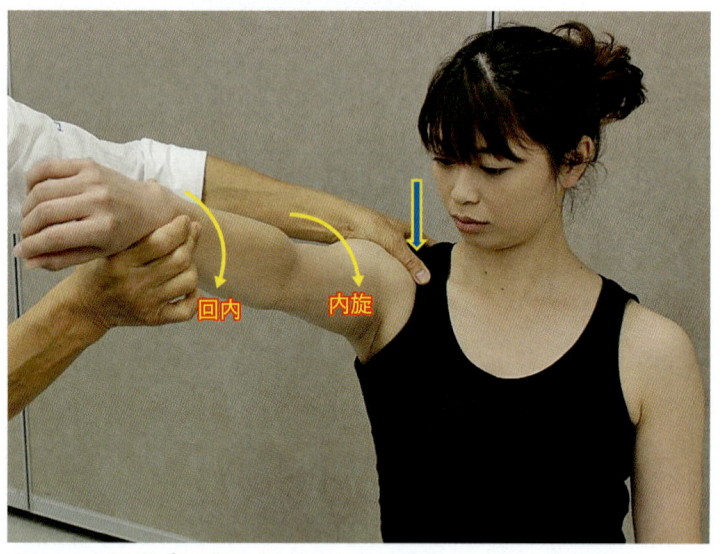

②Neer のインピンジメントテストを行う．

補足説明　一方の手で肩甲骨を固定，前腕回内・肩内旋位で挙上していくと大結節が肩峰，烏口肩峰アーチ（C-A arch）下で衝突するかどうかを調べる．通常，肩甲骨を固定し肩内旋位で挙上すると生理的に大結節は烏口肩峰アーチと衝突することから病状を明確に示すものではない．他のサインを考慮して総合的に判断する必要がある．

　一方，ホーキンス（Hawkins）テストは肘・肩関節 90°屈曲位での内旋で同様に衝突の有無をみるものである．ちなみに，肩峰下インピンジメント（subacromial impingement）とは，烏口肩峰アーチ下での腱板の滑動障害をいう．

参考資料

1) Neer CS Ⅱ：Anterior acromioplasty for the chronic impingement syndrome in the shoulder. J Bone Joint Surg, 54-A：41-50, 1972.
2) 橋口宏，他：腱板不全断裂の保存的治療に影響を及ぼす因子の検討．臨整外．42（3）：231-234, 2007.
3) 高濱照，他：肩関節疾患に対する理学療法．理学療法学．40（4）：269-272, 2013.
4) 高濱照：関節病態の評価に不可欠な動的解剖．理学療法学．37：2010.
5) 伊藤陽一，他：インピンジメント症候群の管理．MB Orthop. 21（13）：23-30, 2008.
6) Shirley A. Sahrmann：竹井仁，他：運動機能障害症候群のマネジメント．pp 193-194, 医歯薬出版．2005.

Point & Check up

① 棘上筋の圧痛部位

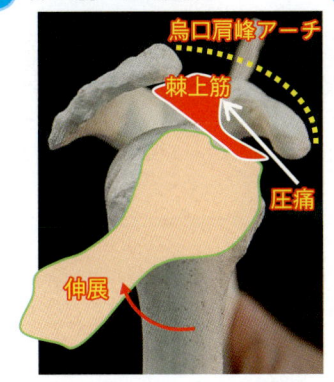

棘上筋の圧痛部位は，肩関節伸展位で棘上筋腱性部が肩峰直下に現れることで確認できる.

② ホーキンス肢位と圧痛部位

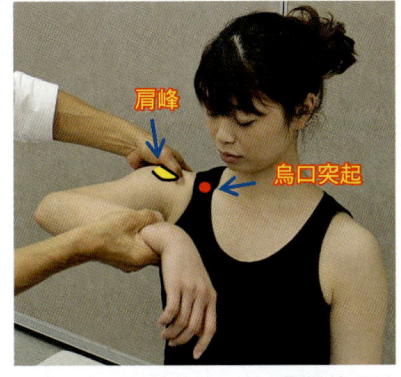

ホーキンス肢位は，肘・肩関節90°屈曲位（3rd肢位）からの内旋肢位をいう. この肢位において肩峰と烏口突起間に棘上筋腱は位置することから，肩峰直下で圧痛の有無を確認できる.

③ ニアーのインピンジメントテスト

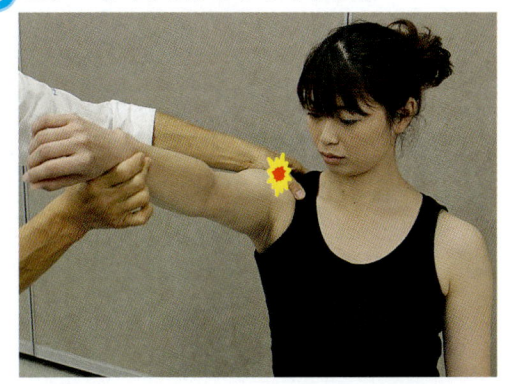

具体的には，①一方の手で肩甲骨を固定する，②前腕回内位，肩内旋位で肩を挙上する，③肩峰直下で大結節が衝突（インピンジメント）するかどうかを確認する. 通常，この肢位は肩挙上にあたって好ましいとは言えず，インピンジメントがみられても特異性を表すものではないことを理解しておく.

④ 肩峰下インピンジメントの発生要因（1）

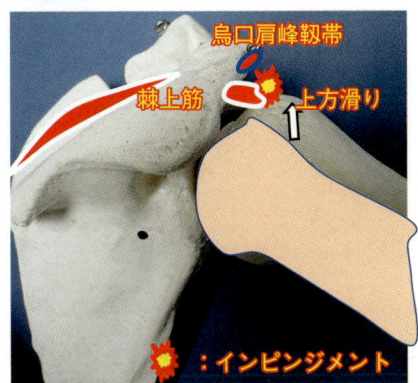

腱板損傷があると肩挙上時に骨頭の下方滑りが困難となって上方に滑動し，インピンジメントの可能性が高まる.
原因① 腱板損傷，棘上筋の機能不全
原因② 腱板の弱化に比べて三角筋の筋力が強い
原因③ 上腕骨頭の前方突出（肩甲下筋の弱化，後方関節包の短縮，外旋筋の短縮等）がある

⑤ 肩峰下インピンジメントの発生要因（2）

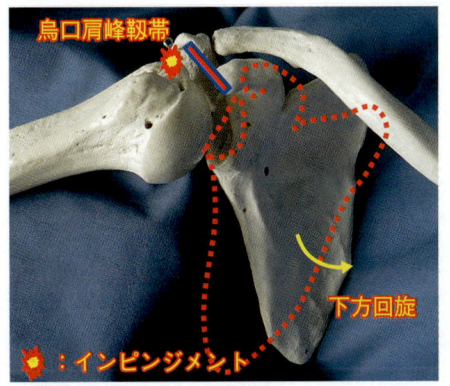

肩挙上時，肩甲骨の上方回旋がなくて下方回旋が生じる場合，インピンジメントの可能性が高まる. 赤色点線は上方回旋している様子を示す.
原因① 前鋸筋・僧帽筋下部線維の弱化
原因② 肩甲挙筋・菱形筋の短縮

⑥ 肩峰下インピンジメントの発生要因（3）

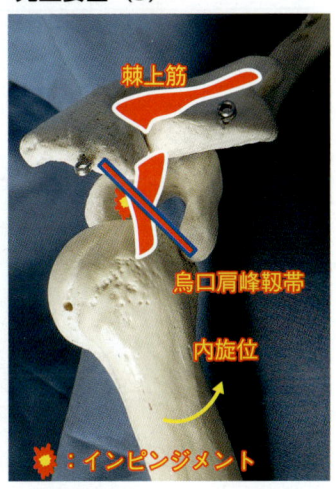

肩関節が内旋位にある場合，肩挙上時にインピンジメントの可能性が高まる.
原因① 肩甲骨の外転・前傾（小胸筋の短縮）
原因② 大胸筋の短縮

■ 本課題の目的

棘上筋腱にみられる圧痛は肩峰下インピンジメントの発現を示唆しているかどうかを学ぶ.

■ 解 説

肩峰下インピンジメントはNeerによって提唱され，"肩関節を内旋位で挙上すると大結節に付着する棘上筋腱が肩峰前下縁（C-A arch）と衝突をきたすことで疼痛を引き起こす状態" と定義されている. Neerはアウトレット型（outlet type）と非アウトレット型（non-outlet type）に分類，前者は棘上筋の出口，つまり棘上管（supraspinatus outlet）の形状が先天的，後天的に狭くなっていることが原因とし，後者は肩峰下腔は正常だが大結節の膨隆，肩峰の骨棘・石灰沈着等を原因としている. 他に，①骨頭の下方滑り障害，②肩甲骨の上方回旋不足等で腱板が損傷を受けて発症する.

棘上筋の役割は肩外転・外旋以外に関節窩に対して骨頭を下制させる役割をもつ. 棘上筋腱の退行変性や微小断裂（minor tear）による弱化は不全断裂を生じさせて圧痛をもたらし，肩挙上時に骨頭の下制を不可能にする. すなわち，骨頭は上方滑動して肩峰下インピンジメントを発症させることになる.

正誤 （月日/○・×）	1回	2回	3回
	月　　日	月　　日	月　　日

本題の意義　＜評価＞

2. 筋腱に圧痛がある場合，筋力は減弱している？

＜課題：棘上筋腱の圧痛は肩外転筋力に影響をおよぼすか？＞

① 棘上筋腱の圧痛を左右で比較する

　↓

② 棘上筋の MMT を行う

　↓

③ 圧痛が強い側の外転筋力は弱い？

　↓

棘上筋腱の圧痛は肩外転筋力に影響を与えていた？

Key words　　肩外転筋力　　圧痛　　棘上筋　　MMT

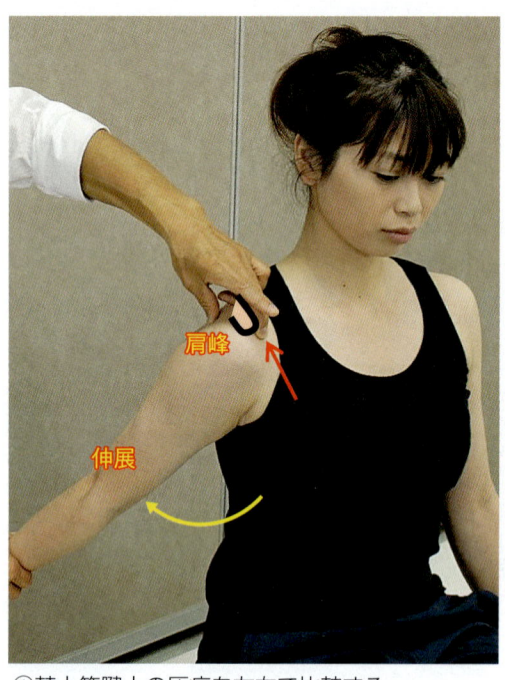

①棘上筋腱上の圧痛を左右で比較する．

補足説明 圧痛は肩軽度伸展・外旋位，あるいはホーキンス肢位で調べる．肩伸展位では棘上筋腱を肩峰の前方直下に触れることができる．棘上筋腱の末梢部を触るうえで有用な肢位といえる．腱断裂はこの部位に陥凹を触れることで判断できる．一方，棘上窩で筋腹の圧痛をみることは少なく，主に筋萎縮を調べる場合に用いられている．

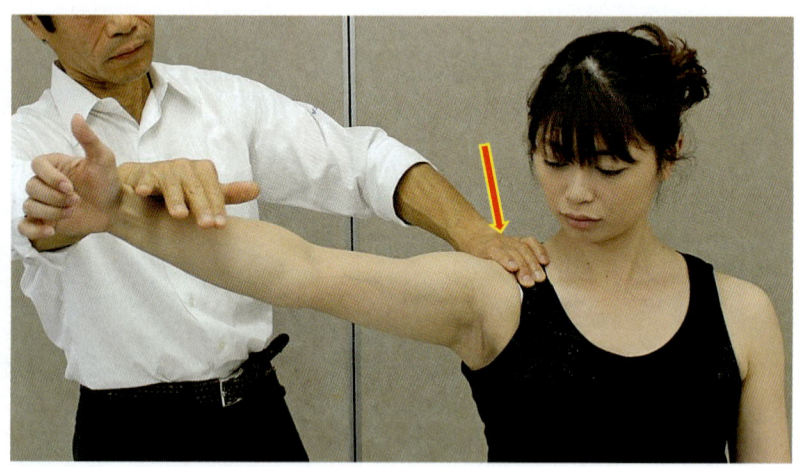

②棘上筋の MMT を左右で比較する．

補足説明 MMT は手掌を体側に向けて調べる通常の方法でよい（by Kendall and Wadsworth）が，ここでは thumb up（full can）肢位を用いた．他に，thumb down（empty can）肢位が用いられるが，それぞれの目的に応じて使い分けられる．

参考資料

1）望月智之，他：腱板停止部の新しい解剖所見．整形・災害外科．50（10）：1061-1068，2007．
2）秋田恵一，他：腱板の臨床解剖．J MIOS. 44：2-8，2007．
3）八十島崇，他：肩外転運動時の運動肢位と肩周囲筋の活動様相に及ぼす影響．体力科学．52：491-498，2003．
4）信原克哉：肩　その機能と臨床　第4版．pp 86-88，医学書院．2012．
5）高濱照，他：肩関節疾患に対する理学療法．理学療法学．40（4）：269-272，2013．

Point & Check up

❶ 筋腱部と棘上筋腹の圧痛（肩甲骨を上から見る）

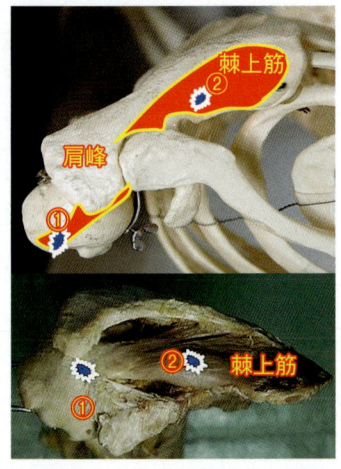

棘上筋腱の圧痛は肩峰直下で腱付着部の大結節（①✸）をみる．肢位は肩軽度伸展・外旋位とする．

他に，棘上窩中央の筋腹（②✸）を圧して左右を比較しても良い．

❷ ホーキンス肢位の解剖

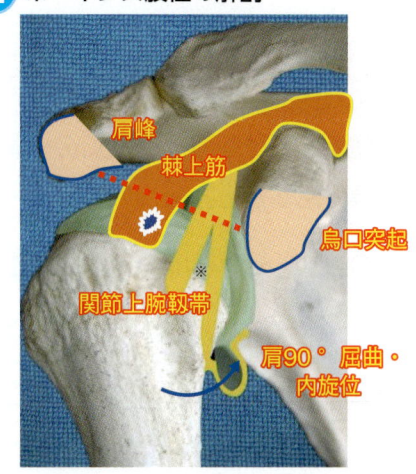

ホーキンス肢位（肘・肩関節90°屈曲位から内旋位）では棘上筋腱は烏口突起と肩峰間（赤色点線）に位置しており（✸），その触知は比較的容易といえる．

❸ thumb up 肢位での MMT

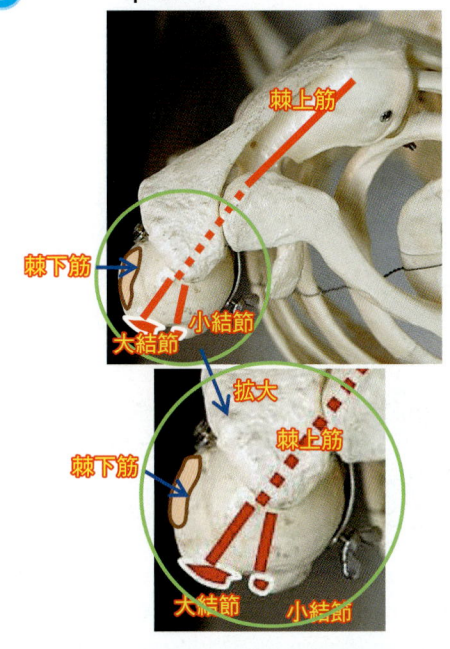

この肢位は棘上筋単独の筋力をみる場合に用いられる．棘上筋は大結節以外に小結節にも付着することから前腕中間位（thumb up），いわゆる，"full can"での外転となる．

❹ thumb down 肢位での MMT

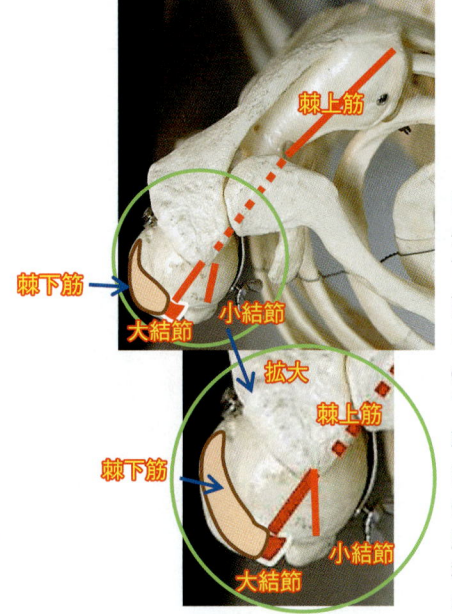

この肢位は棘上筋に棘下筋も加わった外転を意味する．棘下筋の一部は大結節前方に付着しており，肩内旋位（thumb down），いわゆる，"empty can"での外転となる．

望月智之，他：腱板停止部の新しい解剖所見．整形・災害外科．50：2007．を参考に作成

■ 本課題の目的

棘上筋腱の圧痛が肩外転筋力に影響するかどうかを学ぶ．外転は，①手掌を体側に向けて肩甲骨面上で外転する，②母指が上を向いた（thumb up）肢位で外転する（full can test），③母指が下を向いた（thumb down）肢位で外転する（empty can test），の3つの肢位で行われている．

■ 解　説

腱板の構成筋である棘上筋に圧痛がある場合，肩外転筋力は影響されるのか．従来の棘上筋の筋力テストは手掌を体側に向けて肩甲骨面上で外転する（by Kendall and Wadsworth）．一方で，母指が上を向いた（thumb up）肢位での外転，いわゆる full can test，母指が下を向いた（thumb down）肢位での外転，いわゆる empty can test が必要に応じて用いられる．一方で，腱板断裂，腱板炎の判断に用いられる棘上筋テスト（Supraspinatus test）は肩内旋・肘伸展位（thumb down 肢位）で肩を挙上，上腕に抵抗を加え疼痛の発生により力が入らなくなる場合を陽性としている．

望月らは棘上筋の停止部は大結節以外に小結節に分岐すると報告しており，筋力を反映させるには full can test が適しているとしているが，臨床上の観点から棘上筋の機能評価に full can test は意味がなく empty can test を推奨する考え方もみられている．

今回は thumb up 肢位（いわゆる full can test）での筋力テストを行って棘上筋腱の圧痛と関連性の有無を検証する．

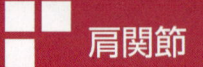

正誤 （月 日/○・×）	1回		2回		3回	
	月　日		月　日		月　日	

本題の意義　＜評価＞

3. 肩峰骨頭間距離（AHI）は，肩外転角に影響をおよぼす？

＜課題：肩峰骨頭間距離は肩関節の外転角に影響をおよぼすか？＞

① 肩峰骨頭間距離を左右で比較する

↓

② 肩関節の自動外転角を thumb up 肢位で調べる（詰まり感も含めて）

↓

③ 肩峰骨頭間距離の狭い側は外転角が小さかった？

肩峰骨頭間距離は肩外転角に影響を与えていた？

Key words　肩峰骨頭間距離　　外転角　　thumb up 肢位　　詰まり感

本課題は，必ずしも EBM に基づくものではなく，評価と手技の技術を深める目的で作成されています．

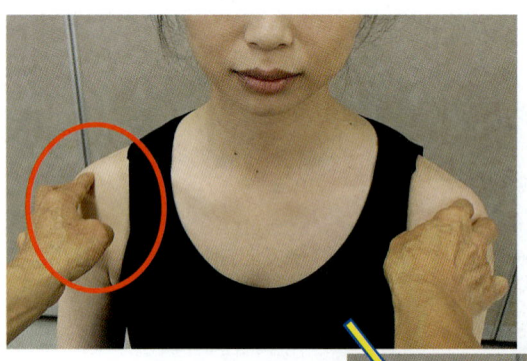

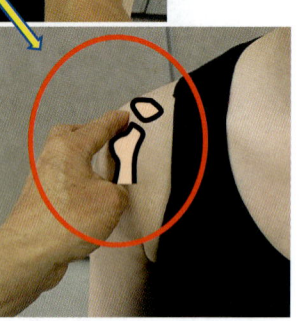

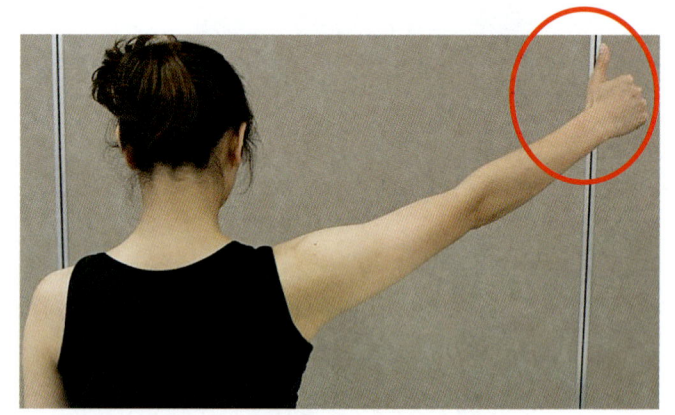

①肩峰骨頭間距離（AHI）を左右で比較する．

補足説明 写真は前方から見たものである．指先で AHI の間隙を左右で比較する（写真上）．左右同条件で，肩峰直下に指先を軽く挿入して調べる（写真下）．上腕の内旋位，あるいは外旋位等を考慮し左右同一肢位で行う．ちなみに，肩峰骨頭間距離は肩内旋位で広く，外旋位で狭くなることを理解しておく．

②肩自動外転角を左右で比較する．

補足説明 自動外転角は上腕の肢位によって異なる．ここでは thumb up 肢位で行うが，他の 2 つの肢位（①手掌を体側に向けた肢位，②thumb down 肢位：empty can）についても行い，3 つの肢位で違いがでるかどうかを確認する．

参考資料

1) 井上宣充，他：肩関節周囲炎後例における肩峰骨頭間距離と肩関節可動域制限の関連についての検討．理学療法学．37（3）：174-177，2010.

2) 山口拓嗣，他：腱板断裂における等尺性外転時正面像による肩峰骨頭間距離の計測．肩関節．19（1）：40-44，1995.

3) 望月智之，他：腱板停止部の新しい解剖所見．整形・災害外科．50（10）：1061-1068，2007.

4) Shirley A. Sahrmann：竹井仁，他：運動機能障害症候群のマネジメント．pp 211-215，医歯薬出版．2005.

Point & Check up

① 腱板の役割

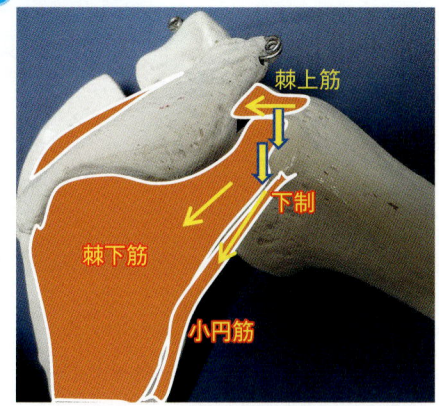

棘上筋を主とする腱板は肩外転・外旋（内旋）以外にインナーマッスルとして関節の安定化に働く．さらに，関節窩に対して上腕骨頭を下方に滑らせる（下制）作用がある．棘上筋腱の変性，あるいは断裂は上腕骨頭の上方滑りを許して肩峰骨頭間距離（AHI）を狭め，肩峰下で大結節の衝突（肩峰下インピンジメント）をもたらす一因となる．

② 肩峰骨頭間距離

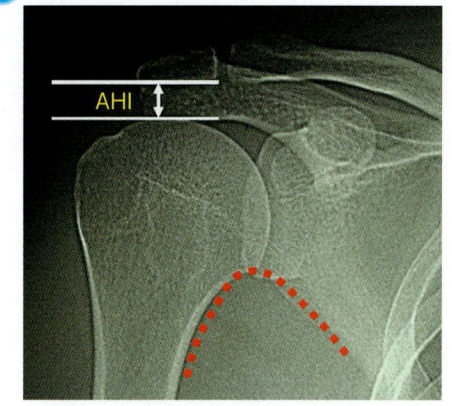

肩峰と上腕骨頭間にみられる間隙（AHI）を示す．腱板断裂を評価する手段に用いられ，7.0 mm 以下を断裂と判断している．一方，正常では X 線写真から上腕骨下縁と肩甲骨下端のライン（赤色点線）の一致を目安の一つとしている．

③ 腱板断裂時の肩峰骨頭間距離

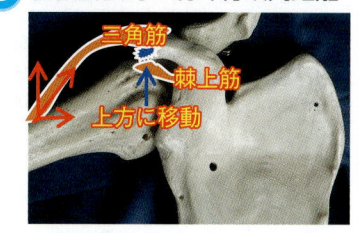

腱板断裂により骨頭の下制ができなくなり，さらに三角筋の上方に向かうベクトルが働いて上腕骨頭は上方に移動，（青矢印），この時，AHI は狭小化する．

④ 下垂位での骨頭の位置

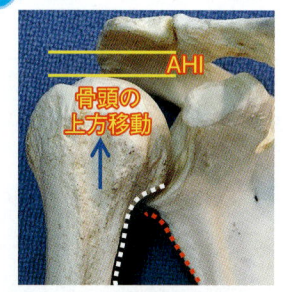

腱板変性や断裂により骨頭は上方に滑って AHI は狭小化する．また，上腕骨下縁のライン（白色点線）は肩甲骨下縁のライン（赤色点線）の上方に位置する．

⑤ 誘発テスト

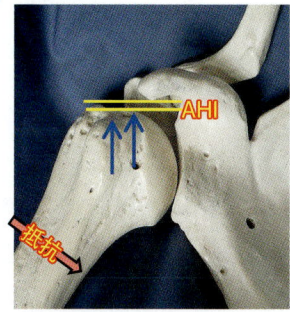

肩外転に抵抗を加えると三角筋の上方に向かう働きが増強されて骨頭はさらに上方に移動するため，AHIの狭小化が強まる．

⑥ 肩峰骨頭間距離と肩甲骨の動き

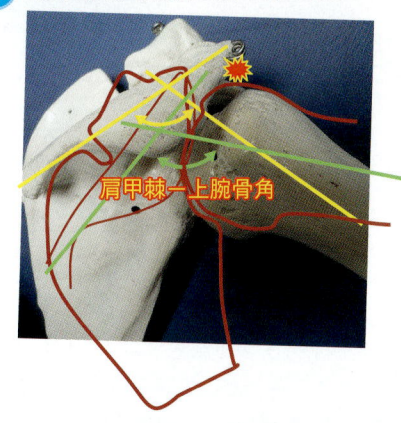

黄色ラインは肩甲棘−上腕骨角を示す．
肩峰骨頭間距離が狭小化すると肩挙上時に肩峰下インピンジメントが生じて大結節は肩甲骨を突き上げて上方回旋を強制，肩甲棘−上腕骨角は変化しない（緑ラインと緑矢印）．

⑦ 肩内旋・外旋位と肩峰骨頭間距離

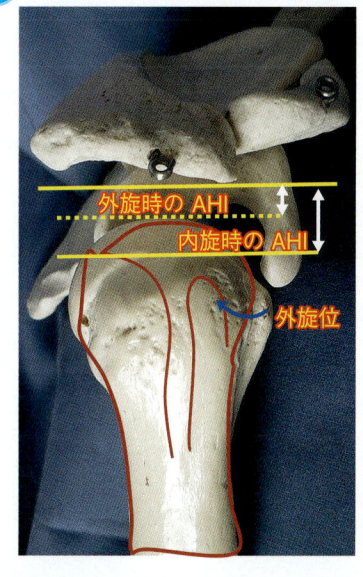

肩下垂時，AHI は内旋位で拡がり，外旋位（茶色）で狭くなる．肩挙上時は内旋位で生理的なインピンジメントが生じて制限される．
一方，肩外旋位での挙上時は大結節が後下方に逃れ（棘下筋・小円筋の作用），さらに骨頭の下方滑りが生じて肩挙上が可能となる．

■ 本課題の目的

肩峰骨頭間距離（acromio-humeral interval：AHI）の狭小化が肩外転角と関連性があるかどうかを学ぶ．

■ 解　説

ここでは体表から指先の感覚で AHI を判断し，さらに肩外転角との関連があるかどうかを検証する．外転角は肩甲骨面上で thumb up 肢位で調べている．なぜなら，thumb down 肢位は棘下筋優位の評価であり，また肩内旋位となり外転制限を受けやすいことによる．AHI の狭小化の意義は後述するが，運動時の鎖骨の挙上角（傾き）と回旋，肩峰の位置，肩甲骨の回旋角をみる上で見逃せない評価法であることを理解する．

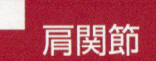

正誤 （月 日/ ○・×）	1 回		2 回		3 回	
	月 日		月 日		月 日	

本題の意義　＜手技＞

4. 関節包へのアプローチは肩峰骨頭間距離に影響をおよぼす（1）？
＜課題：関節内圧を高める手技は肩峰骨頭間距離に影響をおよぼすか？＞

① 肩峰骨頭間距離を調べる

⬇

② 腹臥位で，肩 90°外転位からの内旋を強制する

⬇

③ 肩峰骨頭間距離に影響がみられた？

⬇

関節内圧を高める手技は肩峰骨頭間距離の拡大に影響を与えた？

Key words　関節包内圧　　肩峰骨頭間距離　　関節包　　アプローチ

本課題は，必ずしも EBM に基づくものではなく，評価と手技の技術を深める目的で作成されています.

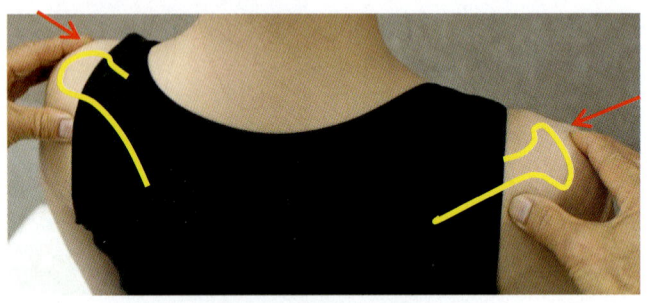

①肩峰骨頭間距離を左右で比較する. 肩峰直下に指先を挿入して調べる.

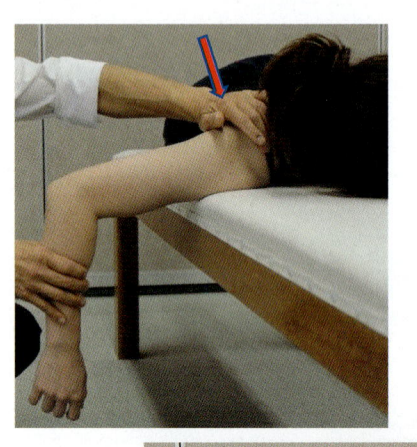

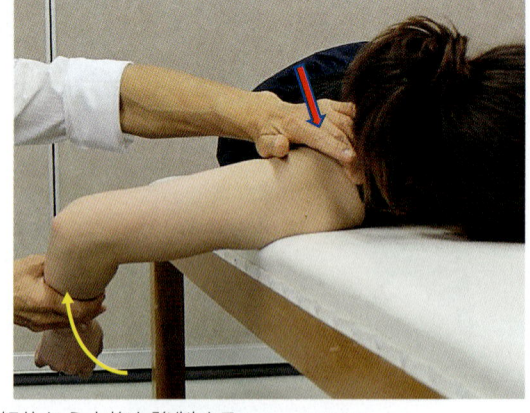

②肩 90°外転位から内旋を強制する.

（補足説明）関節内圧は上腕下垂位で最も低値を示し，挙上 80°あたりから上昇して 130°で高くなる. また，肩 90°外転時での内旋強制により内圧は最も高まる. 関節内圧を高めることで関節包靱帯が伸張されて関節液の移動が大きくなる. 一方，内旋・外旋を繰り返すことでパンピング作用が働いて関節包拘縮の改善が期待できる. 結果的に関節包と癒着している腱板等の収縮能は改善され，肩峰骨頭間距離の拡大につながると考えられる.

参考資料
1）信原克哉：肩―その機能と臨床，第 4 版. pp 120-121, 医学書院，2012.
2）井上宣充，他：肩関節周囲炎後例における肩峰骨頭間距離と肩関節可動域制限の関連についての検討. 理学療法学. 37（3）: 174-177, 2010.
3）泉水朝貴，他：肩甲上腕関節の前方，および下関節包の伸張肢位の検討. 整・災外. 55：915-923, 2012.
4）松本正和，他：頸椎症性筋委縮症に対する運動療法の試み. 理学療法学. 36（2）：62-69, 2009.

Point & Check up

① 関節包のストレッチ法（1）

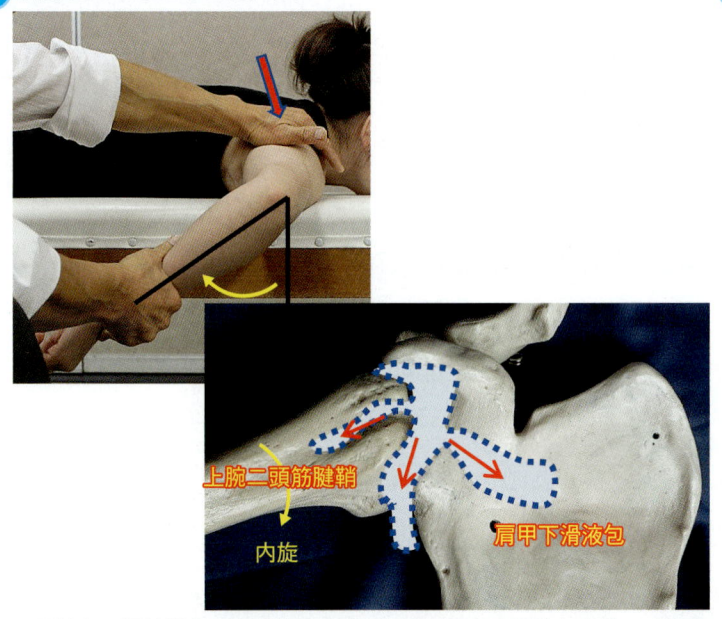

上腕二頭筋腱鞘

内旋

肩甲下滑液包

　関節包の短縮部位により伸張する手技は異なる．関節包全体の内圧を高めるには肩90°外転位からの内旋強制が行われる（joint distension：写真上）．この内旋強制により関節液は関節包から肩甲下滑液包，上腕二頭筋長頭腱鞘に移動し閉鎖しているバイトブレヒト孔を解放することが分かっている（写真下）．操作時の注意点は，①肩甲骨を固定する，②肘関節が下方に逃げないように保持する，③上腕骨頭が前方に滑らないよう（移動しない）に支える等，が挙げられる．

② 関節包のストレッチ法（2）

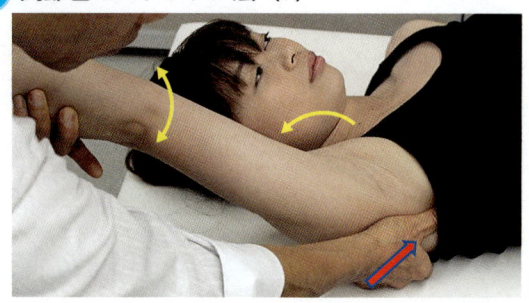

　関節包のストレッチは joint distension 以外に挙上法がある．関節内圧は挙上80°から上昇しはじめて約100°から最大挙上（130°）まで順次上昇していく（写真）．よって，拘縮のある場合，肩を挙上しながら徐々に内・外旋を行う．この時，肩甲骨の代償を避けるために外側縁をしっかりと固定する（写真：赤色矢印）．

■ 本課題の目的

関節内圧を高めて関節包を伸張することで AHI が改善されるかどうかを学ぶ．

■ 解　説

　関節包や関節包靭帯に対するストレッチ法は多くみられる．共通した目的は，関節内圧を高めることで癒着や拘縮のある関節包や関節包靭帯を伸張して関節包の改善を期待することにある．アプローチ後に関節内圧の低下と痛みの軽減によって関節可動域の改善と AHI の拡大が期待できる．

　関節包内圧を一気に改善する手段としてジョイント ディステンション（joint distension）が用いられており，これは麻酔下で肘90°屈曲・肩90°外転位（2nd 肢位）から内旋を強制する方法であり，バイトブレヒト孔の閉塞を一気に改善させる手段として用いられる．一方，関節包の短縮に対するストレッチを行う場合，短縮部位によりストレッチ法は異なってくる．例えば，①上関節上腕靭帯の短縮：肩関節内転，または軽度外転位，肘90°屈曲位で外旋を強制する，②中関節上腕靭帯の短縮：肩90°外転位，肘90°屈曲位で最大外旋を強制する，③下関節上腕靭帯の短縮：肘伸展位での肩内転・内旋位からの伸展強制，あるいは肩甲骨面上150°外転位での外旋を強制する等，が挙げられる．さらに，④下方関節包（腋窩陥凹を含むハンモック様構成体）の短縮に対しては，肩甲骨外縁を固定して外転位で最大挙上する方法がある．さらに，関節包を前後・上下に4分割した場合のストレッチ法として，A）前方関節包の短縮：1st 肢位で外旋を強制，B）後方関節包の短縮：2nd 肢位で内旋を強制，C）前下方関節包の短縮：2nd 肢位で外旋を強制，D）後下方関節包の短縮：3rd 肢位で内旋を強制する等，が考えられている．ちなみに，関節包外靭帯である烏口上腕靭帯のストレッチは水平外転位からの外旋を強制することになる．

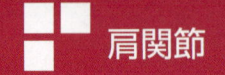
正誤	1回		2回		3回	
（ 月 日/ ○・×)	月 日		月 日		月 日	

本題の意義 ＜手技＞

5. 肩甲下筋の自動運動は肩峰骨頭間距離に影響をおよぼす（2）？
＜課題：肩甲下筋の自動運動は肩峰骨頭間距離に影響をおよぼすか？＞

① 肩峰骨頭間距離を調べる

② 仰臥位または坐位で，肩甲骨面上で肩100°挙上位での内旋抵抗運動を10回行う

③ 肩峰骨頭間距離に影響があった？

肩甲下筋の自動運動は肩峰骨頭間距離に影響を与えた？

Key words 肩甲下筋　自動運動　肩峰骨頭間距離　抵抗運動

本課題は，必ずしもEBMに基づくものではなく，評価と手技の技術を深める目的で作成されています．

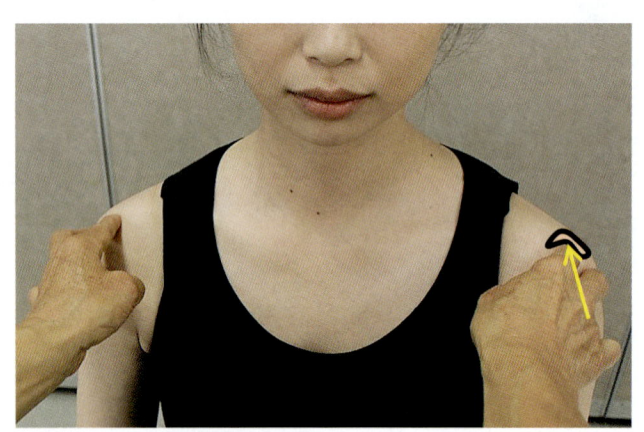

①前方より，肩峰骨頭間距離を調べる．

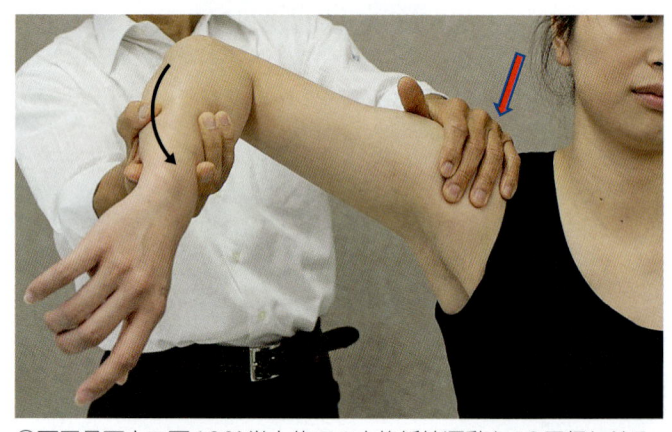

②肩甲骨面上で肩100°挙上位での内旋抵抗運動を10回行わせる．

補足説明 腱板構成筋で唯一前方に位置する肩甲下筋は強い内旋作用を有している．主な役割に，①5〜6個の筋束を持つことから様々な挙上角での内旋が可能となる，②腱板として関節前方の安定に働く，③前方から動的支持機構として骨頭の前方移動（滑り）を抑制する，④肩挙上時に骨頭の上方滑りを抑制して骨頭を引き下げると同時に三角筋前部線維の外転剪断力に抗する等，が挙げられる．肩100°挙上位で内旋抵抗運動は肩甲下筋下部線維を主に働かせており骨頭を下方に向けて安定させ，AHIの正常化を促す．さらに，肩内旋抵抗運動は他の腱板筋群の収縮能を誘発させて骨頭の前後からの安定性確保と骨頭の引き下げ効果に働く．肩甲下筋は棘下筋と拮抗して肩関節を前後から安定させており，また，両筋は縦に長く上腕下垂位から挙上に至る全ての角度で収縮可能となることから骨頭の安定確保に重要な役割を果たすことになる．

参考資料
1) 金子文成, 他：投球動作における肩関節周囲筋筋電図の連続時系列変化に関する分析. 理学療法学. 32：115-122, 2005.
2) 中山裕子, 他：肩関節挙上角度と肩甲下筋の筋活動の関係. 理学療法学. 35（6）：292-298, 2008.
3) 井上宣充, 他：肩関節周囲炎後例における肩峰骨頭間距離と肩関節可動域制限の関連についての検討. 理学療法学. 37（3）：174-177, 2010.

Point & Check up

① 肩甲下筋の位置と機能的分割

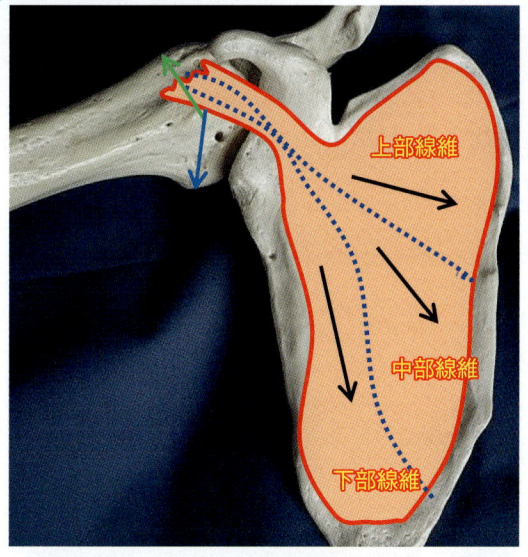

上部線維

中部線維

下部線維

肩甲下筋は，①あらゆる挙上角での内旋作用，②腱板として肩関節の安定作用（すなわち，インナーマッスルとして），③肩挙上時，上腕骨頭の前方移動（写真：緑色矢印）を防ぐ，④肩挙上時，上腕骨頭を下方に引き下げる（写真：青色矢印）等，の作用を有する．肩甲下筋を機能的に分割すると，肩甲骨肋骨面に縦長く位置していることから，上腕下垂位での内旋は上部線維が，挙上にしたがって中部線維が主に働くことになる．肩関節に不安定性（肩脱臼後など，）がある場合，肩甲下筋の強化は極めて重要であり，また，肩関節の拘縮に対して内旋自動運動は効果がある．

② 肩甲下筋の内旋作用

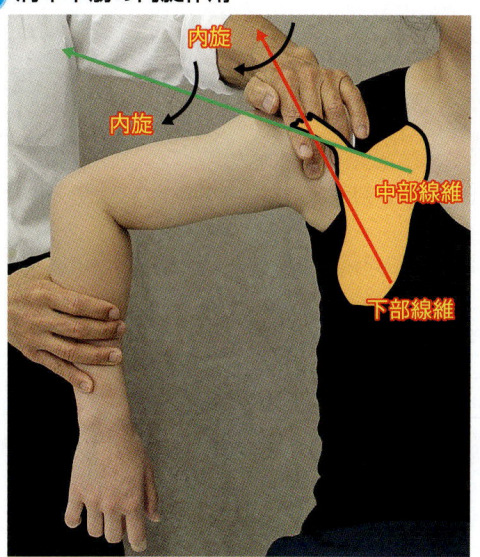

内旋

内旋

中部線維

下部線維

肩甲下筋は肩甲骨肋骨面の全領域を占めており（**①**参照），筋厚もあって比較的大きな筋肉といえる．あらゆる挙上角で内旋作用があり（赤色・緑色矢印），特に肩挙上時に骨頭の安定に働く中部・下部線維の強化は重要であり，弱化は肩関節に機能障害をもたらす要因となる．肩屈曲60°位以降での肩内旋抵抗運動が特に必要となる所以である．

■ 本課題の目的

肩甲下筋は骨頭前方の大部分の領域を占めており，肩甲下筋への運動介入（強化）は骨頭の安定とAHIの改善に作用するかどうかを学ぶ．

■ 解 説

AHIは腱板損傷時，特に棘上筋・棘下筋の断裂時に狭小化する．理由の一つに，腱板は骨頭を下方に抑制する役割があって損傷時にはその機能が低下するためである．また，関節包の拘縮・癒着は肩峰下滑液包の量的変化（容量が減少）を生じさせてAHIを狭小化させる．すなわち，肩峰下滑液包の器質的変化は関節包容積の減少を引き起こしてAHIの狭小化させるといえる．

課題の肩甲下筋は肩甲骨肋骨面の大部分を占める縦に長い線維構造をしており，骨頭の前方を横走する大きな筋である．機能上，上部・中部・下部線維に分けられ肩関節のあらゆる挙上角において内旋作用を効率的に行う．また，肩挙上時に骨頭を引き下げ，さらに前方から骨頭を圧迫して安定性確保に貢献している．肩甲下筋への運動介入は骨頭の安定化とAHIの確保に効率的な役割を果たしている．

正誤	1回	2回	3回
(月 日/ ○・×)	月　　日	月　　日	月　　日

本題の意義　＜評価＞

6．筋腹の圧痛は筋力を低下させている？

＜課題：棘下窩の圧痛は肩外旋筋力に影響をおよぼすか？＞

① 棘下窩中央部で棘下筋の圧痛を左右で比較する

② 3rd 肢位で肩外旋筋力を左右で比較する

③ 圧痛側に肩外旋筋力の低下がみられた？

　　棘下筋の圧痛は肩外旋筋力に影響を与えていた？

Key words　棘下筋　　棘下窩中央　　圧痛　　外旋筋力　　3rd 肢位

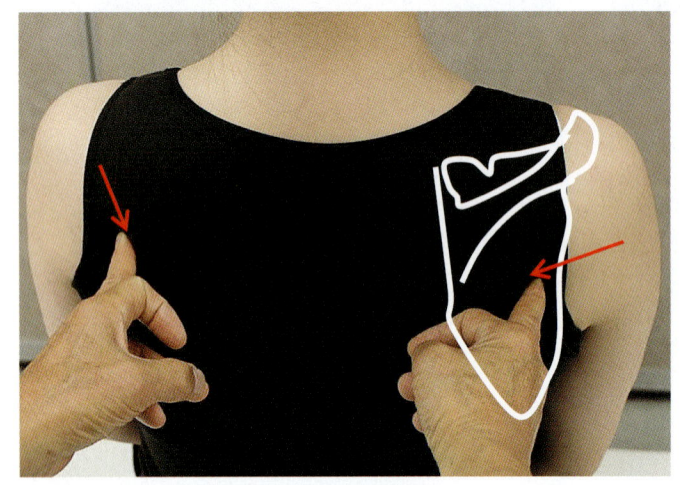

①棘下窩中央部で棘下筋の圧痛を比較する.

補足説明　棘下筋腹の圧痛は棘下窩中央でみる. 棘下窩の多くは棘下筋で占められており厚みは平均で 18.6 mm と報告されている. 縦長の筋であり, 肩挙上角によって外旋筋力は異なる. 評価上はあらゆる挙上角で外旋筋力や圧痛を調べる必要がある. 棘下筋は外旋作用以外に腱板としての役割と thumb down 肢位 (empty can) での肩外転作用に主に働く.

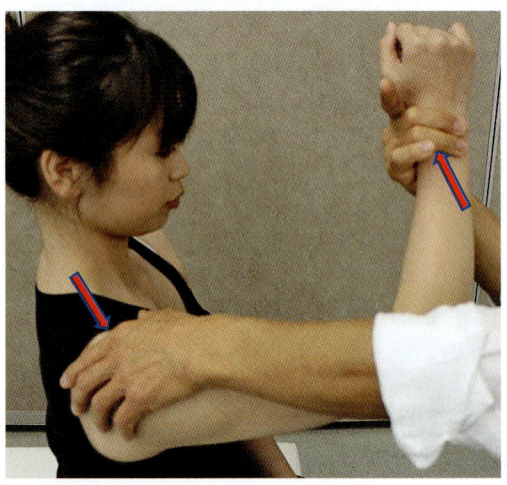

②3rd 肢位での肩外旋筋力を調べる.

補足説明　棘下筋の外旋作用は, ①上部線維：上腕下垂位 (1st 肢位), ②中部線維：90° 外転位 (2nd 肢位), 下部線維：90° 水平内転位 (3rd 肢位) の 3 つの肢位で可能となる. 中でも棘下筋が最も伸張される 3rd 肢位を本課題では用いている. 筋圧痛は棘下筋が硬い筋膜で包まれていることからコンパートメント症候群に陥りやすく, 様々な原因で発症する. また, 筋力低下がもたらされる要因にもなっており, 圧痛の慢性化は筋萎縮と変性をもたらす.

参考資料

1) 橋本淳, 他：肩診療マニュアル　第3版, p 37, 医歯薬出版, 2004.
2) 吉尾雅彦：肩関節障害に対する理学療法. 理学療法学. 39 (4)：261-264, 2012.
3) 高濱照, 他：肩関節疾患に対する理学療法. 理学療法学. 40 (4)：269-272, 2013.
4) 泉水朝貴, 他：未固定標本による肩関節後方関節包の伸張肢位の検討. 理学療法学. 35 (7)：331-338, 2008.
5) 林典雄, 他：後方腱板 (棘下筋・小円筋) と肩関節包との結合様式について. 理学療法学. 23 (8)：522-527, 1996.

Point & Check up

❶ 棘下窩の圧痛部位

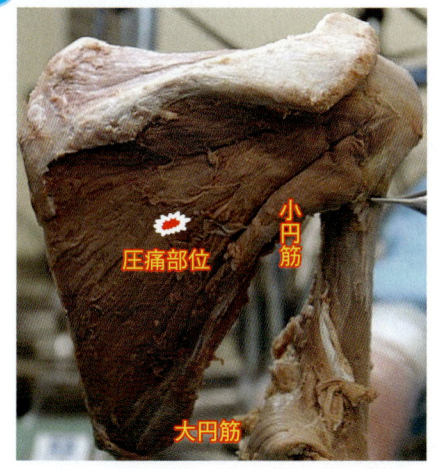

圧痛部位
小円筋
大円筋

棘下筋の圧痛部位は棘下窩中央部で特に筋腹の厚い箇所である．棘下筋は線維性の硬い筋膜に包まれており，内圧を高めやすくコンパートメント症候群に陥りやすい．このため，筋圧痛を生じやすく同時に筋萎縮を併発しやすいことから注意が必要である．

圧痛と筋萎縮は相互に関連性があり，特に棘下筋の圧痛は様々な病態を示唆するサインとして重宝される．

❷ 棘窩切痕と肩甲上神経

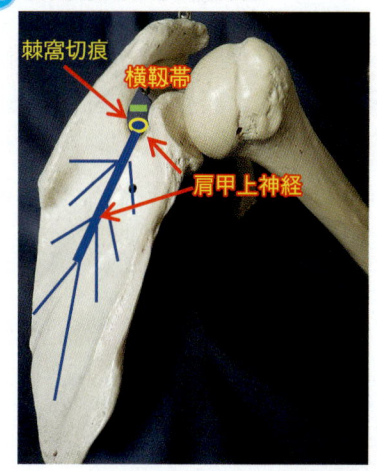

棘窩切痕
横靱帯
肩甲上神経

棘下筋を支配する肩甲上神経は肩甲切痕を通過後に棘窩切痕に入って急激に角度を変え棘下筋の全てを支配する．棘窩切痕は肩甲骨と下肩甲横靱帯で囲まれた狭い空間で時にガングリオンの存在は肩甲上神経を圧迫して棘下筋萎縮の原因となる．また，肩挙上時に肩甲骨の上方回旋が障害されている場合，肩甲上神経は横靱帯（棘窩切痕）から外的刺激，または絞扼を受けて棘下筋萎縮と圧痛を発生させる．

❸ 1st 肢位と 3rd 肢位での棘下筋の働き

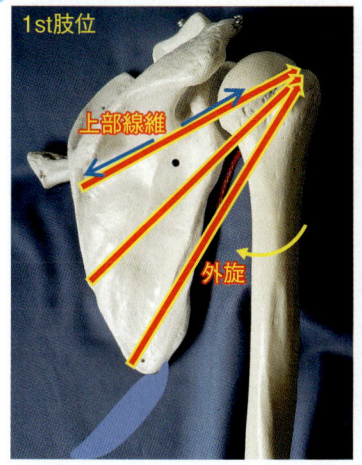

1st肢位
上部線維
外旋

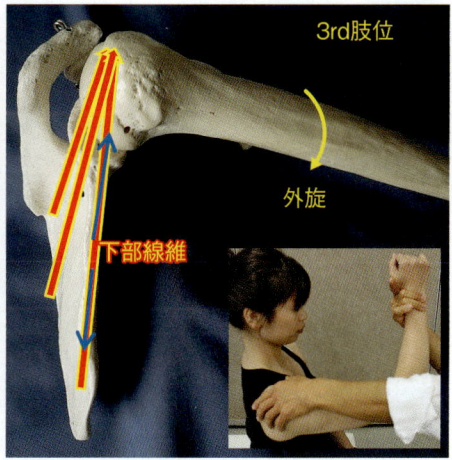

3rd肢位
外旋
下部線維

棘下筋は 1st 肢位（体幹に沿った下垂位：写真左）で上部線維が主に肩外旋に働き，3rd 肢位（肩 90°外転位からの 90°水平屈曲位：写真右）では下部線維が外旋に有利に働く．

臨床上，筋全体を触知し筋萎縮がどの部分（上部線維，あるいは下部線維など）に強いかを評価するために外旋テスト（infraspinatus test）を行うが，その際，上記のように肢位を変えて行うと分かりやすい．

■ 本課題の目的

棘下窩中央は圧痛を生じやすく病態を知るうえで大切な部位となっている．棘下窩中央の圧痛と 3rd 肢位での外旋筋力を調べて両者に関連性があるかどうかを学ぶ．

■ 解　説

棘下窩の大部分を占める棘下筋は機能的に上部・中部・下部線維の 3 つに分割できる．その作用は，①上部線維は下垂位（1st 肢位）での外旋，②中部線維は 2nd 肢位での外旋，③下部線維は挙上位（または，3rd 肢位）での外旋が主なものである．3rd 肢位は棘下筋が最も伸張される肢位であり，筋収縮力を効率的に評価できることから棘下窩の圧痛との関連性を検証するために適している．棘下筋を支配する肩甲上神経（C5，6）は肩甲切痕から棘窩切痕を下って棘下窩に至るため，外力を受けやすいといえる．また，閾値の低下により圧痛の出やすい部位となっている．棘窩切痕は肩甲骨の動きの影響を直接受けるため肩甲上神経は外的刺激の影響を受けやすく，また，ガングリオンの発生は神経性絞扼を発症する．結果的に閾値の低下から圧痛と筋萎縮を生じて肩外旋筋力は低下する．解剖学的に棘下筋は線維性の硬い筋膜で包まれており，他の腱板筋よりも静脈血の鬱滞を生じやすいことから内圧を高めてコンパートメント症候群の状態に陥りやすいと言える．また，疎性結合組織によって関節包とも結合していて圧痛を生じやすいため，肩関節周囲炎，腱板断裂，投球障害等でこのような圧痛を経験することが多くなる．

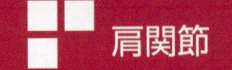

正誤 (月 日/ ○・×)	1回		2回		3回	
	月	日	月	日	月	日

本題の意義　＜評価＞

7．筋・腱上にみられる圧痛は機能評価を反映しているか？

＜課題：上腕骨結節間溝の圧痛はスピードテストを反映しているか？＞

① 　上腕骨結節間溝の圧痛を左右で比較する

② 　スピード（Speed）テストを左右で行う

③ 　圧痛側にスピードテスト陽性がみられた？

　　結節間溝の圧痛はスピードテストに反映されていた？

Key words　　上腕骨結節間溝　　圧痛　　スピードテスト　　上腕二頭筋長頭腱炎

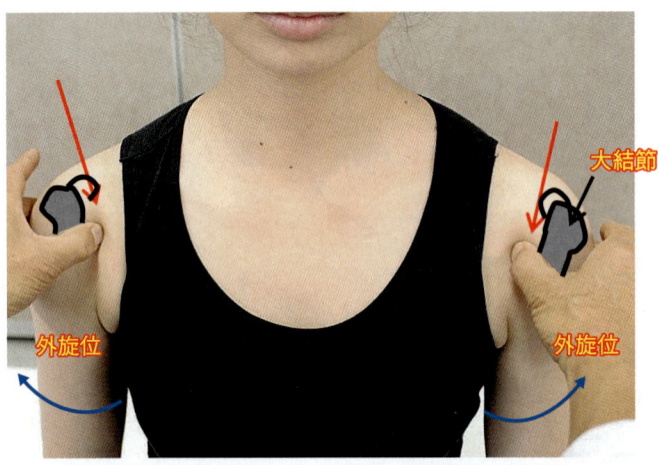

①上腕骨結節間溝の圧痛を左右で比較する．

補足説明　上腕骨結節間溝（bicipital groove：BG）の触知は上腕下垂位で外旋位とし，大結節から前方に指を滑らせて陥凹を確認する．肩を内旋・外旋すると結節間溝は左右に動くことから判断できる．検者は結節間溝に指を当て圧痛を左右で比較する．結節間溝で触れる長頭腱の肥厚も併せて確認しておく．

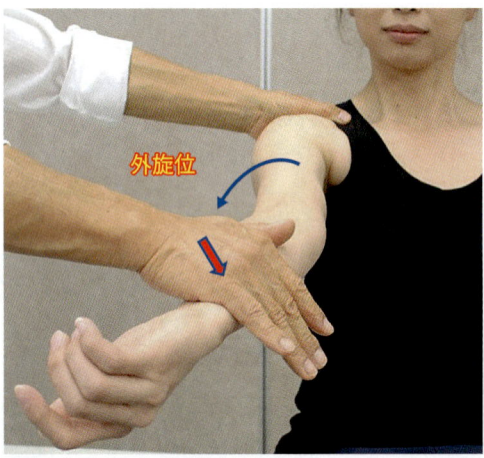

②スピードテスト（Speed test）を行う．

補足説明　上腕下垂位，肩外旋位で屈曲した時に痛みが出るかどうかを調べる．前腕部に軽い抵抗を加えると痛みが誘発されて分かりやすい．

　肩外旋位は結節間溝が上方を向く肢位であり，上腕二頭筋長頭腱にストレスが直接加わることになる．

参考資料

1）橋本淳，他：肩診療マニュアル．p 37，医歯薬出版　第 3 版．2004．

2）林典雄，他：整形外科運動療法ナビゲーション　上肢．pp 74-75，メディカルビュー．2008．

Point & Check up

1 スピードテストの意義

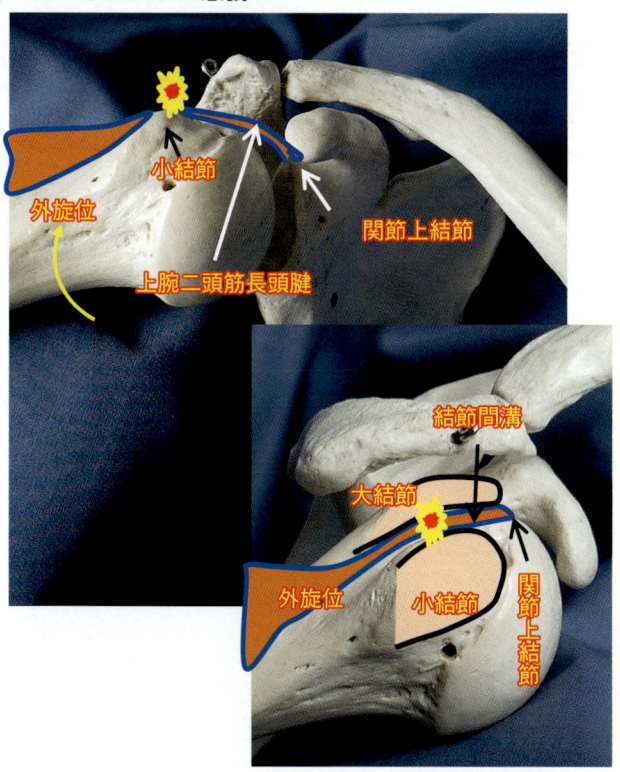

2 上腕二頭筋長頭腱と腱板疎部

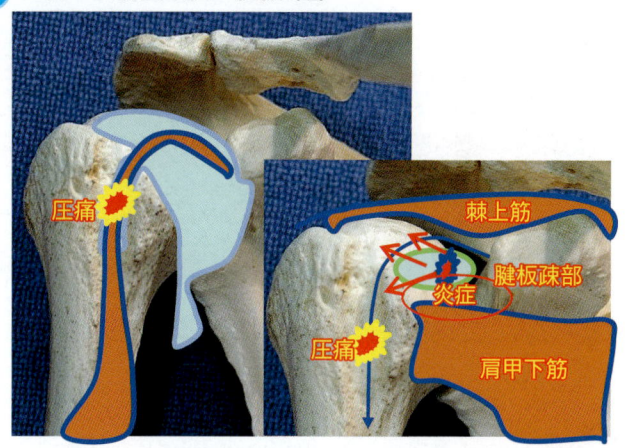

上腕二頭筋長頭腱の圧痛は結節間溝で評価される（写真左・右🌸）．触知は肩外旋位で結節間溝と思われる部位に指を当て肩を外旋・内旋させると溝が左右に移動することから確認できる．長頭腱は結節間溝を走行している（写真右：青色矢印）が，その内方には腱板疎部があって初期の炎症はこの部位から始まると言われている．腱板疎部の炎症は長頭腱滑液鞘に波及しやすい（写真右：赤色矢印）ことからこの部位の評価は重要である．

スピードテストは肘伸展・前腕回外・肩外旋位で肩屈曲を行い長頭腱溝に痛みを発するかどうかを調べる（🌸）．この肢位は結節間溝が上方を向き長頭腱に直接的負荷が加わることを応用しており，前腕に抵抗を加えて痛みを誘発させても良い．

■ 本課題の目的

　上腕二頭筋長頭腱の圧痛は結節間溝の触知で判断できるが，圧痛の影響をスピードテストが反映しているかどうかを学ぶ．

■ 解　説

　上腕骨結節間溝（bicipital groove：BG）には上腕二頭筋長頭腱が通過していて肩・肘関節，前腕の運動の影響を受けている．長頭腱は関節上結節から結節間溝までは関節包内-滑膜外を走行しており，結節間溝に入る直前で急激に角度を変えて下降する．肩の動きに従って長頭腱は長頭腱滑液鞘内を上下に滑走するため，外的ストレスを受けやすい環境にあるといえる．

　上腕二頭筋の作用は肩外旋位での屈曲以外に前腕の強力な回外筋であり（回外筋の３倍の生理的横断面積をもつ），前腕回外位での肘屈曲に働く．また，肩挙上時に骨頭を下制（抑制）する働きを備えており，これは腱板と同様の役割であるため，腱板損傷（断裂）時に長頭腱は過剰なストレスを受けることになる．さらに，長頭腱は腱板疎部に隣接していて腱板疎部の力学的弱点を補強している．腱板疎部周辺は初期炎症を発しやすく，一方で滑液鞘を介して長頭腱に炎症が容易に波及することから痛みを発生しやすい部位となっている．上腕二頭筋長頭腱炎は長頭腱不安定症が原因で発症する場合があり，スピードテストは有用な評価法となっているが特異性は高くない．

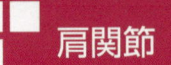

肩関節

正誤 (月 日/ ○・×)	1回		2回		3回	
	月	日	月	日	月	日

本題の意義　＜評価＞

8. 腱・靱帯付着部の圧痛は骨格に影響をおよぼす？
＜課題：烏口突起の圧痛は烏口突起-大結節間の距離に影響をおよぼすか？＞

① 烏口突起の圧痛を左右で比較する

② 上腕下垂位（自然体）で，烏口突起-大結節間の距離を調べる

③ 圧痛側で烏口突起-大結節間の距離が短かった？

烏口突起の圧痛は烏口突起-大結節間の距離に影響を与えていた？

Key words　腱付着部炎（enthesopathy）　圧痛　烏口突起-大結節間の距離

本課題は，必ずしも EBM に基づくものではなく，評価と手技の技術を深める目的で作成されています．

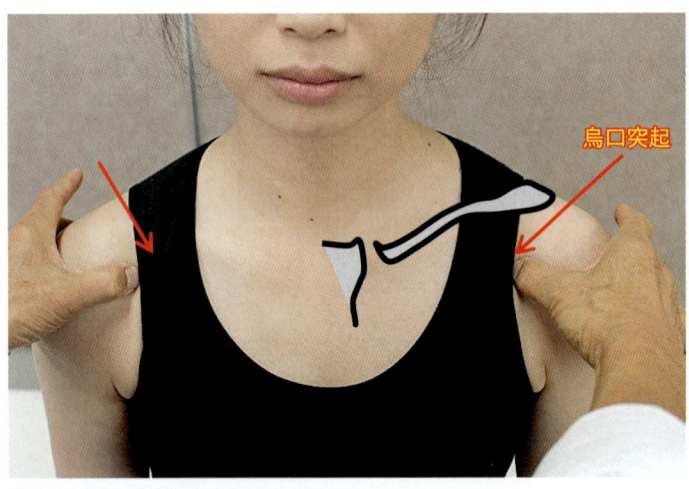

①烏口突起の圧痛を左右で比較する．

補足説明 烏口突起は複数の靱帯，筋肉が付着しており，"肩のターミナル"となって圧痛を生じやすい部位といえる．中でも烏口上腕靱帯や小胸筋，烏口腕筋の短縮や過緊張は烏口突起に外的ストレスと圧痛をもたらす要因となる．

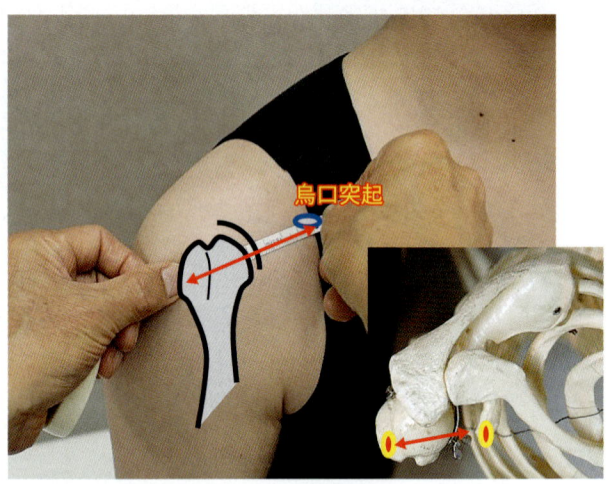

②上腕下垂位で烏口突起と大結節間の距離を調べる．

補足説明 烏口突起の圧痛は関連する筋・靱帯の過緊張や短縮の影響を受けることから，肩疾患を扱う上で烏口突起の触知は必須といえる．烏口上腕靱帯の短縮は肩関節を内旋位とし外旋制限をもたらし肩挙上制限の主要因となる．併せて，小胸筋の過緊張は肩甲骨を前傾・下方回旋させるため，胸郭は狭小化して肩内旋位をさらに強めて烏口突起-大結節間距離を短くする．烏口突起の表面には圧痛と線維性肥厚がみられる．

参考資料
1) 尾崎二郎：五十肩における Rotator Interval Lesion. MB Orthop. 21：37-41, 2008.
2) 牧内大輔，他：投球動作時の肩関節の解析．関節外科. 23 (6)：94-99, 2004.
3) 橋本淳，他：肩診療マニュアル．p 37, 医歯薬出版 第 3 版. 2004.
4) 西川仁史：拘縮を主体とする障害に対する理学療法．MB Med Reha. 17：53-64, 2002.

Point & Check up

① 烏口突起に関わる靱帯と筋

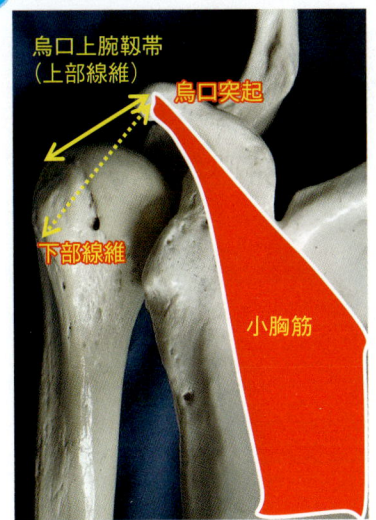

烏口上腕靱帯
（上部線維）
烏口突起
下部線維
小胸筋

靱帯 { 烏口上腕靱帯
烏口鎖骨靱帯
烏口肩峰靱帯

筋 { 烏口腕筋
上腕二頭筋短頭
小胸筋
烏口舌骨筋

　黄色矢印ラインは烏口上腕靱帯（実践は上部線維，点線は下部線維）を示す．烏口上腕靱帯や小胸筋の短縮は肩に内旋位をもたらし，肩甲骨を前傾させて肩挙上制限に強く影響する．烏口突起-大結節間距離は烏口上腕靱帯（上部線維）の距離を反映している．

② 烏口突起-大結節間距離

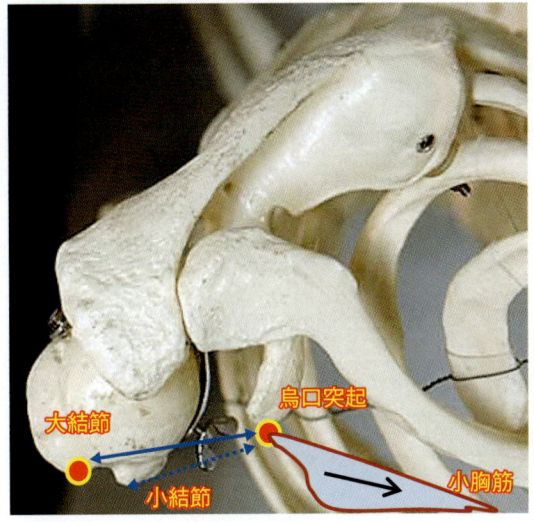

大結節　　　　　　烏口突起
　　小結節　　　　　　小胸筋

　青色実線は烏口突起-大結節の距離（上部線維），青色点線は小結節までの距離（下部線維）を示す．烏口上腕靱帯の短縮は上腕自然下垂位で肩内旋位をもたらして肩外旋制限を生じさせる．
　烏口突起-大結節間距離は烏口上腕靱帯上部線維の距離を示しており，体表から肩外旋制限の有無を容易に観察する手段として有用である．

■ 本課題の目的

　烏口上腕靱帯の肥厚や小胸筋のスパズムは烏口突起に圧痛と肩内旋位（外旋制限）をもたらす．肩内旋位拘縮は烏口突起-大結節間の距離を短縮させることから骨格上の観察により病態を推測できるかどうかを学ぶ．

■ 解　説

　烏口突起に付く靱帯に烏口上腕靱帯，烏口鎖骨靱帯（菱形・円錐靱帯），烏口肩峰靱帯がある．中でも烏口上腕靱帯は烏口突起から大結節（上部線維）と小結節（下部線維）に付着して肩の外旋制動と腱板疎部の補強に働く．筋・靱帯への過剰な外力や過負荷は烏口突起炎（enthesopathy）を引き起こす．尾崎は，烏口上腕靱帯の伸展性が不良になると腱板疎部（rotater interval：RI）が瘢痕化して間隙が消失し，外旋制限や下垂内旋位拘縮をきたすとしている．烏口突起に付く筋肉には上腕二頭筋短頭，烏口腕筋，小胸筋があり，靱帯の付着と共に"肩のターミナル"としての機能を併せ持つ．特に，大胸筋の深層にあって胸郭に起始する小胸筋の過緊張・短縮は肩甲骨を前傾させて肩挙上制限をもたらす．また，烏口突起に停止する小胸筋は烏口上腕靱帯と線維結合しており，両者の関係は肩挙上制限を論じる上で不可欠となる．烏口上腕靱帯や小胸筋の短縮は肩内旋位拘縮をもたらし，烏口突起-大結節間距離を短縮させて胸郭の狭小化に影響するといえる（**②**参照）．

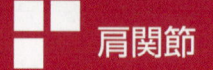
正誤	1回		2回		3回	
（ 月 日/ ○・×)	月 日		月 日		月 日	

本題の意義　＜評価＞

9. 骨頭の向きは肩回旋角に影響を与える？

＜課題：上腕骨後捻角は肩関節の回旋に影響をおよぼすか？＞

① 上腕骨後捻角を左右で計測する（仰臥位，または坐位）

② 2nd 肢位で肩外旋角を計測する（仰臥位，または坐位）

③ 後捻角の強いほうが肩外旋角が大きい？

　上腕骨後捻角は肩外旋角に影響を与えていた？

Key words　骨頭の向き　回旋角　後捻角　2nd 肢位

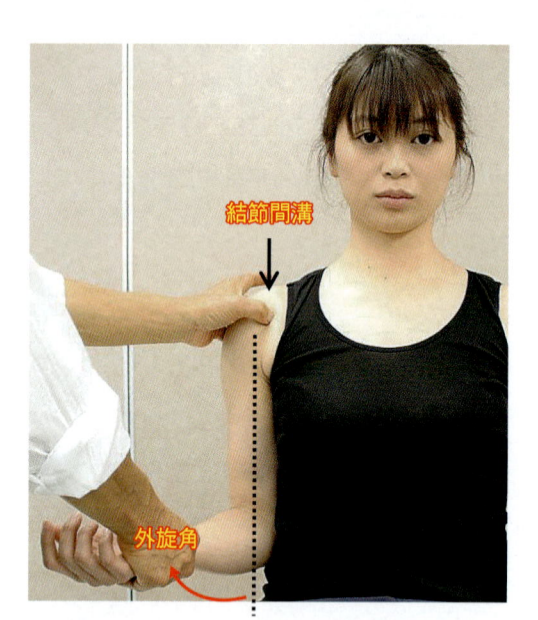

①上腕骨頭の後捻角を左右で比較する.

（補足説明）後捻角は水平面上で骨頭が後方を向く角度であり，正常で約 30° と言われる．幼児期の後捻角は大きく，成長とともに角度は減じていく．しかし，成長期に外旋を強要された場合，後捻角は減少することなくそのまま固定化される．生活環境により後捻角の個人差は大きいといえる.

　後捻角の簡易な調べ方は，肘 90° 屈曲位で上腕を下垂した肢位（1st 肢位）から徐々に外旋していき，結節間溝（上腕二頭筋長頭腱溝）が矢状面を向いた時の外旋角（❷黄色矢印）を求める．この角度はX線上で得られた後捻角とほぼ一致することが分かっている.

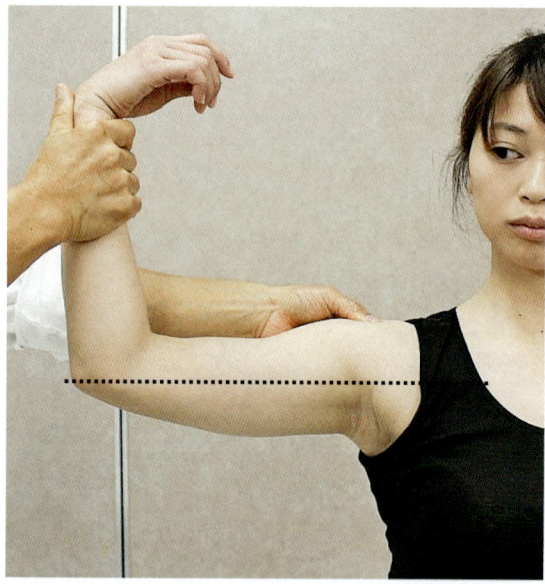

②2nd 肢位で肩外旋角を計測する.

（補足説明）　1st 肢位から肩関節を 90° 外転した肢位を 2nd 肢位と呼んでいる．この肢位をスタートポジションとして外旋角を求めるが，後捻角が強い場合に肩外旋角は大きくなる.

参考資料
1）皆川洋至，他：小・中学校野球選手における上腕骨頭の後捻について．整スポ医会誌．24：2003.
2）三原研一，他：少年野球選手の肩関節可動域に関する検討．肩関節．30（2）：341-344，2006.
3）山口光國，他：運動機能からみた保存療法の選択とそのポイント．関節外科．22（9）：83-84，2003.
4）大須賀友晃，他：小学生と高校生の肩関節可動域．骨・関節・靭帯．20（4）：325-335，2007.

Point & Check up

❶ 後捻角の意義

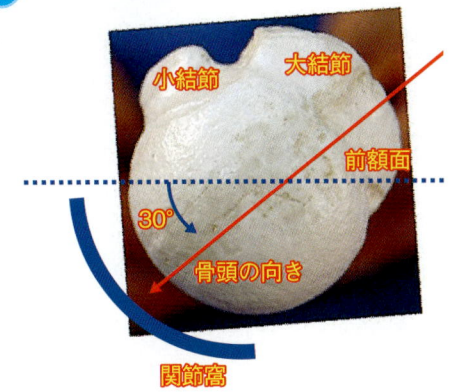

通常，後捻角はX線写真から判断する．正常では前額面に対して骨頭軸（赤色矢印）は約30°後方を向いている．骨頭の後方への向きが強いとその角度は大きくなり（35°〜40°），後捻角が強いと肩外旋角は大きくなる．

❸ 強い後捻角と 2nd 肢位での外旋角

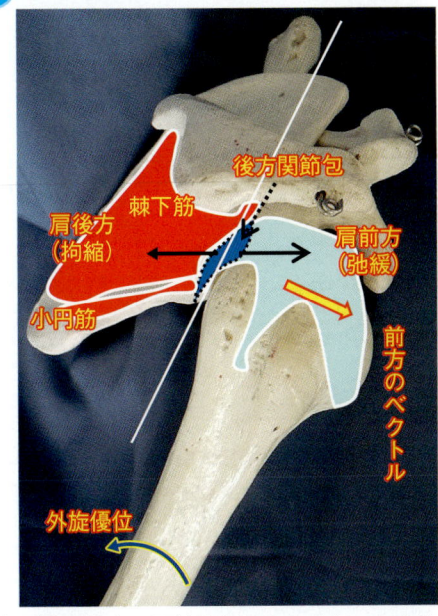

後捻角が強い場合，肩外旋角は大きくなって内旋角は小さくなる．これは，total rotation（内旋角＋外旋角）が一定であることを示している．この状態で過剰な運動（投球動作等）を繰り返すと骨頭は前方ベクトルを強めて肩前方構成体は伸張され（黄色矢印）不安定となる．一方で，肩後方を構成する後方関節包や棘下筋，小円筋等は短縮をきたして肩挙上時にインピンジメントを生じさせる．白色ラインを境として前方は弛緩し，後方は短縮した環境下に置かれるといえる．

❷ 簡易な後捻角の計測法

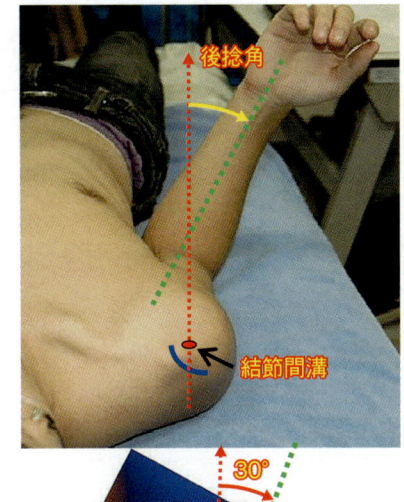

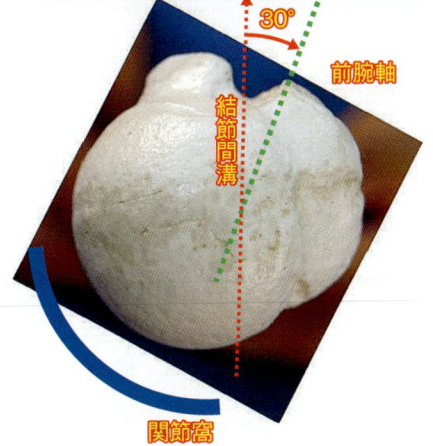

写真上
　体表から仰臥位で後捻角を調べる場合，1st 肢位で肩関節を外旋していき結節間溝が矢状面を向いた時の前腕軸（緑色点線）と矢状面（赤色点線矢印）のなす角度を測る（黄色矢印）．

写真下
　写真上を骨模型で置き換えたものである．結節間溝が矢状面を向いた状態（赤色点線矢印）を示す．緑色点線はその時の前腕軸であり，約30°となる．

■ 本課題の目的

上腕骨後捻角は肩回旋角に影響をおよぼすかどうかを学ぶ．

■ 解　説

　上腕骨頭は上腕前額面に対してもともと後方に捻じれており（後捻），正常で約30°である．小児期では大きく（約40°），成長するに従って減少する．成長期に過度の外旋運動（投球動作など）を繰り返すことで小児期の後捻角は維持されたまま骨形成が完成する．この場合，2nd 肢位での外旋角の増大と内旋可動域の減少がみられ，このことは total rotation（外旋角と内旋角の和）に差がないことを示している．後捻角が強い状態で肩関節の外旋運動を繰り返すと肩前方構成体は伸張を余儀なくされて骨頭の前方滑りを誘発し，一方で後方関節包や棘下筋・小円筋は短縮していて肩関節のバランスが崩れる（❸）ことになる．幼少期の投手経験者で利き腕の後捻角が非利き腕と比べて有意に大きいことが多数報告されており，その影響は肘関節の機能障害（野球肘）と密接に結びつくことを理解する．

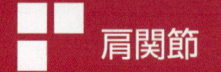

正誤 （ 月 日/ ○・× ）	1回	2回	3回
	月　　日	月　　日	月　　日

本題の意義　＜評価＞

10. 筋力低下は骨格の動きにおよぼす（その1：インナーマッスルの影響）？

＜課題①：棘上筋の筋力低下は肩甲棘-上腕骨角に影響をおよぼすか？＞

① 棘上筋の筋力を左右で比較する

   ↓

② 肩甲骨面上で肩 90°外転位の肩甲棘-上腕骨角を比較する

   ↓

③ 筋力の弱い側は肩甲棘-上腕骨角が乱れていた？

   ↓

棘上筋の筋力は肩甲棘-上腕骨角に影響を与えていた？

Key words	筋力低下　　　骨格機能　　　インナーマッスル　　　棘上筋　　　thumb up 肢位　　　肩甲棘-上腕骨角

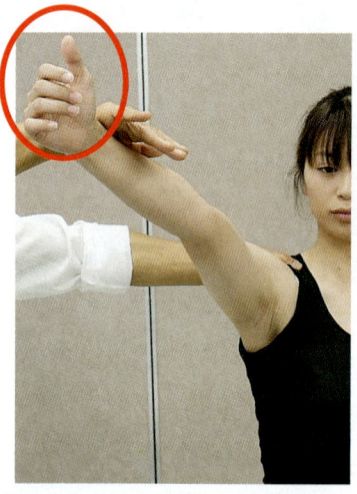

①棘上筋の筋力を左右で比較する.

補足説明 肩甲骨面上での筋力を thumb up 肢位で調べる. thumb up 肢位は棘上筋単独の外転筋力を調べるのに適している.

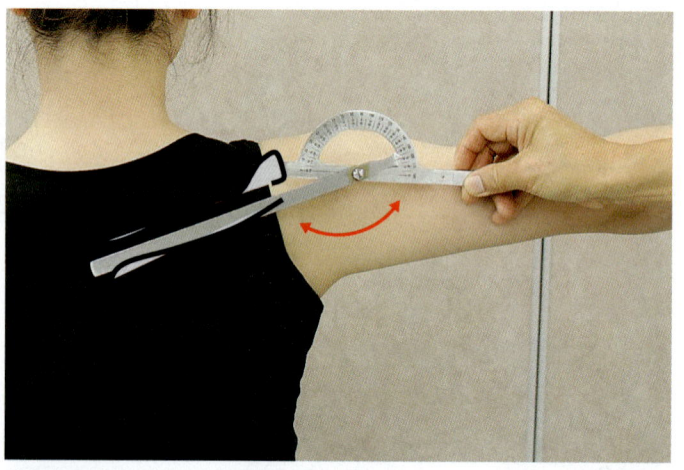

②肩 90°外転位での肩甲棘-上腕骨角（Spino-humeral angle：SHA）を調べる.

補足説明 棘上筋は肩外転時に大結節を肩峰直下に引き入れる役割を果たす. すなわち, インナーマッスルとして上腕骨頭の安定化に関わる. 一方で, 筋力弱化や断裂等によって大結節は上方に滑って肩甲骨を突き上げ, 肩甲上腕リズムを狂わせる.

肩甲上腕関節の評価に肩甲棘と上腕骨長軸のなす角度（肩甲棘-上腕骨角, 写真：赤色矢印）が用いられるが, 肩甲上腕リズムの狂いはそのまま肩甲棘-上腕骨角に反映される.

参考資料

1) 八木茂典, 他：肩関節の機能解剖と臨床応用, PT ジャーナル, 46（4）：367-375, 2012.
2) 千葉慎一, 他：腱板断裂に対する保存療法としての理学療法, 整形・災外, 50（10）：1069-1075, 2007.
3) 菅谷啓介, 他：肩関節のスポーツ障害とメディカルチェックのポイント. 整・災外. 53：1575-1582, 2010.

Point & Check up

① 肩甲棘-上腕骨角の変化

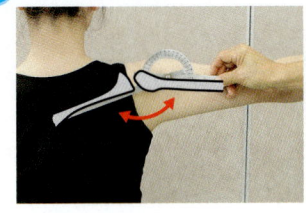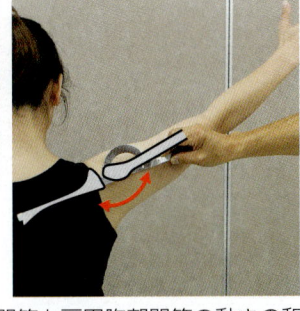

　肩関節の可動域は肩甲上腕関節と肩甲胸郭関節の動きの和で示される．一方で，肩甲上腕関節の評価に肩甲棘-上腕骨角が用いられ（写真左），肩甲上腕リズムを顕著に反映することから肩拘縮や棘上筋腱の完全・不全断裂の影響を観察する際の有効な手段となっている．ちなみに，ゼロポジション時，肩甲棘-上腕骨角は180°となる（写真右）．

② 拘縮肩の肩甲棘-上腕骨角

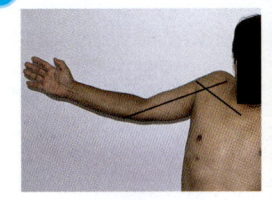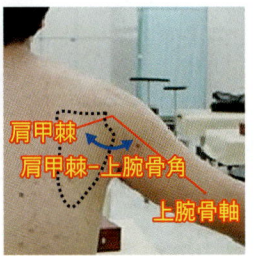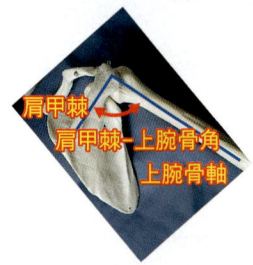

　拘縮肩の肩甲棘-上腕骨角（SHA）を示す（写真上・左右）．拘縮肩では肩挙上時に大結節が肩甲骨を突き上げて上方回旋で代償される．当然，静止期の動きと肩甲上腕関節のわずかな動きが生じる以外は肩甲胸郭関節に依存しており，肩甲棘-上腕骨角に動きは見られない（写真下）．

③ 棘上筋の弱化と肩甲棘-上腕骨角

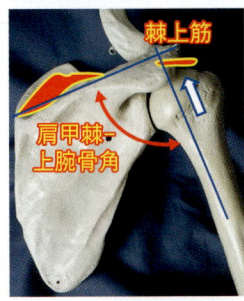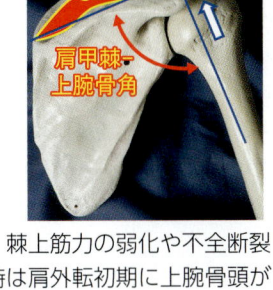

　棘上筋力の弱化や不全断裂時は肩外転初期に上腕骨頭が上方変位して（矢印）肩峰下でインピンジメントを来たし外転制限を生じさせる．インピンジメント後の肩外転時に肩甲棘-上腕骨角（SHA）に動きはみられず，肩甲骨の上方回旋のみとなる．

④ さまざまな肢位での肩甲棘-上腕骨角

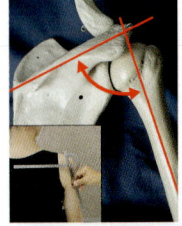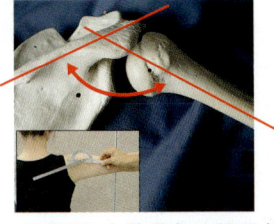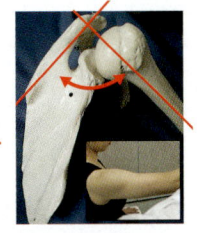

　肩甲棘-上腕骨角は肩甲上腕関節（SHJ）の動きを反映しており，肩関節の動きは肩甲胸郭関節（Scapular Rotation：SR）との和によって決まる．肩甲上腕関節が正常な場合，肩甲棘-上腕骨角は挙上に従って増えるが，拘縮肩等では肩甲骨の上方回旋に代償される．写真下左は外転時，写真下右は屈曲時の肩甲棘-上腕骨角を示す．

⑤ （⊗ 参考）肩挙上と棘鎖角

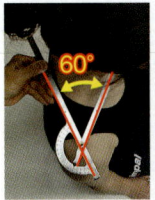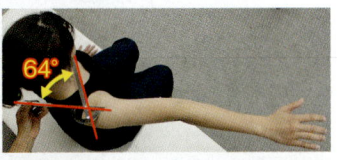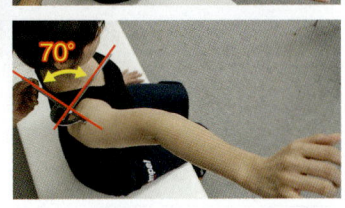

　肩挙上時に肩甲棘-上腕骨角の変化以外に棘鎖角（spinoclavicular angle：SCA）の動きが重要となる．写真左は鎖骨長軸と肩甲棘のなす角度（棘鎖角）を上方からみたものである．通常，上腕下垂位で棘鎖角は約60°（写真左），挙上に従って増大していく（写真右上：挙上90°位，写真右下：挙上130°位）．一方，棘鎖角は肩伸展時に減少していき（最終伸展位：棘鎖角54°），肩屈曲〜伸展における棘鎖角の動きは約54°〜70°となる．

■ 本課題の目的

　棘上筋の筋力弱化，または断裂は肩甲上腕リズムを乱して肩甲棘-上腕骨角に影響をおよぼすかどうかを学ぶ．

■ 解 説

　肩甲棘-上腕骨角（Spino-humeral angle：SHA）は肩甲上腕リズムを正確に反映している．肩屈曲，あるいは外転時，静止期（屈曲60°，外転30°まで：setting phase）を過ぎると肩甲上腕関節と肩甲胸郭関節は一定の割合で動くが，これを肩甲上腕リズム（scapulohumeral rhythm）と呼んでいる．何らかの原因で肩甲上腕リズムが乱れた場合，肩甲棘-上腕骨角も同様に乱れることから評価法の一つに用いられている．乱れの原因の一つに棘上筋の筋力低下，または断裂によって肩挙上時に大結節を烏口肩峰アーチ下に引き入れるタイミングが遅れることが考えられる（③）．本課題は棘上筋の筋力低下が肩甲棘-上腕骨角に影響をもたらすかどうかを検証する．

　ちなみに，肩外転時と屈曲時で生じる肩甲棘-上腕骨角はそれぞれに異なっており，これは肩甲骨の運動方向に起因している．

正誤 (月 日/ ○・×)	1回 月　日	2回 月　日	3回 月　日

本題の意義　＜評価＞

11. 筋力低下は骨格の動きに影響をおよぼす（その2：アウターマッスルの影響）？

＜課題②：前鋸筋の筋力低下は肩甲棘−上腕骨角に影響をおよぼすか？＞

①　前鋸筋の筋力を左右で調べる

↓

②　肩甲骨面上での肩90°外転位で肩甲棘−上腕骨角を左右で計測する

↓

③　筋力の弱い側は肩甲棘−上腕骨角が乱れていた？

　　前鋸筋の筋力は肩甲棘−上腕骨角に影響を与えていた？

Key words	筋力低下　　骨格機能　　アウターマッスル　　前鋸筋　　肩甲棘−上腕骨角

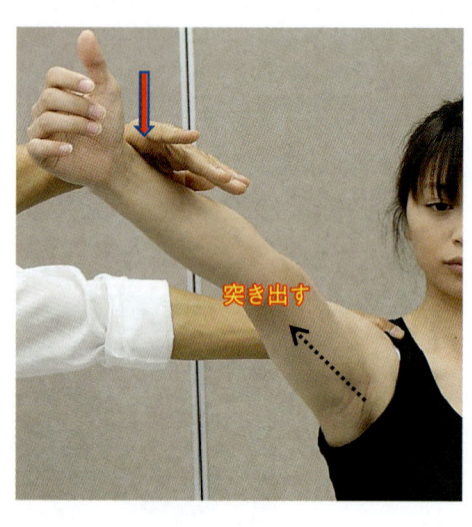

突き出す

①前鋸筋の筋力テストを左右で比較する.

補足説明 前鋸筋の作用は肩挙上時に肩甲骨を安定させて外転・上方回旋させる. 前鋸筋の機能低下は肩甲骨に下方回旋をもたらし骨頭の受け皿としての機能が果たせなくなる.

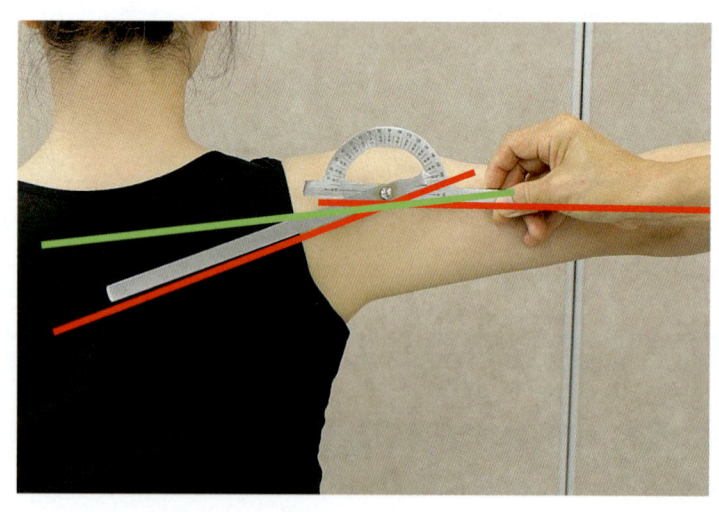

②肩甲骨面上で肩90°外転位での肩甲棘−上腕骨角を調べる.

補足説明 前鋸筋の弱化により肩挙上時に肩甲骨の上方回旋が不十分となって肩甲棘−上腕骨角は乱れる（緑色ライン，赤色ライン：正常）. すなわち，前鋸筋（アウターマッスル）の機能低下は肩甲棘−上腕骨角に乱れを生じさせる.

参考資料
 1) Shirley A. Sahrmann：竹井仁，他：運動機能障害症候群のマネジメント．pp 208-209，医歯薬出版．2005.
 2) 八木茂典，他：肩関節の機能解剖と臨床応用，PT ジャーナル，46（4）：2012.
 3) 菅谷啓介：肩疾患の特殊性—愁訴を取り除くためになにが必要か？　理学療法学 39（7）：444-448，2012.

Point & Check up

1 前鋸筋の機能不全と肩甲棘-上腕骨角

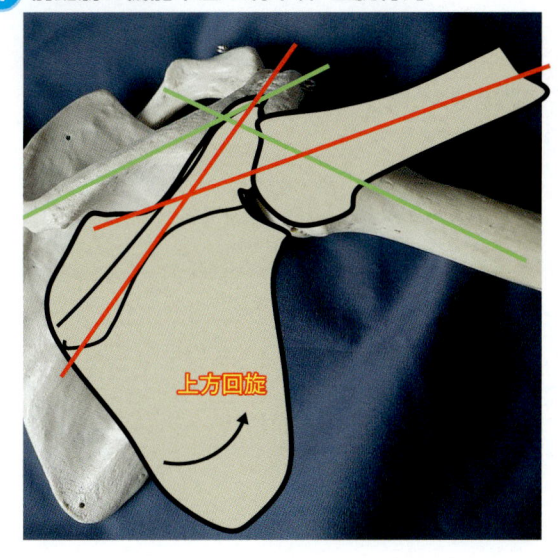

前鋸筋が脆弱な場合，肩挙上時に肩甲骨には下方回旋が生じて（写真：骨模型の位置）関節窩と骨頭間の適合性が悪くなる．この場合，肩挙上は不可能であり，肩甲棘-上腕骨角は乱れる（緑ライン）．一方で筋力が正常な場合，肩甲骨の上方回旋がスムーズになり関節窩に対する骨頭の求心力は保たれて（黒色ラインの骨），肩甲上腕リズムと肩甲棘-上腕骨角（写真：赤色ライン）は確保される．

2 ゼロポジションと肩甲棘-上腕骨角

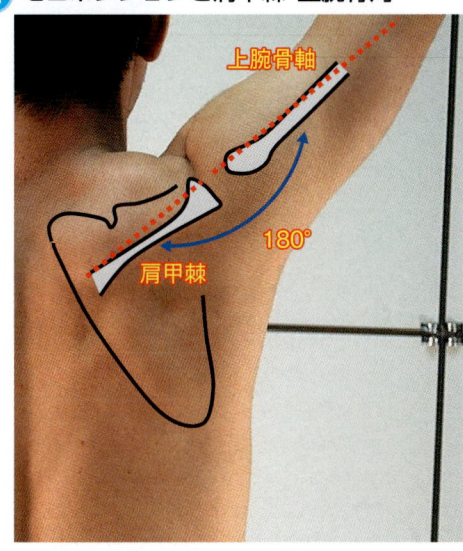

ゼロポジションにおいて，肩甲骨面上で肩甲棘と上腕骨軸は一致しており（赤色点線），約180°である．ゼロポジションに至るためには前鋸筋の十分な筋力が必要となる．

■ 本課題の目的

前鋸筋の筋力低下は肩甲骨の下方回旋を招いて肩甲棘-上腕骨角に影響をおよぼすかどうかを学ぶ．

■ 解 説

前鋸筋は肩甲骨を胸郭上に安定させて外転・上方回旋させる．肩の動きの土台となる肩甲骨を安定させる最も重要な筋といえる．正確な肩甲上腕リズムはリズミカルな肩甲骨の動きを基本としており，肩甲棘-上腕骨角の正常化につながっている．一方で，前鋸筋の筋力低下は上方回旋を不可能にすることから肩甲上腕リズム，あるいは肩甲棘-上腕骨角に乱れを生じさせてインピンジメントの原因となる．前課題は棘上筋の筋力低下により肩甲棘-上腕骨角に破綻が生じたのに対して，本課題は前鋸筋の筋力低下による肩甲骨自体の機能障害が原因となって破綻が生じたものといえる．

すなわち，前者はインナーマッスル（棘上筋・棘下筋）が原因となって，後者はアウターマッスル（前鋸筋）が原因となって肩甲棘-上腕骨角に影響がおよんだといえる．

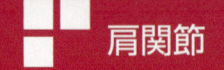

正誤 （ 月 日/ ○・× ）	1回		2回		3回	
	月	日	月	日	月	日

本題の意義　＜評価＞

12. 肩甲帯筋の筋力低下は遠位関節の筋力におよぼす？
＜課題：前鋸筋の筋力は肘伸展筋力に影響をおよぼすか？＞

① 前鋸筋の筋力（MMT）を左右で比較する
↓
② 肘伸展テストを行う
↓
③ 筋力の弱い方に肘伸展テストの陽性がみられた？
↓
前鋸筋の筋力は遠位関節の筋力に影響を与えていた？

Key words　肩甲帯筋　前鋸筋　筋力　肘伸展テスト

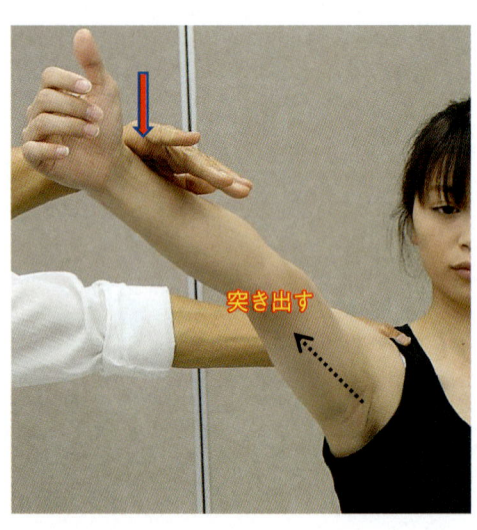

①坐位で前鋸筋の筋力（MMT）を左右で比較する.

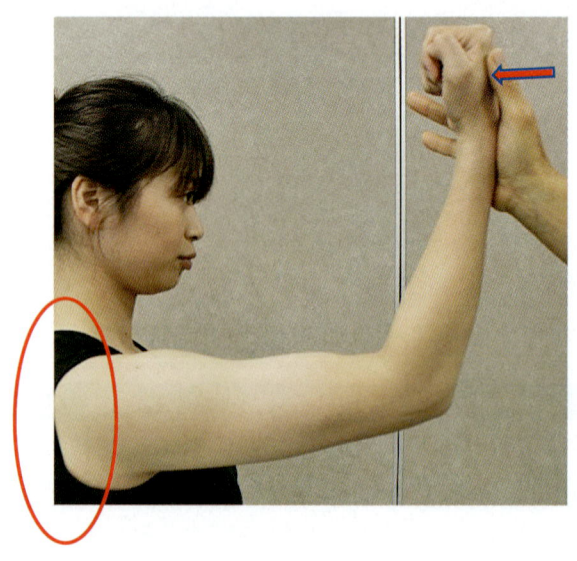

②肘伸展テスト（Elbow Extension Test：EET）を左右で比較する.
補足説明 立位，または坐位をとり，肩・肘90°屈曲位で上腕軸を水平に保つ．肘の伸展を指示して術者は前方から抵抗を加え肘伸展筋力を調べる．肘が伸展しにくい，あるいは肘が下がる場合は前鋸筋を含めた肩甲帯筋の機能不全を疑う．前鋸筋は肩甲骨を上方回旋させて胸郭に安定させる役割があり，十分な安定性がない場合は肘伸展筋力は弱化する．一方，肩甲骨を後方から把持して安定させる（scapular assistance）と肘伸展筋力が増強する場合は肩甲帯筋の筋力低下を疑うことになり，上腕三頭筋の弱化が原因ではないと判断される．肩甲上腕関節の機能は肩甲骨の安定性に影響されることを理解する.

参考資料
1）原正文：投球障害肩の診察法. 骨・関節・靭帯. 20（4）：301-308，2007.
2）菅谷啓之，他：肩関節のスポーツ障害とメディカルチェックのポイント. 整形・災外. 53：1575-1582，2010.
3）東田紀彦：長胸神経麻痺. 関節外科. 11（4）：109-112，1999.

Point & Check up

① 肘伸展テスト

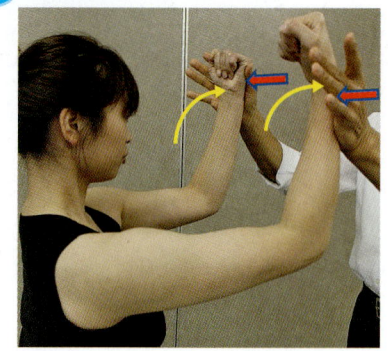

肘伸展テスト（Elbow Extension Test：EET）は左右同時に行って比較すると分かりやすく，片方のみではバランスがとりにくい．陽性と判断する基準は，①肘伸展筋力が明らかに弱い，②肘伸展時に肘が下がって代償する等，が挙げられる．肘伸展テスト以外に肘プッシュテストも同時に用いられるが，これは肩・肘90°屈曲位で上腕軸を水平に保持して両肘を前方に突き出させ，これに対して抵抗を加える方法である．

② 肩甲骨の固定

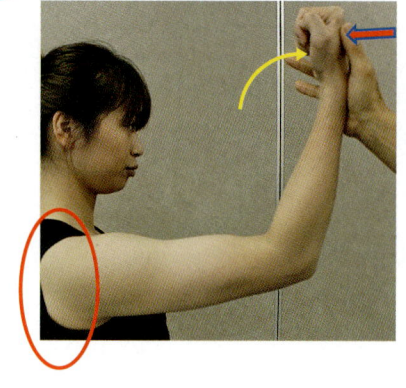
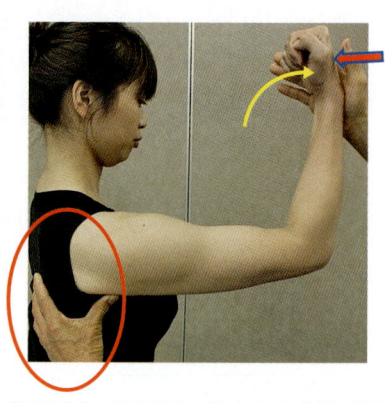

肘伸展テスト（EET）が陽性の場合（写真左），肩甲骨を後方から介助（固定）してやる（写真右）と肘伸展筋力は強化される（写真右）．肩甲骨の安定性がいかに重要であるかを理解しておく．

③ 肩甲骨への介助

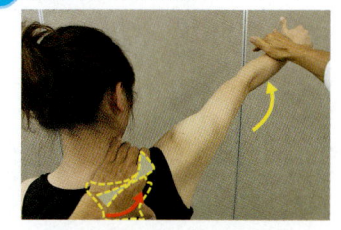

肩外転時に力が入りにくい，あるいは挙上痛がみられる場合，肩甲骨の不安定性を疑う．肩甲骨を後方より把持して肩挙上と同時に肩甲骨の上方回旋を介助すると痛みが消失，または外転機能が改善することがある．この場合，肩甲骨の上方回旋に関わる筋群を強化することになる．

④ 僧帽筋（下部線維）の役割

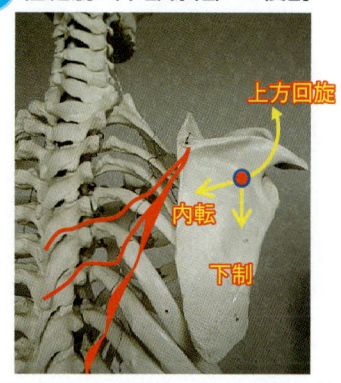

肩甲帯筋の代表的なものに僧帽筋がある．特に下部線維は肩外転（屈曲）時に肩甲骨を胸郭に押し付けて上方回旋を促す作用を持つ．しかし，下部線維は日常用いられる機会が少なく（バンザイする動き）筋萎縮をきたしやすいことからスポーツ障害発症の一因となっている．

円背のある高齢者では特に下部線維の萎縮が強いことから前鋸筋とともに強化することで肩甲上腕関節の機能は高まることになる．

⑤ 肩甲骨安定に関わる主な筋

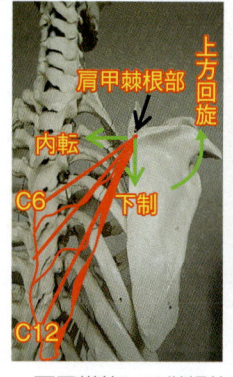
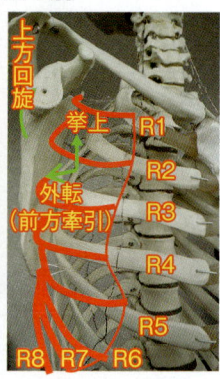

肩甲帯筋には僧帽筋（写真左：下部線維のみ），前鋸筋（写真右），菱形筋，小胸筋等，が挙げられる．臨床上，肩甲骨の安定性とコントロールに働くこれらの筋群は目立ちにくく，裏方さんとしての役割を担っているように見えるが，実際は肩甲胸郭関節において重要な役割を果たしていることを改めて確認する必要がある．

■ 本課題の目的

前鋸筋は肩挙上時に肩甲骨の安定性を強める上で重要である．上肢の筋力発揮に前鋸筋がどのような影響をおよぼすかを学ぶ．

■ 解　説

肩甲骨の安定性は肩甲上腕関節の動きに影響をおよぼすことを紹介した．安定性に関わる筋に前鋸筋，僧帽筋があり，肩甲骨の外転，上方回旋を主な作用とする．特に前鋸筋の役割は大きく，筋力はMMTから容易に判断できる．一方で，肩甲骨の安定性をより機能的・客観的に評価する手段として肘伸展テスト（elbow extension test：EET）があり，肘プッシュテスト（elbow push test：EPT）とともに肩甲帯筋の筋力を診る上で有用な手段となっている．ちなみに，肘プッシュテストは肩・肘関節90°屈曲位で肘を前方に突き出させ，これに抵抗を加えて反発力をみる方法である．

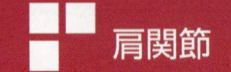

正誤 (月 日/○・×)	1回		2回		3回	
	月	日	月	日	月	日

本題の意義　＜手技＞

13. 関節包へのアプローチは関節の動きに影響する？
＜課題：関節液の流通改善は肩関節の動きを改善させるか？＞

① 肩甲骨面上での肩外転角を調べる

② 2nd 肢位で肩内旋を 5〜6 回強制する

③ 肩外転角が改善した？

2nd 肢位で肩内旋の強制（手技）は肩外転角に影響を与えた？

Key words 関節液　流入・流出　肩外転角　2nd 肢位　肩内旋強制

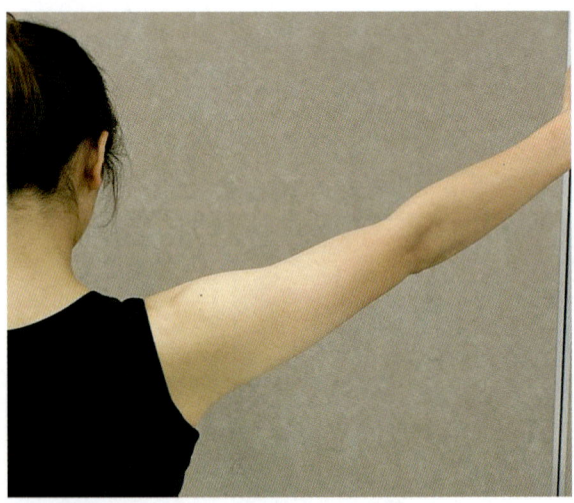

①肩関節の外転角を計測する．

補足説明 肩外転角と同時に最終外転に至る肩甲骨の動きを確認する．

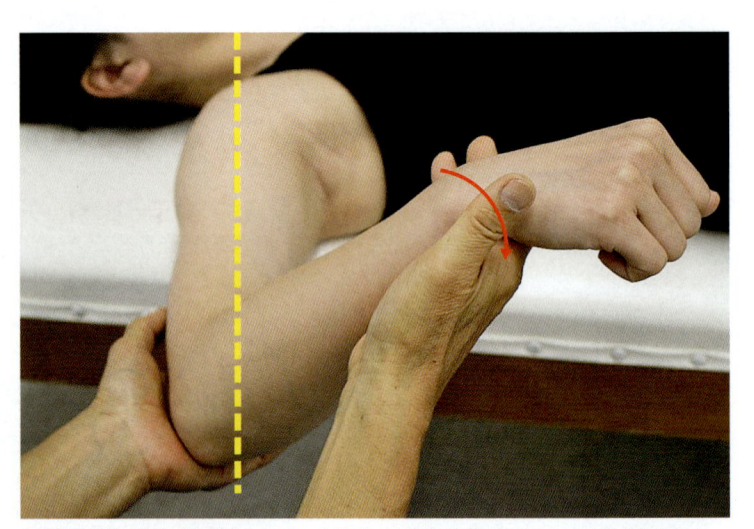

②肩甲骨を固定（安定）し，2nd 肢位で内旋方向にゆっくりと強制する．

補足説明 2nd 肢位での他動的な肩内旋強制は関節内圧を最も高める．内旋強制は関節内圧を高めて関節液を拡散させてバイトブレヒト（Weitbrecht）孔に向かわせる．閉塞部位への刺激，または解放は肩関節の動きを改善させる．内旋強制の際，骨頭が前方に移動しないように注意する．

参考資料
1）原正文：投球障害肩の診察法．骨・関節・靱帯．20（4）：301-308，2007．
2）菅谷啓之，他：肩関節のスポーツ障害とメディカルチェックのポイント．整形・災外．53：1575-1582，2010．
3）八木茂典，他：肩関節の機能解剖と臨床応用．PT ジャーナル．46（4）：367-375，2012．
4）林典雄，他：：整形外科運動療法ナビゲーション　下肢・体幹．94-97，メディカルビュー．2009．
5）橋本淳，他：パンピングによる joint distension．整・災外．47：261-266，2004．

Point & Check up

❶ 2nd 肢位での内旋強制（joint distension）

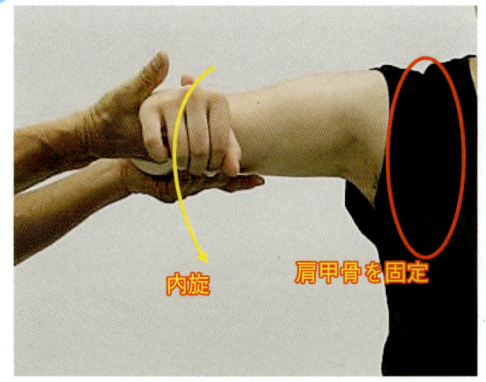

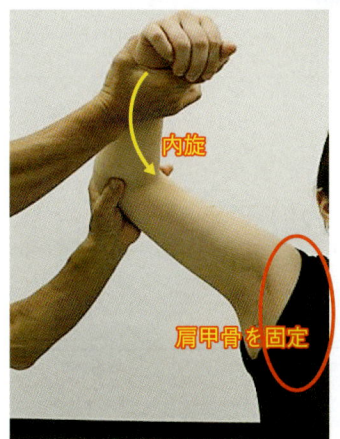

　坐位をとり，2nd 肢位で肩内旋を強制する．写真上は肩 90°外転位での内旋強制を示している（ジョイントディステンション）．時に肩挙上位で（写真下）内旋強制を行う．肩甲骨が代償しないように注意する（写真：赤色○）．

❷ 関節包と肩甲下滑液包

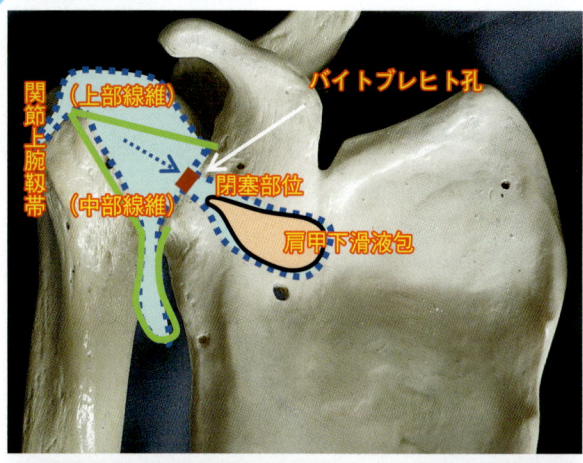

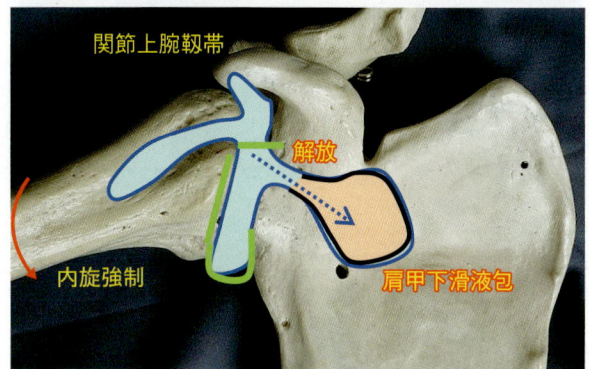

　バイトブレヒト孔の癒着は関節液の滑液包への流入を遮断して関節内圧を高め痛みと可動制限をもたらす（写真上）．ジョイントディステンションにより関節液は閉塞しているバイトブレヒト孔を解放して肩甲下滑液包に至ることで改善される（写真下）．他動的に内圧を高めて通路を伸張，あるいは解放することが本課題の目的である．

■ 本課題の目的

　関節内圧を高めて滑液包への流通を行うことで肩関節の機能改善ができるかどうかを学ぶ．

■ 解　説

　関節包の拘縮は関節液の分泌・吸収を低めて痛みと運動障害（可動域制限）をもたらす．一方で滑液包には関節包と独立しているものと流通しているケースの二通りがある．後者の主なものに，①膝蓋上嚢と膝関節包，②肩甲下滑液包と肩関節包，③ベーカー嚢と膝関節包等，が挙げられる．その意義は，①関節内圧の調整，②滑膜の滑り込みによる二重膜構造，③筋による滑液包の牽引と関節包への流入調節（膝蓋上嚢と中間広筋，肩甲下滑液包と肩甲下筋）等，が挙げられる．滑液包は関節周囲や筋腱の付着部にあって潤滑油の役割をしており，また関節包との間で関節液の流入・流出による内圧調整に関与している．

　肩関節包と肩甲下滑液包間の癒着は肩関節拘縮時にしばしば見られ，通路の閉塞は肩に痛みを伴って動きを制限する．通路となる上関節上腕靱帯と中関節上腕靱帯間はバイトブレヒト孔と呼ばれており，他に上腕二頭筋長頭腱鞘への通路があってそれぞれの閉塞が報告されている．後者は X 線像から "tear drop" と呼ばれており，閉塞は肩機能を低下させる一因となっている．

　本題に戻り，2nd 肢位での内旋強制は "ジョイントディステンション"（joint distension）と呼ばれており，目的は関節内圧を最大に上昇させて閉塞部位を開放することにある．ジョイントディステンションは後方関節包の緊張を高めて関節液を肩甲下滑液包に向かわせ閉塞部位を解放させる手段となっている．信原は本手技の成功によって関節内圧は一気に下がり疼痛を緩和させ，肩甲下滑液包が開放されることで肩甲下筋の滑動が良くなって肩拘縮の改善が期待できると報告している．通常，この手技は医師の管理下で麻酔のもとに行われるが，セラピストが無麻酔下で関節包を伸張する手段として応用すべきと考えている．

正誤 (月 日/ ○・×)	1回 月 日	2回 月 日	3回 月 日

本題の意義 ＜手技＞

14. 上腕骨頭へのアプローチは肩関節の可動域を改善させる？

＜課題：上腕骨頭へのアプローチは肩関節の動きを改善させるか？＞

① 肩関節の他動的屈曲角を計測する

② 仰臥位で，骨頭を前方から後方・下方に滑らせる

③ 肩関節の屈曲角が増大した？

上腕骨頭へのアプローチは肩屈曲角に影響を与えた？

Key words 上腕骨頭 アプローチ 肩屈曲角

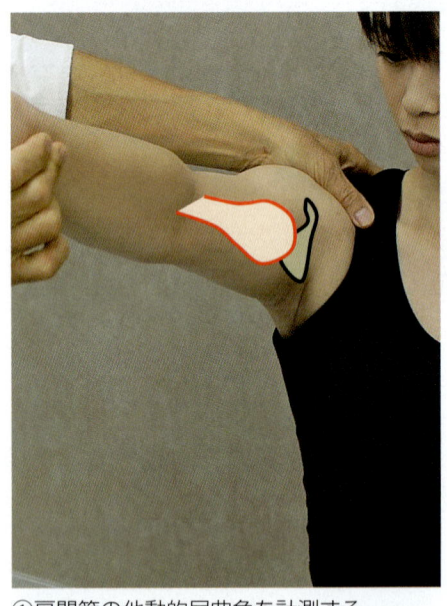

①肩関節の他動的屈曲角を計測する.

補足説明 肩甲骨を抑えて肩屈曲角を調べる. 最終可動域での end feel を確認する.

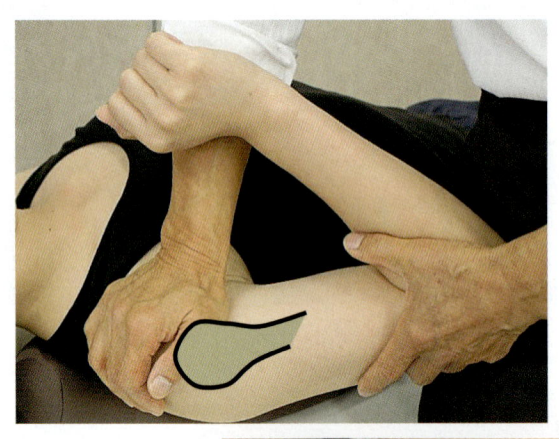

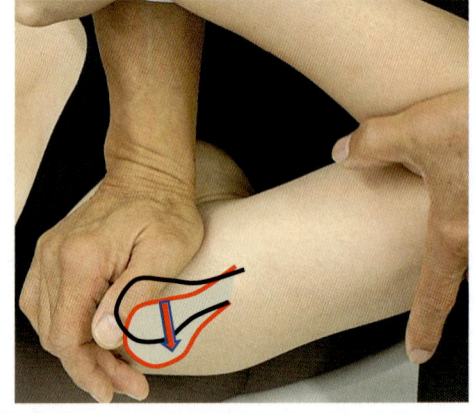

②仰臥位で上腕骨頭を後方に，あるいは下方にゆっくりと 3〜4 回滑らせる（押し込む）.

補足説明 肩挙上時に骨頭は関節窩（向きは外方・前方・上方）に対して後・下方に滑ることから，手技の際には骨頭を押し込む方向に注意する. 関節窩の向きを考慮した上で特に抵抗感のある方向に滑らせる.

肩挙上制限の要因に肩関節後方構成体（関節包後部線維，棘下筋，小円筋等），肩関節下包（腋窩腔）の過緊張や短縮，癒着等，が挙げられる.

参考資料
1) 浜田純一郎, 他：肩関節拘縮の病態と治療. MB Orthop. 23：2010. 15（10）：57-63, 2002.
2) 日野邦彦：肩関節障害に対する理学療法. 理学療法学. 27（8）：323-328, 2000.
3) 林典雄, 他：後方腱板（棘下筋・小円筋）と肩関節包との結合様式について. 理学療法学. 23（8）：522-527, 1996.

Point & Check up

① 骨頭の後方滑りの制限要因

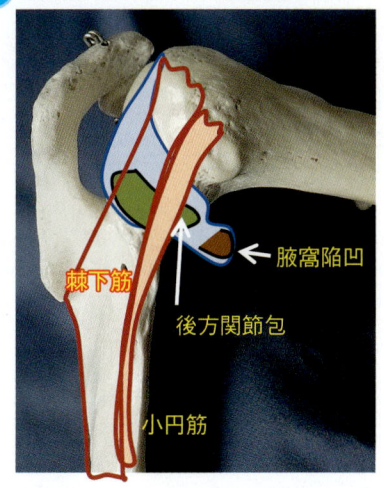

棘下筋
後方関節包
腋窩陥凹
小円筋

骨頭の後方すべりを制限する要因として，①棘下筋・小円筋などの外旋筋の過緊張，短縮，②後方関節包（外旋筋の短縮は後方関節包に影響する：緑色），腋窩陥凹の短縮や癒着（茶色），③肩甲下筋の弱化（**②**参照）等，が挙げられる．

② 骨頭の前方滑りの要因

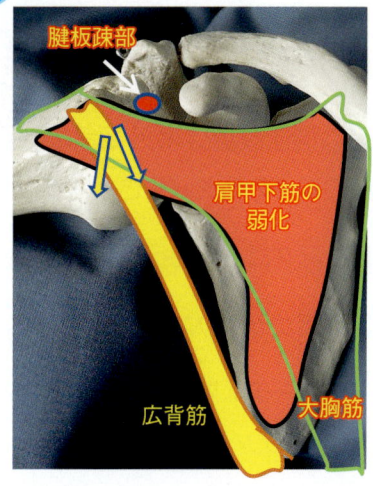

腱板疎部
肩甲下筋の弱化
広背筋
大胸筋

上腕骨頭の前方滑り（黄色矢印）の要因として，①肩甲下筋の弱化に対する大胸筋（緑色枠）と広背筋（黄色）の活動性優位，②広背筋の内旋作用，③腱板疎部の弱化，④骨頭後捻角の増大等，が挙げられる．

③ 上腕骨頭を後方に滑らせる

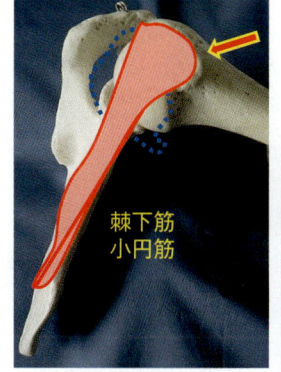

棘下筋
小円筋

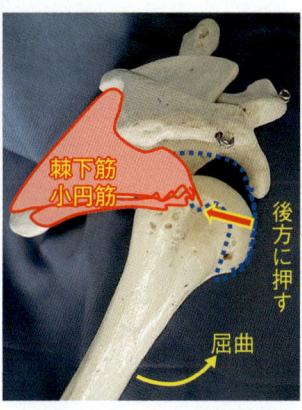

棘下筋
小円筋
後方に押す
屈曲

棘下筋・小円筋，さらに大円筋は肩後方から関節を安定させているが過緊張や短縮は上腕骨頭の後方滑りを制限する．特に，棘下筋は後方関節包と線維結合しており過緊張や短縮はさらに制限を強める．後方関節包の伸張は過緊張を緩和し，包内運動の回復を目的に行われる．

④ 上腕骨頭を下方に滑らせる手技

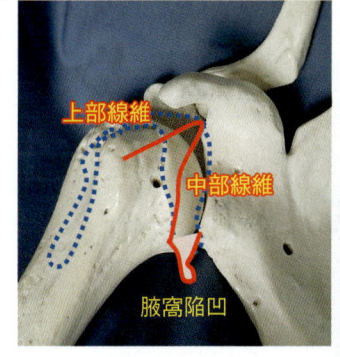

上部線維
中部線維
腋窩陥凹

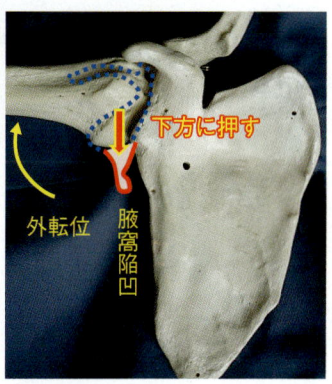

外転位
腋窩陥凹
下方に押す

肩甲骨面上で肩関節を可及的外転位とし，上腕骨近位部に手掌を当てて下方にゆっくりと滑らせる（写真下）．肢位は坐位でも仰臥位でもどちらでもよい．青色点線は関節包を示す．

■ 本課題の目的

上腕骨頭を後方，または下方に滑らせることで肩挙上制限が改善されるかどうかを学ぶ．

■ 解　説

　肩関節の挙上時に骨頭は後・下方に滑るが滑りの障害は肩に挙上制限をもたらす．骨頭の後・下方への滑りを制限する要因として，①棘下筋・小円筋など外旋筋の過緊張，短縮，②後方関節包の過緊張と短縮（外旋筋の短縮は後方関節包に影響する），③肩甲下筋の弱化（骨頭の前方滑りが抑制できない），④関節上腕靱帯複合体（＝下関節上腕靱帯と腋窩陥凹と後方バンドの複合体）の癒着・拘縮等，が挙げられる．特に，③に関しては，a，肩甲下筋の筋力との比較から大胸筋・広背筋に優位な筋活動がみられる，b，広背筋の内旋誘導（肩内旋位での伸展）が優位である，c，腱板疎部の弱化等，が補足的要因として考えられる．臨床では上腕骨頭の滑りの有無を確認しながら関節運動を行う必要がある．

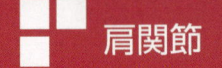

正誤 (月 日/ ○・×)	1回		2回		3回	
	月	日	月	日	月	日

本題の意義　＜手技＞

15. 胸鎖関節へのアプローチは肩可動域に影響をおよぼす？
＜課題：胸鎖関節の機能改善は肩外転角に影響をおよぼすか？＞

① 坐位で肩外転時の鎖骨の動き（傾きと回旋）を調べる

↓

② 坐位で胸鎖関節にアプローチを行う

↓

③ 肩外転可動域に影響がみられた？

↓

胸鎖関節へのアプローチは肩外転角に影響をおよぼしていた？

Key words　胸鎖関節　アプローチ　肩外転角　鎖骨の動き

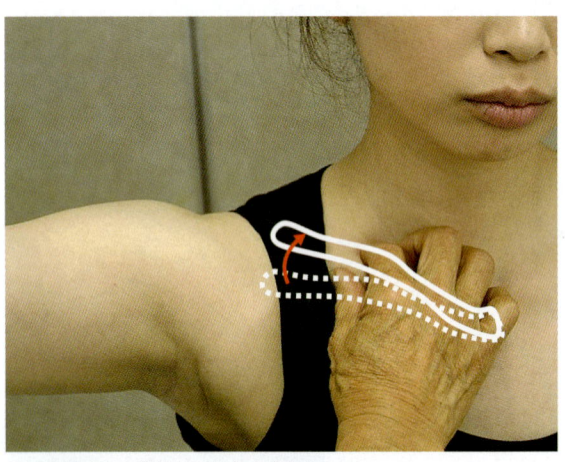

①肩外転時の鎖骨の動きを調べる.

補足説明 肩挙上の際, 静止期（setting phase：外転：0°〜30°：屈曲：0°〜60°）以降, 胸鎖関節では鎖骨の挙上と長軸での軸回旋が生じている. 肩挙上90°までに鎖骨外側端は30°〜36°挙上する. すなわち, 肩挙上90°までは外転10°に対して鎖骨は約4°の割合で挙上している. さらに, 肩挙上90°以降は肩鎖関節との連動した動きとして鎖骨長軸での後方回転が生じる. 胸鎖関節の機能障害は肩挙上制限に影響をおよぼす.

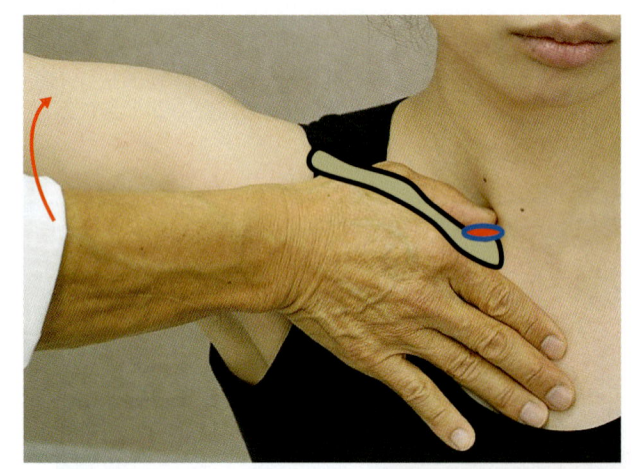

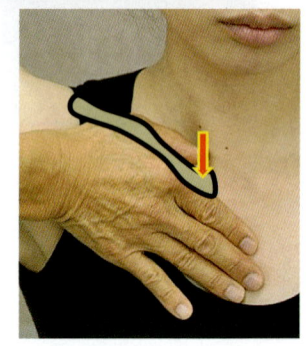

②胸鎖関節へのアプローチを行う.

補足説明 胸鎖関節は鞍関節（サドル型）であり, 鎖骨切痕（胸骨の）に相対する胸骨関節面（鎖骨の）は肩外転時に下方に滑る. よって, 手技は鎖骨の胸骨関節面上に指をあてて肩挙上と同時に下方に滑らせる（写真下：矢印）.
　一方で, 肩水平屈曲（内転）に制限がある場合, 水平屈曲時に鎖骨（胸骨関節面）は前方に滑ることから鎖骨中枢端を把持して前方に引き出す（写真省略）. 鞍関節の形状を理解しながら滑りの方向に沿ってアプローチする必要がある.

参考資料
1) 建道寿教, 他：拘縮を主体とする障害. MB Orthop. 17：43-52, 2002
2) 信原克哉：肩—その機能と臨床, 第4版. p 45, 医学書院, 2012.
3) 山口光圀, 他：結果の出せる整形外科理学療法. p 15, メジカルビュー, 2009.
4) 三浦雄一郎, 他：肩関節屈曲と外転における鎖骨・肩甲骨の運動. 総合リハ. 36（9）：877-884, 2008.

Point & Check up

① 肩挙上時の胸鎖関節の動き

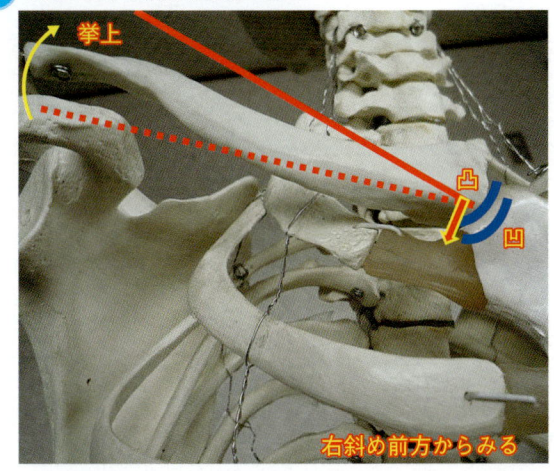

挙上

右斜め前方からみる

　胸鎖関節を右斜め前方から見たものである．肩外転時に鎖骨内側端は胸骨に対して下方に滑る（赤色矢印：鎖骨内側端は凸であるから）．肩90°外転までに鎖骨は約30°挙上している（傾く）．90°外転以降は肩甲骨の上方回旋に伴い烏口鎖骨靱帯に牽引された肩鎖関節の動きに従って鎖骨長軸での後方回旋が生じる．

② 肩水平伸展時の胸鎖関節の動き

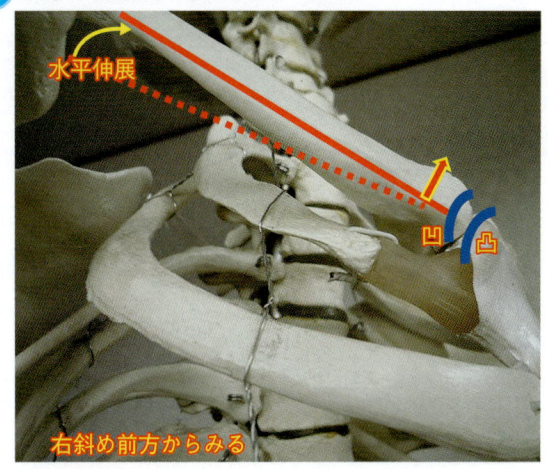

水平伸展

右斜め前方からみる

　胸鎖関節を右斜め前方から見たものである．水平伸展時に鎖骨内側端は後方に滑っている（赤色矢印：鎖骨内側端は凹であるから）．逆に，水平屈曲（内転）時は前方に滑ることからこの動きに沿った手技を行えばよい．

③ 大胸筋（鎖骨部線維）と鎖骨の動き

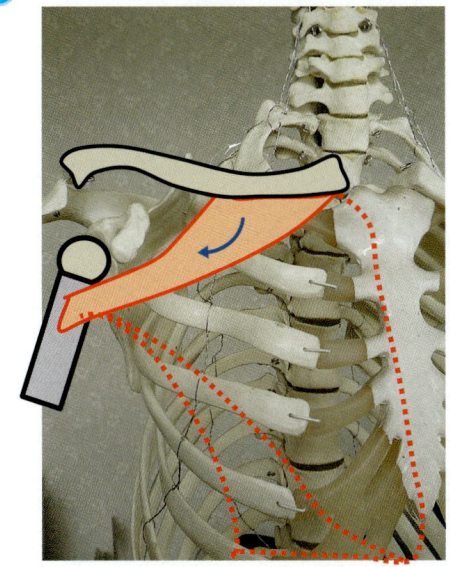

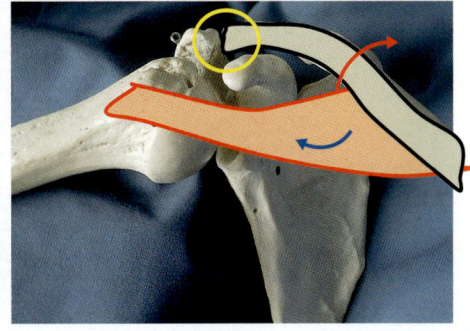

　大胸筋（鎖骨部線維）は鎖骨内側半分の前面から大結節稜に至る．大胸筋鎖骨部の短縮は肩挙上時に鎖骨の挙上（傾き）を制限する（写真左・右：青色矢印）．また，最大外転・外旋時（投球動作のTOPの位置）に鎖骨の後方回旋（写真右：赤色矢印）を制限する．これは肩鎖関節（写真右：黄色丸）における肩甲骨の外転・上方回旋を制限し肩挙上に影響をおよぼすことになる．大胸筋鎖骨部線維のストレッチが必要となる所以である．

■ **本課題の目的**

胸鎖関節の機能障害は鎖骨の動きを低下させて肩に運動制限をもたらすかどうかを学ぶ．

■ **解　説**

　肩関節の動きに影響をおよぼす鎖骨は胸鎖関節と肩鎖関節の両者に関わっている．鎖骨は胸鎖関節を支点として挙上（傾き），鎖骨長軸を回旋軸として肩挙上の後半には後方回旋が生じている．鎖骨の挙上時（傾き）に鎖骨内側端（胸骨関節面）は下方に滑っており，鎖骨長軸上での回旋は肩鎖関節の動きに伴って連動した動きとなっている．ちなみに，水平屈曲（内転）時は鎖骨内側端は前方に滑っている．

　一連の鎖骨の動きの詳細は，肩挙上90°までは胸鎖関節で鎖骨は30°～36°挙上し（個人差がある），挙上90°以降は鎖骨の後方回旋が約30°生じている．すなわち，肩挙上初期に鎖骨は30°～36°傾き，挙上90°以降は肩鎖関節の動きに連動して後方回旋が約30°生じている．これは両関節の複合的運動により成り立っている．制限要因として大胸筋（③参照）や鎖骨下筋の短縮があり，外転初期（90°まで）に胸鎖関節での鎖骨の挙上が生じない場合，肩鎖関節の代償により鎖骨の後方回旋は早まる．

　ちなみに，鎖骨の挙上角は肩屈曲と外転時では異なっており，外転時が大きくなる．

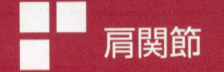
正誤 (月 日/ ○・×)	1回	2回	3回
	月　　日	月　　日	月　　日

本題の意義　＜手技＞

16. 肩鎖関節のアプローチは肩可動域に影響をおよぼす？

＜課題：肩鎖関節へのアプローチは肩外転角に影響をおよぼすか？＞

① 　肩外転角と肩 90°外転位での棘鎖角を調べる

↓

② 　肩鎖関節にアプローチを行う

↓

③ 　肩外転角と棘鎖角に影響がみられた？

↓

肩鎖関節へのアプローチは肩外転角に影響を与えた？

Key words　肩鎖関節　アプローチ　肩可動域　棘鎖角

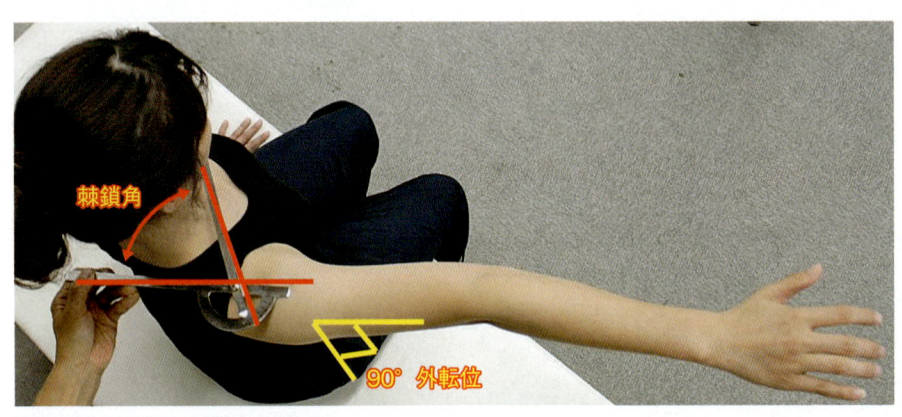

①肩 90°外転位で棘鎖角を調べる.

補足説明　まず，肩関節の外転角を調べ，次に，90°外転位での棘鎖角を調べる．できれば外転 130°位での棘鎖角も調べておく．肩鎖関節に指を当て肩挙上時の動きを確認する.

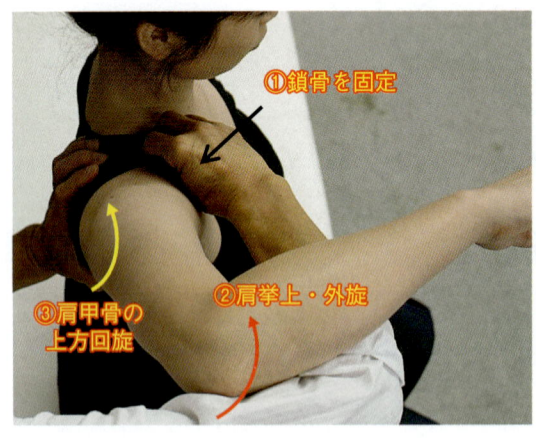

②肩鎖関節にアプローチを行う.

鎖骨を指で把持して固定（黒色矢印），肩挙上・外旋（赤色矢印）をしながら肩甲骨の上方回旋（黄色矢印）を誘導する.

補足説明　Setting phase 以降，肩甲骨は上方回旋を始める．肩挙上 90°以降に生じる鎖骨の後方回旋は肩鎖関節の動きと連動しており，外転後期は肩甲骨が肩鎖関節で後傾・上方回旋する．肩鎖関節の機能障害は肩甲骨の後傾・上方回旋を制限して鎖骨の後方回旋に影響を与える．よって，肩鎖関節へのアプローチは鎖骨に対して肩甲骨の上方回旋を誘導することになる.

参考資料
1) 建道寿教，他：拘縮を主体とする障害．MB Orthop. 17：43-52，2002
2) 竹内義享：機能解剖学に基づく手技療法．pp 28-29，医歯薬出版，2016.
3) 三浦雄一郎，他：肩関節屈曲と外転における鎖骨・肩甲骨の運動．総合リハ．36（9）：877-884，2008.
4) 信原克哉：肩―その機能と臨床，第 4 版．44-45，医学書院，2012.

Point & Check up

❶ 肩甲骨の動きと肩鎖関節

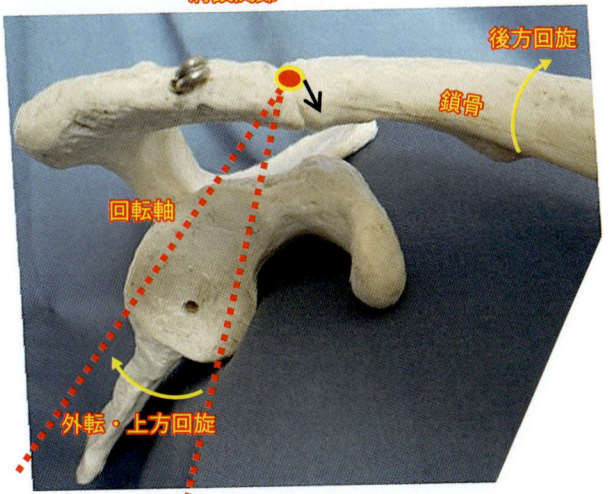

<関節窩を前方より見る>

肩甲骨の上方回旋はSetting phase以降に生じる. 肩外転90°までは鎖骨は約30°〜36°傾き, 以降は鎖骨の後方回旋が生じる. 肩挙上90°〜135°で肩鎖関節の動きと連動した鎖骨の後方回旋が生じている. 最終挙上135°付近で肩鎖関節の動きは停止する. この間, 肩鎖関節の動きを調整するのは烏口鎖骨靱帯（円錐・菱形靱帯）である. 肩挙上最終時に痛みと運動制限を生じる場合, 肩鎖関節に原因があると判断する（high arc sign）.

❷ 肩鎖関節の動きに関わる鎖骨と肩甲骨

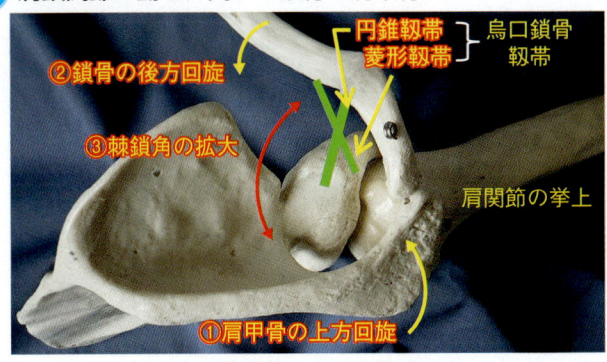

<右肩関節を上から見る>

肩挙上時, setting phase以降に鎖骨の傾きと肩甲骨の上方回旋・外転が生じる. 肩外転が90°を超えた辺りで肩甲骨の回旋により烏口鎖骨靱帯が牽引されて鎖骨の後方回旋が始まる. 鎖骨の後方回旋は肩甲骨の外転と上方回旋に伴って生じている. 肩挙上により, ①肩甲骨の外転・上方回旋, ②鎖骨の後方回旋, ③棘鎖角（赤色矢印）の拡大, が生じており, 肩135°外転以降に肩鎖関節は動きを停止してその後は脊柱の側弯によって最大挙上位に至る.

❸ 肩鎖関節へのアプローチ

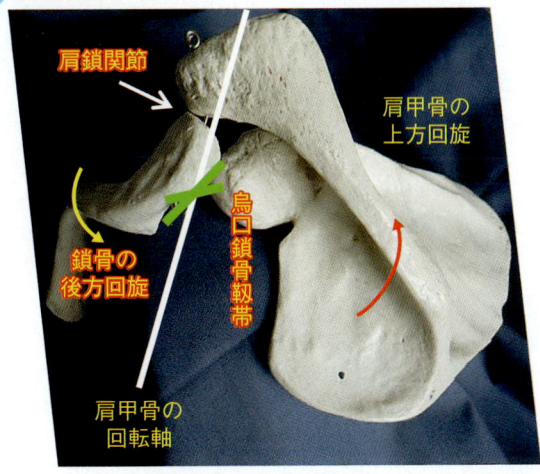

<右肩関節を上斜め後方より見る>

手技は肩甲骨の回転軸（白色ライン）に沿って肩甲骨を上方回旋させる. 肩90°挙上以降で鎖骨を指で把持して固定, 肩挙上と同時に肩甲骨の上方回旋（赤色矢印）を誘導する. ちなみに, 鎖骨と肩甲骨間の動きは棘鎖角で示され, 肩挙上に従って棘鎖角は57°〜72°の範囲で変化する（信原）. 烏口鎖骨靱帯は肩挙上時に棘鎖角の拡大を抑制する円錐靱帯と縮小を制限する菱形靱帯の2つに分けられる.

■ 本課題の目的

肩挙上に従って肩甲骨上方回旋に連動した肩鎖関節の動きが生じるが, 挙上後半にみられる痛みと運動障害は肩鎖関節に原因があるかどうかを学ぶ.

■ 解　説

鎖骨は胸鎖関節と肩鎖関節の両関節を介して動いている. 肩鎖関節は関節円板を含んだ平面関節であり, 肩甲骨の動きの支点となっている. 特に, 肩挙上後半における肩甲骨と鎖骨の動きの調整に関わっている. 肩挙上90°までは鎖骨の挙上（傾き）が, 挙上90°以降は肩甲骨の上方回旋と鎖骨の後方回旋が生じており, 肩鎖関節の動きは連動して動く鎖骨の後方回旋に影響をおよぼす（❸：黄色矢印）. 特に, 肩鎖関節は肩挙上90°〜135°の範囲で肩甲骨の動きと連動して鎖骨の動きをコントロールするため, 挙上135°付近の痛みは肩鎖関節の機能異常を原因に考える必要がある（high arc sign）.

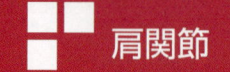
正誤 （ 月 日/ ○・× ）	1回	2回	3回
	月　日	月　日	月　日

本題の意義　＜手技＞

17. 関節包へのアプローチは関節可動域に影響をおよぼす？
＜課題：肩関節下包へのアプローチは肩外転角に影響をおよぼすか？＞

① 肩関節の外転角を計測する

② 肩関節下包のストレッチを行う

③ 肩外転角が拡大した？

肩関節下包へのアプローチは肩外転角に影響を与えた？

Key words　肩関節下包（下関節上腕靱帯複合体）　ストレッチ　肩外転角

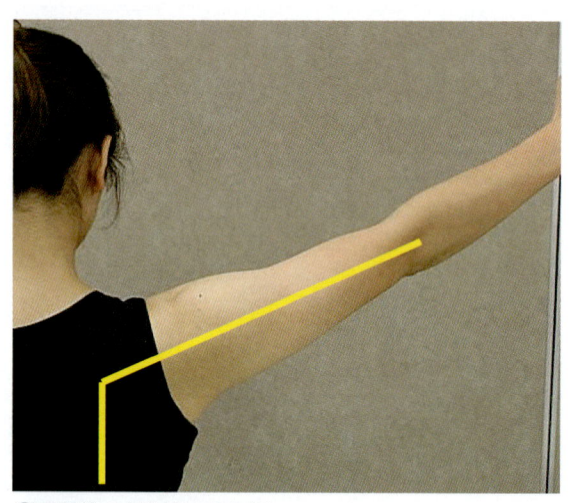

①肩関節の外転角を調べる.

補足説明 肩甲骨面上で外転角を調べる. 挙上肢位は3通りのいずれでもよいが同条件で行うこと.

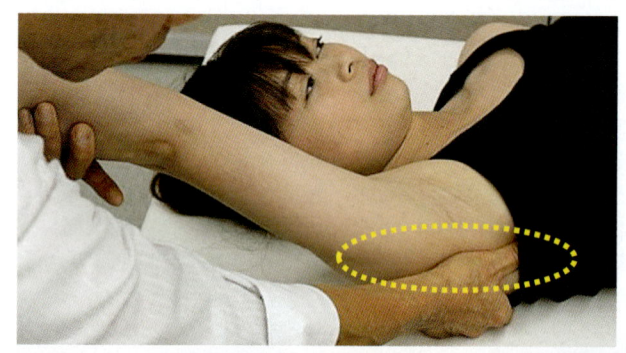

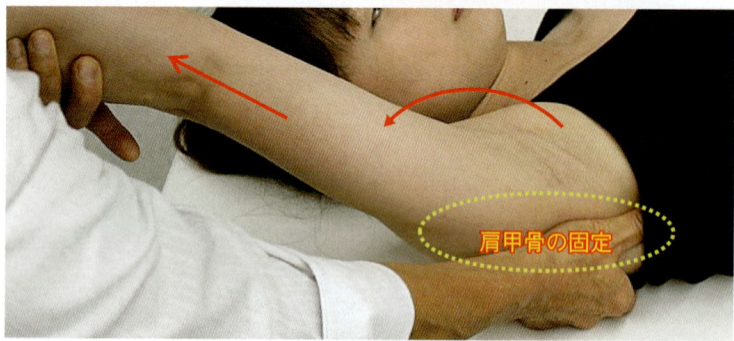

②関節下包のストレッチを行う.

補足説明 関節下包（inferior pouch）の一部である腋窩陥凹（axillar pouch）は肩挙上時に伸張される. もともと肩挙上時に骨頭が下方に滑る時に必要な"遊び"の部分として陥凹構造がつくられており, この部位の狭小化, あるいは癒着は肩に挙上制限をもたらす. ストレッチ法は, ①肩甲骨外側縁を固定して上腕骨を挙上する（写真上・下）, ②肩内旋・内転位で骨頭の前方滑りを止めて肩伸展を行う（写真省略）等, が挙げられる.

　ちなみに, 関節包前方バンドの拘縮は90°外転位での外旋を強制, 後方バンドは90°外転位での内旋を強制する.

参考資料
1) 山本宣幸, 他：投球障害肩の最近の話題. 関節外科. 25：17-20, 2006.
2) 泉水朝貴, 他：肩甲上腕関節の前方, および下関節包の伸張肢位の検討. 整・災外. 55：915-923, 2012.
3) 橋本淳：凍結肩の保存療法. MB Orthop. 21：45-50, 2008.
4) 西川仁史：拘縮を主体とする障害に対する理学療法. MB Med Reha. 17：53-64, 2002.
5) 浜田純一郎, 他：肩関節拘縮の病態と治療. MB Orthop. 15（10）：57-63, 2002.

Point & Check up

❶ 関節上腕靱帯の位置

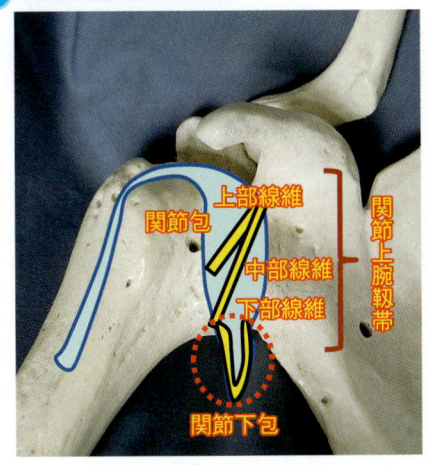

関節包の一部が肥厚して強度を高めた線維部分を関節上腕靱帯（関節包靱帯）と呼ぶ. 上部・中部・下部線維の３線維があり, 特に下部線維は前部線維, 腋窩陥凹, 後部線維と一緒になって関節下包（❸参照）を構成する（赤色点線）. ハンモック様の形態をしており, 肩挙上時に骨頭を下方から支えて安定させている. 一方で, 関節下包の短縮や癒着は肩挙上時に骨頭の下方への滑りを制限する.

❸ 肩関節下包の構造

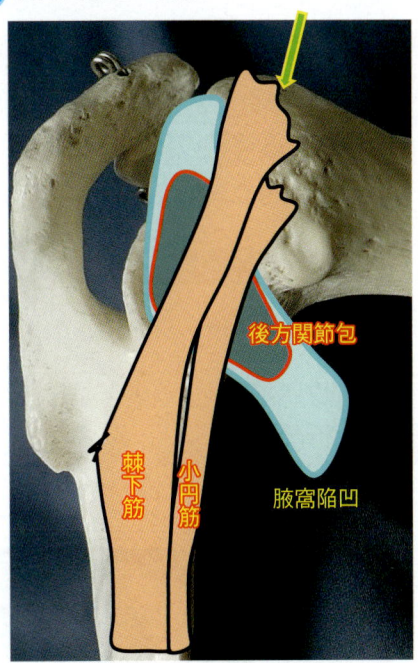

関節下包（関節包下部）は前方のバンド（前下関節上腕靱帯：AIGHL：anterior inferior glenohumeral ligament）と腋窩陥凹, 後方バンド（後下関節上腕靱帯：PIGHL：posterior inferior glenohumeral ligament）から構成されている. 関節下包の癒着は肩の動きに大きな影響をおよぼす.

❷ 後方関節包の拘縮

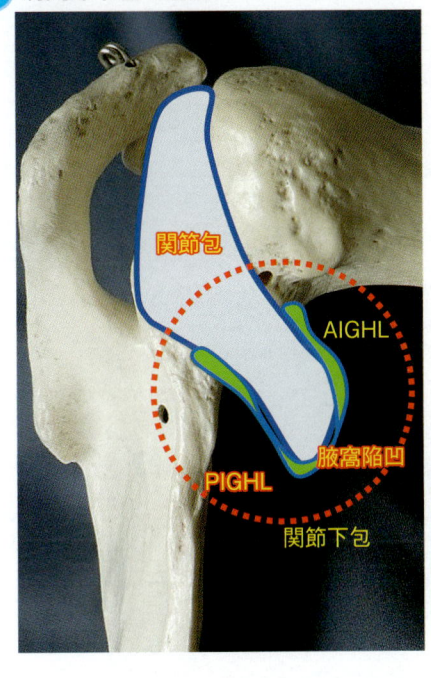

後方関節包の拘縮は挙上時の骨頭の後方滑り（緑色矢印）を制限し, 肩峰下インピンジメントを引き起こす原因となる. 後方関節包は疎性結合組織を介して棘下筋と線維結合しており, また, 小円筋の線維は後方関節包から腋窩陥凹後方に付着していて過緊張は後方関節包の伸張性を低下させる. 後方関節包の拘縮は肩90°屈曲位からの水平内転を制限する. 用いる手技は, 肩90°屈曲位からの水平内転と同時に骨頭を外後方に滑らせる（緑色矢印）.

■ 本課題の目的

肩関節下包の癒着は骨頭の下方滑りを制限することから肩の挙上に影響するかどうかを学ぶ.

■ 解　説

　肩関節下包は前方のバンド（前下関節上腕靱帯：anterior inferior glenohumeral ligament：AIGHL）と腋窩陥凹, 後方バンド（後下関節上腕靱帯：posterior inferior glenohumeral ligament：PIGHL）で構成され, 全体として下関節上腕靱帯複合体となっている. 腋窩でハンモック様構造となって肩挙上時に骨頭を包みこんで受け止める役割を担う. 関節下包（下関節上腕靱帯複合体）の拘縮は骨頭の下方への滑りを制限し, いったん癒着すると長期にわたって運動制限をもたらす.

　一方で関節下包と別の靱帯に関節上腕靱帯がある. これは線維膜の外層で方向の異なる上・中・下部の３つの線維で構成, 役割はそれぞれ異なっている. 例えば, ①上関節上腕靱帯（superior glenohumeral ligament：SGHL）は関節上結節から小結節にあって肩内転を制限して骨頭の下方滑りを抑制している. ②中関節上腕靱帯（middle glenohumeral ligament：MGHL）は関節窩上方から小結節間にあって骨頭の前方滑りと外旋を抑制, SGHLとの間隙はバイトブレヒト孔と呼ばれて肩甲下滑液包とで関節液の流通路になっている. バイトブレヒト孔の閉塞は肩に痛みと運動制限をもたらす. ③下関節上腕靱帯（inferior glenohumeral ligament：IGHL）は肩外旋や骨頭の前方滑りを抑制しており, 下前方バンドとして腋窩陥凹とともに骨頭を下から支える役割を果たしている.

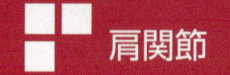
正誤 （ 月 日/ ○・× ）	1回	2回	3回
	月 日	月 日	月 日

本題の意義 ＜手技＞

18. 筋短縮へのアプローチは関節の動きに影響をおよぼす？
＜課題：広背筋のストレッチは 3rd 肢位での肩外旋に影響をおよぼすか？＞

① 3rd 肢位で肩外旋角を計測する

② 同側の広背筋をストレッチする

③ ストレッチ後，3rd 肢位での肩外旋角は増大した？

広背筋のストレッチは 3rd 肢位での肩外旋に影響を与えた？

Key words	筋短縮　関節可動域　広背筋　3rd 肢位　ストレッチ　肩外旋角

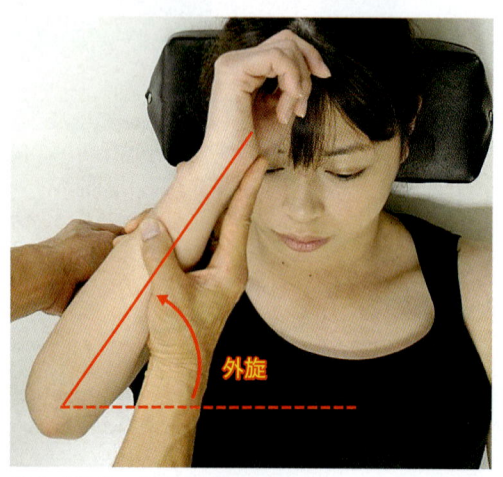

①3rd 肢位で肩外旋角を調べる．

補足説明　3rd 肢位での肩外旋角を調べる時に肘関節が下がらないように注意する．

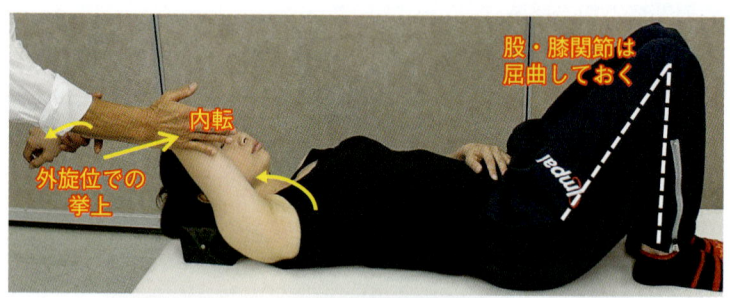

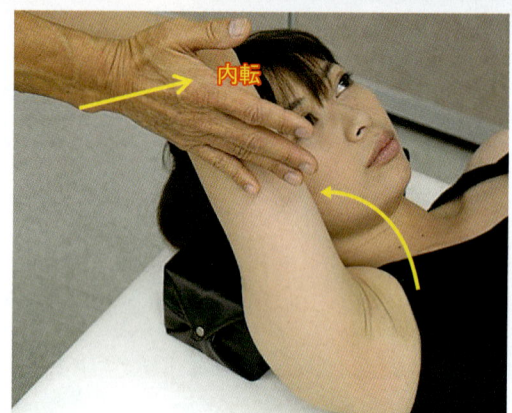

②短縮側の広背筋をストレッチする．股・膝関節は可及的屈曲位とする（写真上）．

補足説明　広背筋の作用は肩関節を内転・内旋・伸展させることからプッシュアップ動作に向いている．広背筋の短縮は肩外旋位での挙上，または肩屈曲・内転位での外旋を制限する．投球動作でレイトコッキング時に十分な挙上と外旋ができないため，いわゆる“肘下がり現象”をもたらす．この状態での投球動作は肘内側に過剰な負担を強いる（野球肘）ことになり，信原は投球障害は広背筋の過緊張にあるとして効率的投球ができにくくなるサインを“広背筋症候群”と呼んでいる．

参考資料
1) 信原克哉：肩―その機能と臨床，4 版．医学書院．2012.
2) 岩堀祐介：診断のための理学所見のとり方．関節外科．22（9）：26-40, 2003.
3) 三原研一：少年野球選手の肩関節可動域．骨・関節・靭帯．20（4）：317-322, 2007.

Point & Check up

1 広背筋の走行と作用

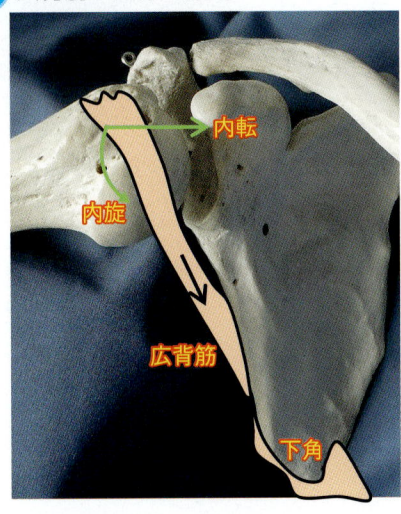

　肩甲骨を肋骨面（内面）から見る．広背筋は胸腰筋膜，胸椎下部棘突起等から起始して上腕骨小結節（結節間溝）に停止する．作用は肩内旋・内転位からの伸展であり，短縮は肩挙上時に外旋制限をもたらす．

2 広背筋（黄色点線）のストレッチ

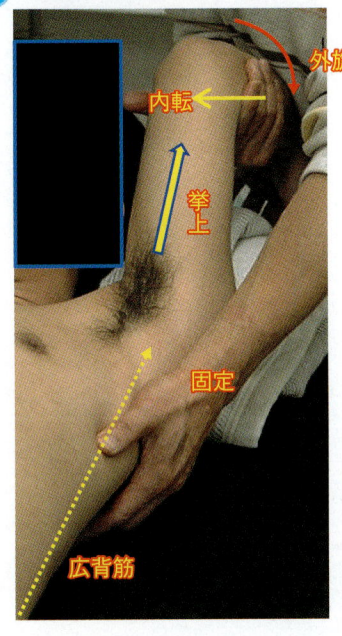

　スタート肢位は広背筋が内旋筋であるため，肩外旋位とする（赤色矢印）．仰臥位で肩甲骨を固定し肩外旋位のままで挙上していく．この時，肘関節は正中線（内転）に向かうように操作しながらコントロールする（黄色実線矢印）．広背筋は腰椎を前弯させるため，ストレッチ時は両股関節をできるだけ屈曲位とし骨盤後傾を保つ．

■ 本課題の目的

　広背筋のストレッチは，3rd肢位で肩外旋・内転位から挙上する．ストレッチにより肩外旋位での挙上が改善されるかどうかを学ぶ．

■ 解　説

　広背筋は第8〜12胸椎，全腰椎，仙骨，および腸骨稜から起始し一部は肩甲骨下角に線維を送って小結節（結節間溝）に停止する．作用は肩内転・内旋位での伸展であり，大円筋とともに腋窩下方から前上方に向かって小結節（結節間溝）につく．特に，肩関節の強い内旋筋であり，筋短縮は肩外転・外旋制限をもたらす．

　短縮は3rd肢位での外旋を制限することから，この肢位はストレッチ肢位として用いられる．投球動作において広背筋は肩関節と腰部・骨盤を結ぶ重要な筋であり，下肢からのエネルギーを上肢に伝える役割をもつ．一方で，広背筋に短縮があると投球動作において2nd肢位での挙上・外旋が制限されて"肘下がり"をもたらし，肘内側に痛みを発生させる（野球肘）．運動前に広背筋の十分なストレッチが必要となる．

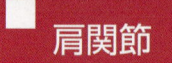
正誤 (月 日/ ○・×)	1回	2回	3回
	月 日	月 日	月 日

本題の意義　＜手技＞

19. 筋の短縮は骨格に影響をおよぼす？

＜課題：小胸筋の短縮は猫背に影響をおよぼすか？＞

① 仰臥位で，肩峰端間の距離を計測する

↓

② 小胸筋をストレッチする

↓

③ 肩峰端間の距離が拡大した？

↓

小胸筋の短縮は猫背の発症に関与していた？

Key words　筋短縮　骨格の位置　小胸筋　肩峰　猫背　ストレッチ

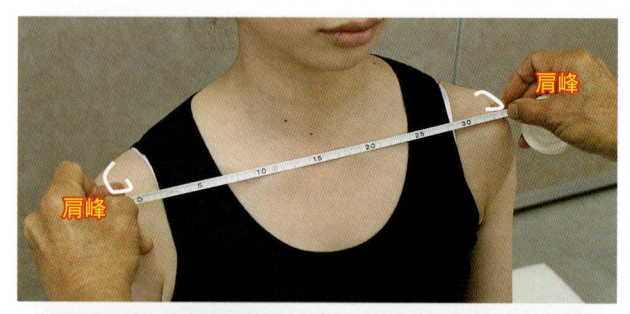

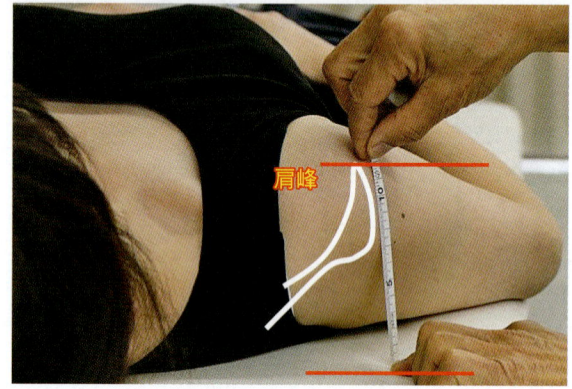

①前方より，両肩峰端の距離を調べる.

補足説明 立位，または仰臥位で肩峰間の距離を調べる. 猫背は胸椎後弯と肩甲骨の前傾（前方突出），下方回旋が背景にあり，原因に小胸筋の短縮が挙げられる. 仰臥位は重力の影響を受けるため，立位，または坐位で調べると短縮の影響が分かりやすくなる（写真上）. 目的によっては仰臥位でもよく，ベッドと肩峰までの距離を左右で比較する（写真下）.

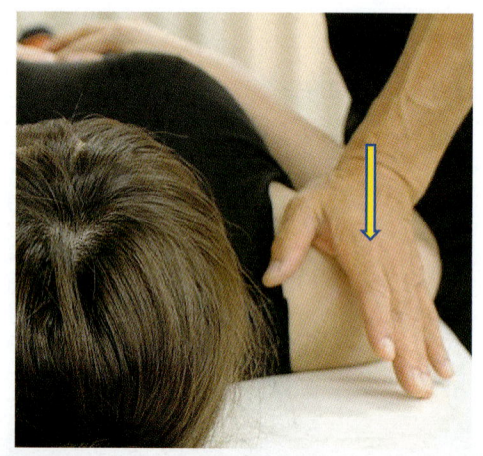

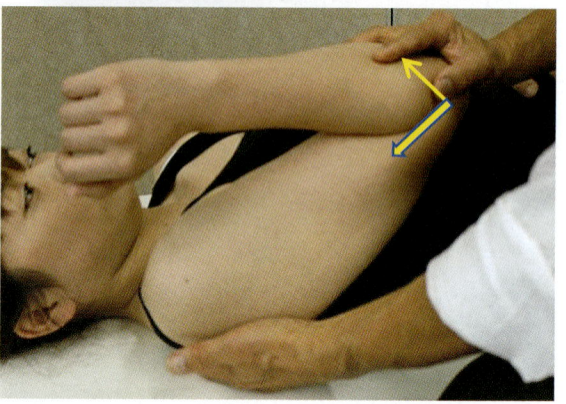

②小胸筋のストレッチを行う.

補足説明 小胸筋は第（2）3〜5肋骨前縁に始まり烏口突起に停止する. ストレッチ法は①仰臥位で胸郭を安定させ浮いている肩を前方から下方に押し下げる（写真上），②肘を深く曲げ，肩を軽度屈曲位で体幹に近づけたまま（内転位）で肘を介して上腕を上外方に押し上げる（写真下），などが用いられる.

参考資料
1) 荒川高光：大胸筋と小胸筋の筋線維の走行から見た運動療法. 理学療法学. 37（4）：263-265，2010.
2) 樋口隆志，他：高校野球選手における小胸筋に対するストレッチ方法の違いが小胸筋長および肩甲骨位置に与える影響. 理学療法学. 43（5）：383-389，2016.
3) 山口光國，他：結果の出せる整形外科理学療法. p 6，メジカルビュー社. 2009.
4) 橋本淳，他：肩診療マニュアル　第3版. p 251，医歯薬出版. 2004.

Point & Check up

❶ 小胸筋の位置と作用

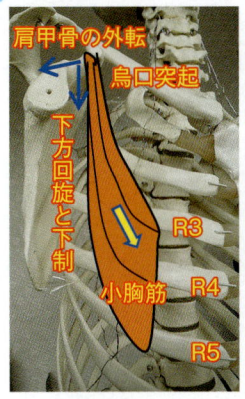
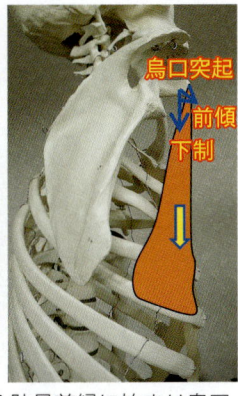

小胸筋は第（2）3〜5肋骨前縁に始まり烏口突起に停止する．作用として，①胸郭を拡大させる（吸気），②肩甲骨を前方から安定させる，③肩甲骨を前傾・外転させる等，が挙げられる．この筋の短縮は両肩峰端を正中線に近づけて胸郭を狭めて胸が張れなくなる．上位肋骨の引き上げができなくなって肩甲骨の前方突出を招くことで吸気は減少して肺活量の低下につながる．特に高齢者で胸郭の動きは制限され肺活量は大きく減少する．

❷ 小胸筋の作用の逆転（肩関節屈曲90°以降）

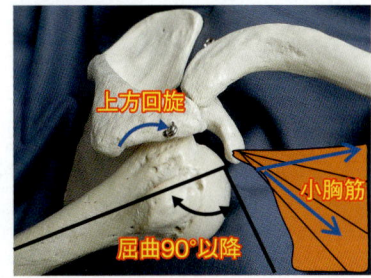

小胸筋は肩90°屈曲位までは肩甲骨を下方回旋させるため円背を強めるほうに働く．一方で，屈曲90°以降は上方回旋に変換される（写真：青矢印）ため，円背の予防的運動として用いられる．烏口突起は小胸筋の牽引方向に影響されるため，烏口突起に働くベクトルは肩挙上角によって異なる（作用の逆転）．

❸ 小胸筋と烏口上腕靱帯

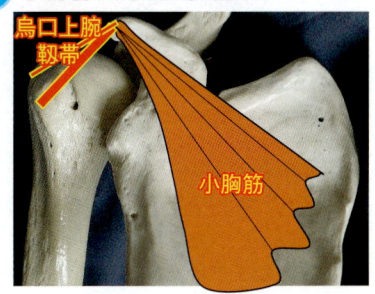

小胸筋は烏口突起に停止しており，烏口上腕靱帯と線維結合している（写真）．よって，小胸筋の短縮は烏口上腕靱帯を介して上腕の動き（内旋）に影響をもたらす．例えば，小胸筋の短縮は烏口突起を介して烏口上腕靱帯を牽引して肩外旋を制限する．これは肩挙上制限の一因となる．逆に，烏口上腕靱帯に生じた短縮は小胸筋に影響して肩甲骨を前傾させ，胸郭を狭小化させて間接的に円背形成に働く．

❹ 小胸筋の短縮

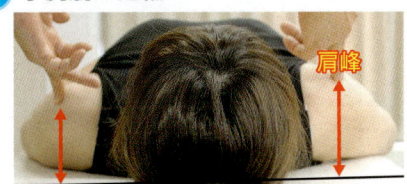
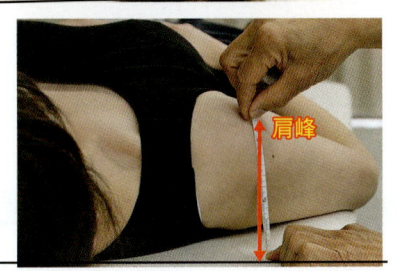

仰臥位で両肩峰の高さを比較した場合，短縮側は肩関節（あるいは，肩峰）がベッドより浮いていることが分かる（写真上：右小胸筋が短縮）．すなわち，前方に突出しており，前方から下方に押し下げると強い抵抗感を感じることで判断できる．

❺ 小胸筋のストレッチ法

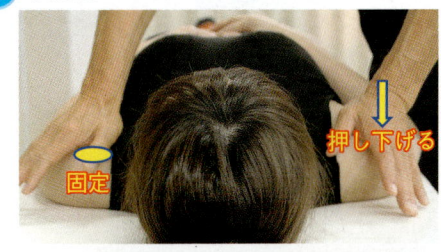
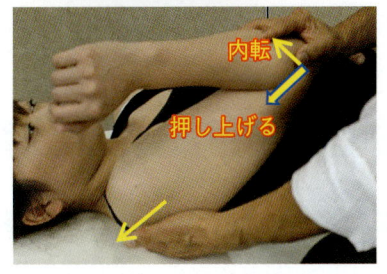

小胸筋のストレッチ法は2通り考えられる．①両肩（あるいは片側肩）をベッドに向けて前方から下方に押し下げる（写真上），②一方の手で肩甲骨を後方から把持して動きを制限しないようにする．他方の手で肩屈曲・内転位から肘関節を介して上腕骨を後外上方に押し上げる（写真下）．この時，肩甲骨は十分に動かなければならない．

ちなみに，①について高齢者では肋骨骨折のリスクがあるため，加える力を加減する必要がある．

■ 本課題の目的

小胸筋は肩甲骨を前傾させて胸郭を縮小させる．小胸筋の短縮が胸椎後弯と相まって"猫背"を進行させるかどうかを学ぶ．

■ 解　説

小胸筋は胸郭の上前方にあって烏口突起と第3，4，5肋骨前面に位置している．筋収縮は烏口突起を下内方に引くことから，①肩甲骨前傾（前方突出），②肩甲骨の前下方への引き下げ，③下方回旋，④上腕下垂位での肩甲骨の外転を生じさせる．ただし，肩関節90°以上の肩屈曲では肩甲骨を上方回旋させる．

小胸筋の短縮による影響は，①投球動作時に肩外転・外旋が制限されて烏口突起炎の原因となる，②両肩峰端が近づき肩峰間距離が短くなって吸気がしにくくなる，③胸椎の後弯と相まって，"猫背"を助長する（高齢者に特有な姿勢），④吸気が不十分なことから肺活量が減少する，⑤肩関節を内旋位とするため，肩挙上時にインピンジメント発症の一因となる等，が挙げられる．小胸筋のストレッチ効果として，①肺活量の維持拡大，②小胸筋は烏口上腕靱帯と線維結合しており，肩外旋・挙上角を改善させる，③猫背の予防的，あるいは改善等，が挙げられる．

肩関節

補足課題　1　＜評価＞
＜課題：棘上筋腹にみられる圧痛は肩峰骨頭間距離に影響をおよぼすか？

本課題は，必ずしも EBM に基づくものではなく，評価と手技の技術を深める目的で作成されています．

①棘上筋腹の圧痛を左右で比較する．

補足説明 棘上筋腹の緊張（圧痛）をみる上で筋腹の厚みを知る必要がある．厚みは平均で 22.3 mm，一方，棘下窩の棘下筋腹の厚みは 18.6 mm と報告されている．厚みの平均値は腱板断裂の際の一次修復の判断材料に用いられている．筋腹にみられる圧痛と併せて筋萎縮についても左右差を比較する．

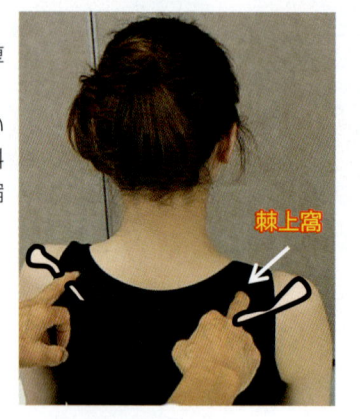
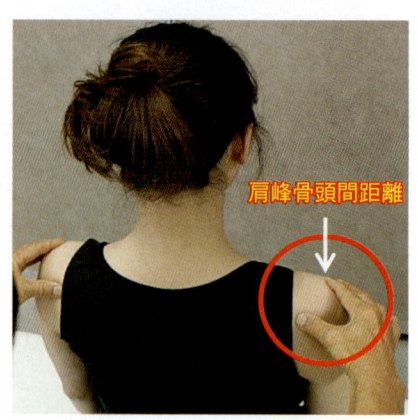

②立位で上腕を下垂し，肩峰骨頭間距離（AHI）を調べる．

補足説明 通常，AHI は X 線写真上から計測する．今回，後方（または正面）から肩峰直下の間隙を指先で調べるため非科学的で主観的と考えられるが，経験上から極めて有用な手段と考えている．肩軽度外転位で抵抗を加えるとさらに分かりやすい（写真右：誘発テスト）．棘上筋の圧痛（過緊張）と筋萎縮は，AHI の狭小化につながると考えている．

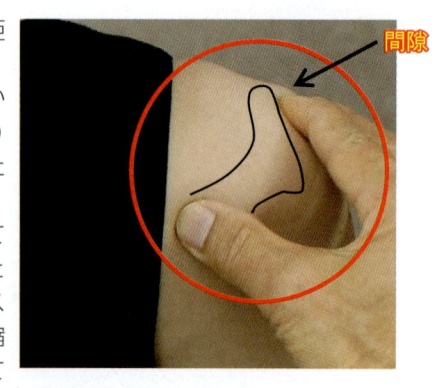
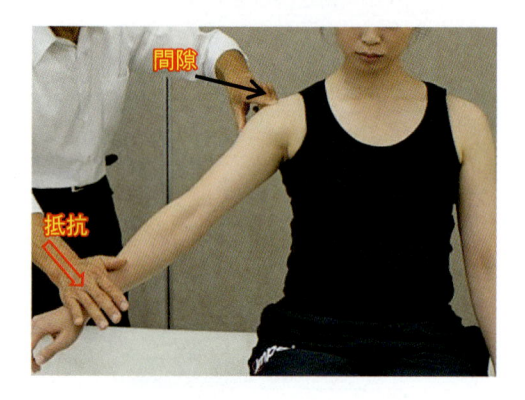

■ 本課題の目的

棘上筋腹の圧痛は AHI との関連性を有するかどうかを学ぶ．

■ 解　説

肩峰骨頭間距離（Acromio-Humeral Interval：AHI）は X 線正面像から計測するものであり，定量的評価でも機能障害を反映するものでもない．単に，第 2 肩関節の視点で距離を調べたものであり，腱板断裂等の診断に応用されているに過ぎない．よって，体表から AHI を判断すること自体極めて非常識で非科学的と考えなければならない．一方で，AHI（誘発テストを含めて）を体表から観察し続けることで肩周辺の病態と状況が推察できることも事実である．ちなみに，X 線像での AHI の捉え方は，正常群で AHI は 10.3±1.04 mm，断裂群で 6.9±3.22 mm とされており，7.0 mm 以下を断裂と判断する．また，AHI は上腕の肢位（内旋・外旋位）によっても異なり，内旋位で広く外旋位で狭くなる．肩甲骨の位置を含めて総合的視点から判断する必要がある．棘上筋腱の圧痛の多くは筋膜の過緊張，阻血由来から発生しており，筋力低下は骨頭の上方移動を生じさせて AHI の狭小化につながる．ただし，信原は AHI の狭小化は腱板断裂による骨頭の上昇ではなく，肩甲骨の後傾と回旋不足に原因があるとして肩甲骨の位置が原因として新たな視点での説明を加えている．

参考資料
1）井上宣充，他：肩関節周囲炎後例における肩峰骨頭間距離と肩関節可動域制限の関連についての検討．理学療法学．37（3）：174-177，2010．
2）山口拓嗣，他：腱板断裂における等尺性外転時正面像による肩峰骨頭間距離の計測．肩関節．19（1）：40-44，1995．
3）紺野愼一：運動器の計測線・計測値ハンドブック．pp 140-141，南江堂．2012．
4）信原克哉：肩　その機能と臨床．pp 181-183，医学書院　第 4 版．2012．

肩関節

補足課題　2　＜手技＞
＜課題：肩甲骨の安定化は肩関節の機能に影響をおよぼすか？＞

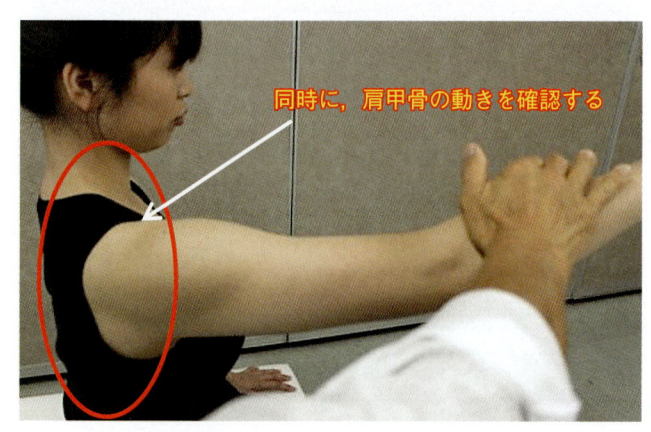

同時に，肩甲骨の動きを確認する

①肩関節外転，または屈曲の筋力を調べる．
補足説明　肩甲骨に外転・上方回旋が生じているかどうかを確認する．

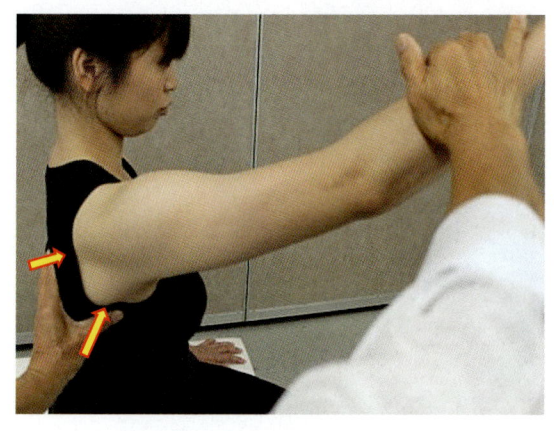

②一方の手で肩甲骨を固定し（写真では左手），再度，肩関節外転，または屈曲時の筋力を調べる．
補足説明　肩甲帯筋の筋力低下は肩甲上腕関節に影響をおよぼす．他動的に肩甲骨を固定することで筋力は正常化する（scapular assistance test の応用）ことが分かる．肩甲上腕関節の動きは土台となる肩甲骨の安定が大きく影響する．特に，前鋸筋の影響は大きく，僧帽筋下部線維とともにフォースカップル（force couple action）としての働きをもつ．肩甲帯筋には他に菱形筋，肩甲挙筋，小胸筋などがあって体幹と肩甲骨の動きに関わっている．

■ 本課題の目的

肩甲骨の安定化は肩関節の機能を正常化するうえで極めて重要なことを学ぶ．

■ 解　説

肩関節の安定化には肩甲帯筋（体幹と肩甲骨間に存在する筋肉）の機能が大きく影響する．肩甲胸郭関節（＝機能的関節）は肩甲上腕関節（＝解剖学的関節）の機能に影響をおよぼし，肩挙上時の痛みが肩甲骨を介助すること（scapular assistance）で改善されることを経験する．肩関節の治療において肩甲胸郭関節の安定性確保が最優先されると考えている．特に，投球障害肩の多くは僧帽筋下部線維の弱化が原因となっており，すなわち，肩甲骨が不安定な環境下ではインナーマッスル，あるいはアウターマッスルは十分に機能できず，まずは，肩甲帯筋の筋力強化が必要となる．主な筋の強化法として，①僧帽筋（下部線維）は両上肢を万歳の肢位にさせ挙上に対して抵抗を加える，②僧帽筋（上部線維）は両手を万歳にした肢位で"肩すくめ運動"を行う．②で両手を万歳させる理由は，上腕下垂位での"肩すくめ運動"は肩甲挙筋や菱形筋の運動となるからである．③前鋸筋は肘のプッシュ抵抗運動を繰り返す等，が挙げられる．ちなみに，肩挙上時に僧帽筋上部線維は挙上初期に優先的に働き，下部線維は挙上最終可動域で優位に働くことが分かっている．

参考資料
1) 福島直，他：X線動態撮影を用いた肩甲骨の上方回旋運動の評価．関節外科．23（6）：32-37，2004.
2) 山口光圀：運動機能からみた保存療法の選択とそのポイント．関節外科．22（9）：83-89，2003.
3) 鈴木一秀，他：投球障害肩の保存的治療．骨・関節・靭帯．15（12）：1239-1247，2002.
4) 千葉慎一：五十肩を理解する　可動域制限．関節外科．30（11）：33-40，2011.
5) Donald A. Neumann．嶋田智明，他　監訳：筋骨格系のキネシオロジー　原著第2版．医歯薬出版．2012.
6) Shirley A. Sahrmann：竹井仁，他：運動機能障害症候群のマネジメント．pp 206-210，医歯薬出版．2005.

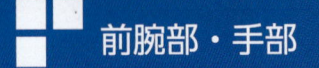

正誤 (月 日/ ○・×)	1 回		2 回		3 回	
	月 日		月 日		月 日	

本題の意義　＜評価＞

1. 筋付着部の圧痛は関節可動域に影響をおよぼす？

＜課題：上腕骨外側上顆の圧痛は前腕回内に影響をおよぼすか？＞

① 上腕骨外側上顆の圧痛を左右で比較する

⬇

② 肘伸展位で前腕回内角を調べる

⬇

③ 圧痛側は前腕回内角が少ない？

上腕骨外側上顆の圧痛は前腕回内に影響を与えていた？

Key words 　筋付着部　　圧痛　　上腕骨外側上顆　　前腕回内角

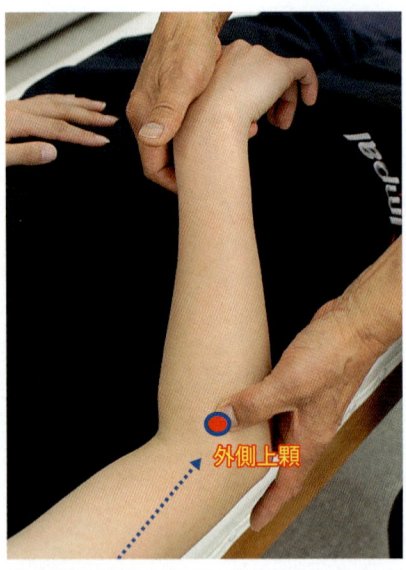

①上腕骨外側上顆の圧痛を左右で比較する.

補足説明 被験者の前方に位置して，検者は外側上顆に母指を当て圧痛を比較する. 圧痛の有無は左右の比較から判断可能となる.

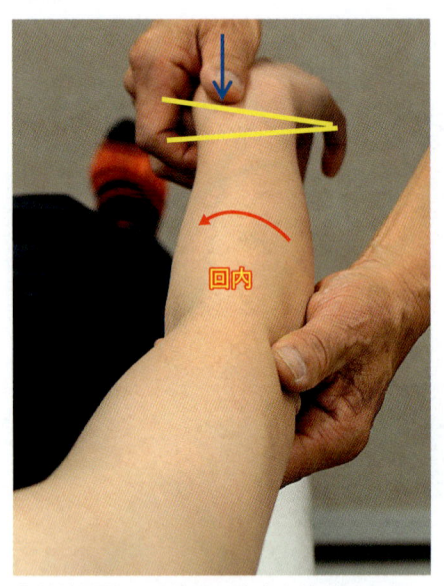

②肘伸展位での前腕回内角を比較する.

補足説明 前腕の回内は自動，他動のどちらでも良い. 自動の場合，母指を立てるか鉛筆を握って行うと分かりやすい. 回内・回外の評価は基本的に肘90°屈曲位で行うが，前腕伸筋群の短縮の影響を調べるため，肘伸展位で行っている. ただし，肩関節の回旋が代償されないように注意する. 他動の場合，回内最終域での抵抗感（end feel：橈骨茎状突起を押さえ込む）を確認すること（青色矢印と黄色ライン）.

参考資料
1）熊井司：腱・靱帯付着部の構造と機能. 整・災外. 54（1）：5-12, 2011.
2）橘川薫：スポーツによる手関節・肘関節障害の診断 {MRI 画像診断法}. 関節外科. 30（3）：69-77, 2011.
3）高山真一郎，他：Radial tunnel の解剖. 日手会誌. 14（4）：754-757, 1997.
4）田中陽介，他：上腕骨外上顆炎の MRI 所見. J. Joint Surgery. 22（7）：124-127, 2003.

Point & Check up

❶ 上腕骨外側上顆に付く2関節筋

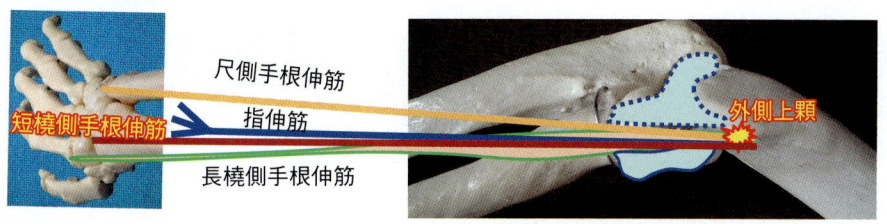

上腕骨外側上顆は前腕伸筋群が起始しており，筋スパズム，あるいは筋短縮は前腕回内を制限する．また，過使用により腱付着部炎（enthesopathy）を発症しやすい（💥）部位である．発生要因に，①短橈側手根伸筋付着部の骨膜の肥大・変性，②滑膜ヒダの炎症・肥大，③腕橈関節の機能障害，④前腕伸筋共同腱の変性・断裂・肥厚，⑤後方関節包の肥大，⑥外側側副靱帯の炎症等，が挙げられる．原因筋となる短橈側手根伸筋のストレッチは有効であり，前腕回内の改善が期待できる．

❷ 上腕骨外側上顆と靱帯

外側上顆には前腕伸筋群と外側側副靱帯が付着する．2つの線維からなる外側側副靱帯のうち橈側側副靱帯は関節包に線維を伸ばして直接外的刺激をもたらす．一方で，外側尺骨側副靱帯は回外筋稜について肘内反を制動する．

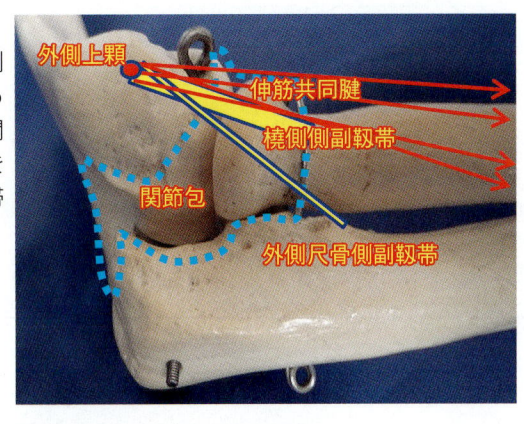

❸ 短橈側手根伸筋の走行

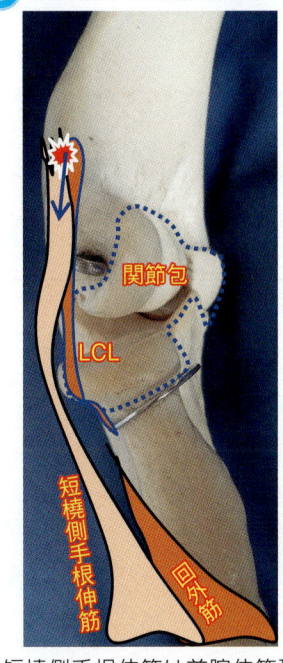

短橈側手根伸筋は前腕伸筋群の中で最も深層に位置しており，関節包，外側側副靱帯（LCL）と線維結合している．変性に伴う筋短縮は圧痛（💥）を生じる原因の一つとなる．

❹ Wrap around 領域

外側上顆には伸筋共同腱（茶色矢印：細いライン），外側側副靱帯（緑色ライン）が融合しており，橈骨頭と輪状靱帯（青色点線）を介して Wrap around 領域をつくっている（赤色：○）．最も深層にある短橈側手根伸筋（茶色矢印：太いライン）は Wrap around 領域において橈骨に圧迫されて短縮や変性を来しやすく，腱付着部炎を発生しやすい（黄色点線は関節包を示す）．

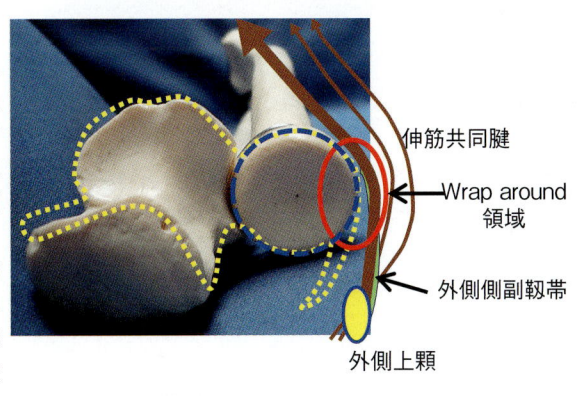

■ 本課題の目的

外側上顆にみられる圧痛は強靱な腱膜を介した伸筋共同腱による外的ストレスが強く影響しており，さらに wrap around 領域における橈骨頭からの圧迫が前腕回内を制限するかどうかを学ぶ．

■ 解　説

上腕骨外側上顆は複数の伸筋共同腱や靱帯の腱付着部（enthesis）であり，痛みの好発部位となっている．原因は腱付着部での微小断裂や骨膜炎等，が考えられている．解剖学的に，前腕背側には橈側から長橈側手根伸筋，短橈側手根伸筋，さらに指伸筋が並走しており，特に，指伸筋と短橈側手根伸筋の中枢側は強靱な腱膜を介して共同腱となり外側上顆に停止する．よって，外側上顆の圧痛は前腕伸筋群，特に短橈側手根伸筋の過使用（over use）等による腱付着部炎（enthesopathy）が発症していると考えられ，MRI所見からも短橈側手根伸筋起始部に高輝度信号が認められている．一方で，伸筋共同腱は橈骨輪状靱帯と外側側副靱帯を介して wrap around 構造を呈しており，前腕回内位では wrap around 領域における橈骨頭からの圧迫が強まって回内制限が生じると考えられている．伸筋共同腱は前腕回外に補助的に働くことから外側上顆の圧痛は前腕の回内制限に影響するといえる．

正誤 (月 日/ ○・×)	1回 月　日	2回 月　日	3回 月　日

本題の意義　＜手技＞

2. 筋短縮による運動制限はストレッチにより改善される（1）？
＜課題：前腕伸筋群へのストレッチは前腕回内を改善できるか？＞

① 肘伸展位で前腕回内角を調べる

② 短縮側の前腕伸筋群にストレッチ（約20秒間）を行い，再度，回内角を調べる

③ ストレッチ後に前腕回内角は改善した？

　前腕伸筋群へのストレッチは前腕回内角を改善させた？

Key words　筋短縮　　可動域制限　　ストレッチ　　前腕伸筋群　　前腕回内角

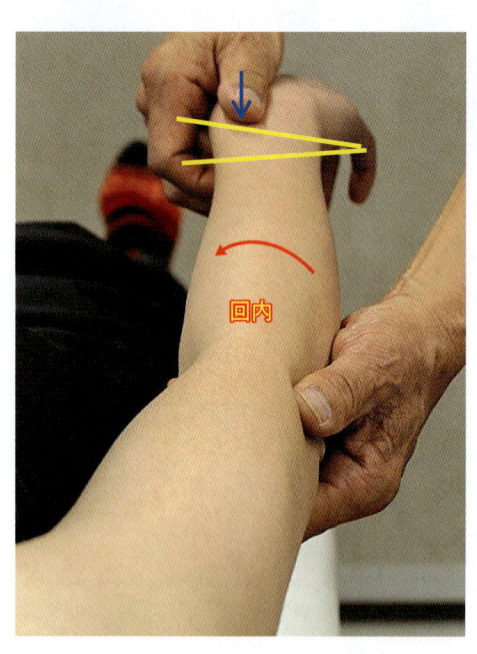

①肘伸展位で前腕回内角を調べる.

（補足説明）肩関節の内旋が代償しないよう上腕骨遠位端を保持する. 肘伸展位で前腕回内角を調べる. 前腕の回内制限は前腕伸筋群や回外筋の短縮，上・下橈尺関節の機能不全が影響している.

②前腕伸筋群のストレッチを行う.
（補足説明）前腕伸筋群の主なものに，長・短頭側手根伸筋，指伸筋，尺側手根伸筋が挙げられる. ストレッチは，①手掌屈，②前腕回内，③肘伸展位を保って約20秒間持続させる.
　個々の筋に対するストレッチ法は後述する.

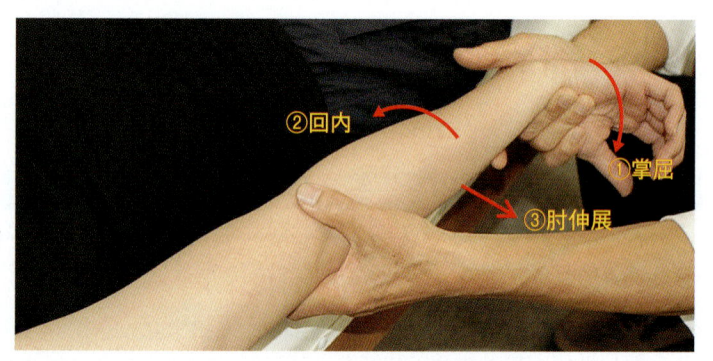

参考資料
1）熊井司：腱・靱帯付着部の構造と機能. 整・災外. 54（1）：5-12. 2011.
2）橘川薫：スポーツによる手関節・肘関節障害の診断〔MRI画像診断法〕. 関節外科. 30（3）：69-77. 2011.
3）鈴木克彦：上腕骨外側上顆炎に対する徒手的運動療法. PTジャーナル. 38（1）：31-37. 2004.
4）新井猛，他：上腕骨外側上顆炎に対する肘関節鏡. 整・災外. 51：1561-1566. 2008.

Point & Check up

① 前腕伸筋群のストレッチ

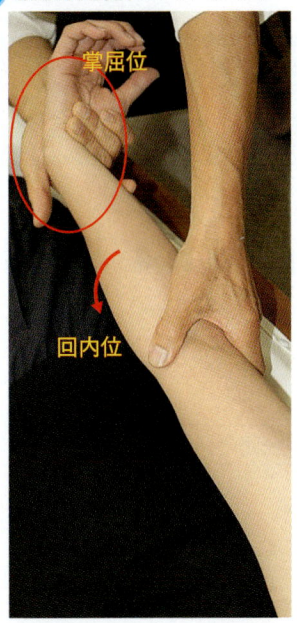

掌屈位

回内位

前腕伸筋群はいずれも2関節筋であり，手・肘関節と前腕の肢位を考慮して行う．手掌屈位で固定し（赤色〇），前腕回内位（赤色矢印）で肘伸展を強制する．

② 前腕伸筋群の停止部

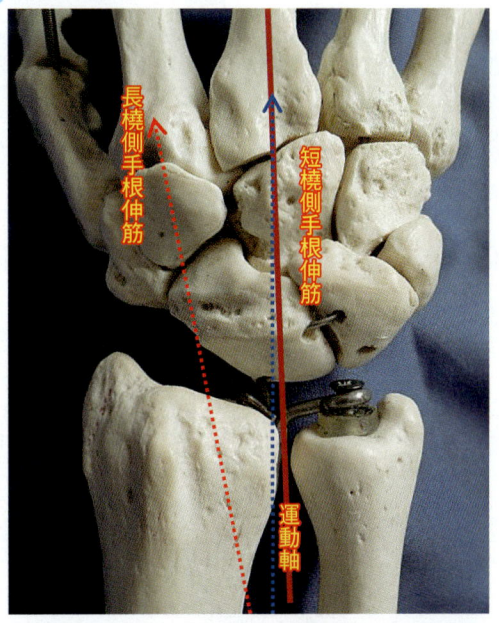

長橈側手根伸筋

短橈側手根伸筋

運動軸

長橈側手根伸筋は第2中手骨底，短橈側手根伸筋は第3中手骨底，尺側手根伸筋は第5中手骨底につくことを理解する．ストレッチは筋走行を考慮して行い，例えば，長橈側手根伸筋は運動軸（第3指）の橈側に停止するため，手尺屈位での掌屈を行う．

③ 指伸筋のストレッチ

写真上は手を橈側，写真下は背面からみている．
指伸筋は中手骨遠位で矢状索となって停止し，基節骨底で伸筋腱膜展開部となって強固に付着する．その後，中節骨底で中央索，末節骨底で側索と名を変えて付着する．指伸筋のストレッチはこの停止部を考慮した上で全指を屈曲して包み込み掌屈する（写真省略）．

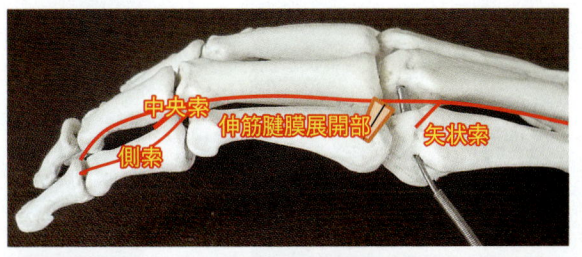

中央索　側索　伸筋腱膜展開部　矢状索

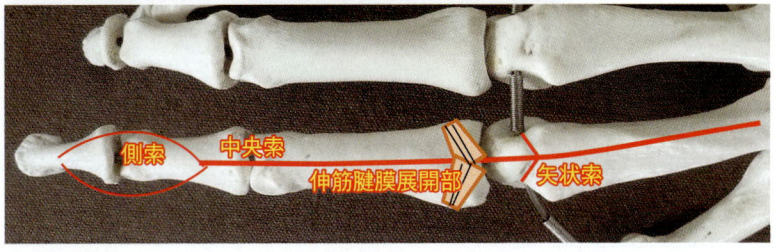

側索　中央索　伸筋腱膜展開部　矢状索

■ 本課題の目的

筋の過緊張や短縮で生じた運動制限はストレッチによって改善できるかどうかを学ぶ．

■ 解　説

前腕伸筋群の過緊張や短縮は手の掌屈と前腕回内を制限するが，伸筋群のストレッチにより改善が期待できることを学ぶ．前腕伸筋群は橈側から長橈側手根伸筋，短橈側手根伸筋，指伸筋，尺側手根伸筋がほぼ並走しているが，ストレッチは筋の作用が異なることから肢位を変える必要がある．具体的には，長橈側手根伸筋は前腕回内・手掌屈・尺屈位で，短橈側手根伸筋は前腕回内・手中間位で，指伸筋は前腕回内・手指掌屈位で第2～5指を屈曲し検者の手で包みこみ肘関節を伸展する．特に，短橈側手根伸筋は関節包と外側で線維結合しており関節包の伸張が期待できる．

類似疾患として滑膜ヒダ障害が挙げられるが，これは関節包に連なる滑膜ヒダが腕橈関節に張り出してimpingementと痛みを発症させていることから病態は全く異なるといえる．

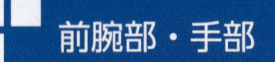
正誤 (月 日/ ○・×)	1回		2回		3回	
	月 日		月 日		月 日	

本題の意義　＜手技＞

3. 筋短縮による運動制限はストレッチにより改善される (2) ？
＜課題：前腕屈筋群へのストレッチは前腕回外を改善できるか？＞

① 肘伸展位で前腕回外角を調べる

② 短縮側の前腕屈筋群にストレッチ（約 20 秒間）を行い，再度，回外角を調べる

③ ストレッチ後に前腕回外角は改善した？

前腕屈筋群へのストレッチは前腕回外角を改善させた？

Key words　筋短縮　　可動域制限　　ストレッチ　　前腕屈筋群　　前腕回外角

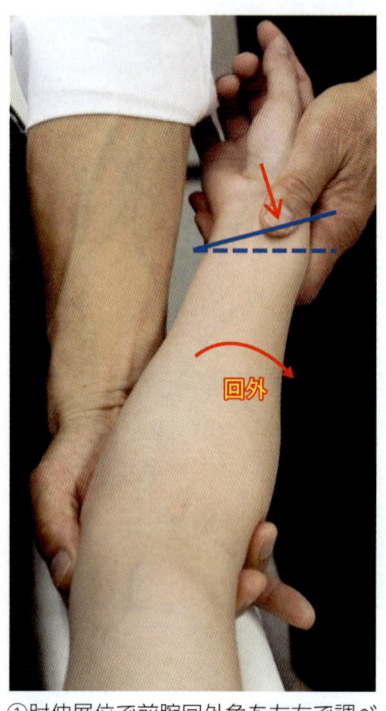

①肘伸展位で前腕回外角を左右で調べる.

補足説明 屈筋群の短縮は手背屈・肘伸展位での前腕の回外角から判断できる. 肘伸展位での前腕回外を調べることで前腕屈筋群の短縮が判断できる.

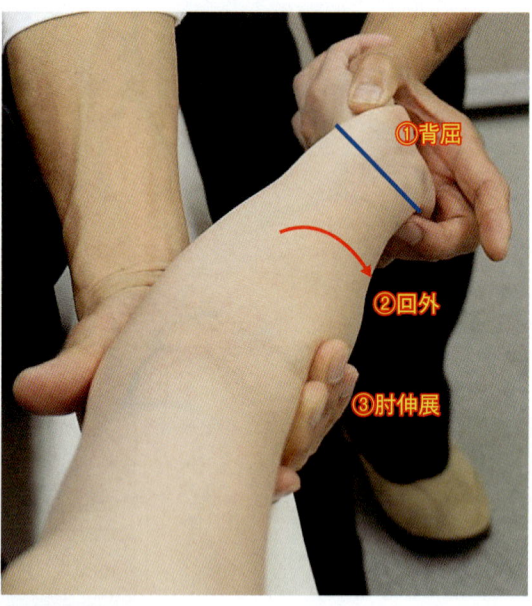

②前腕屈筋群のストレッチを行う.

補足説明 ストレッチ法は，①手関節背屈，②前腕回外位，③肘関節を徐々に伸展していく. 最終域で約 20 秒間持続させる.

この方法に加えて，第 2〜4 指を伸展して保持し，同様の手技を行うと浅指・深指屈筋のストレッチが可能となる（写真省略）.

参考資料
1) 鵜飼建志：肘の可動域と制限因子，その対応について. Sportsmedicine. 133：9-15, 2011.
2) 小倉丘, 他：肘関節内側側副靱帯の機能解剖. 整・災外. 46 (3)：189-195, 2003.
3) 小田明彦, 他：テニス肘. 臨床スポーツ医学. 16 (6)：688-692. 1999.

Point & Check up

❶ 上腕骨内側上顆に付く筋と靭帯

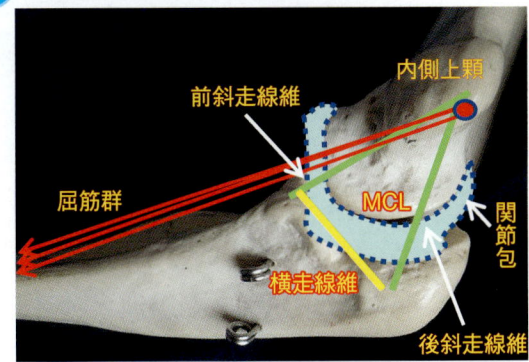

上腕骨内側上顆に前腕屈筋共同腱と内側側副靭帯（MCL）が付く．両者は強固に結合しており，力学的影響をおよぼしあう．肘伸展時は MCL の前斜走靭帯が，屈曲時は後斜走靭帯が緊張するため，肘関節の肢位に関係なく前腕屈筋群の張力は高まることになる．内側上顆は手の掌屈や前腕回内を過度に繰り返す動き（野球やテニス等）で骨付着部炎のリスクが高まる．前腕屈筋群の短縮や痛みは肘伸展，手の背屈，前腕の回外を制限する．

❷ 前腕屈筋群の作用

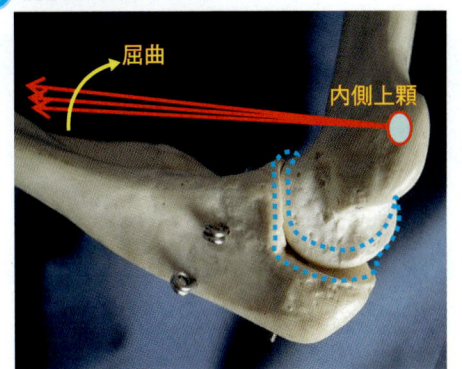

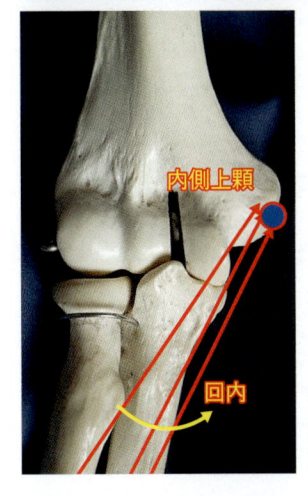

前腕屈筋群の走行を側方から見る（写真上）と肘屈曲の補助筋となることが分かり，走行を前方からみる（写真下）と前腕回内の補助筋となることが理解できる．筋の作用は必ず3方向で捉える必要がある．

❸ 橈側手根屈筋の存在

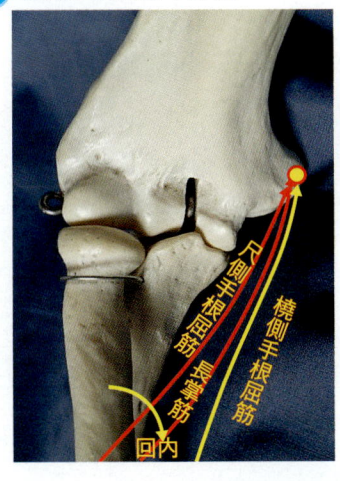

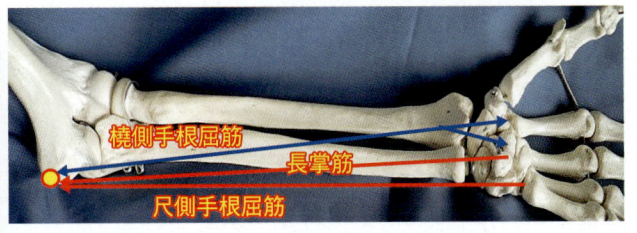

2関節筋としての前腕の屈筋は3つあっていずれも肘屈曲と前腕回内の補助筋となる（写真左）．中でも，橈側手根屈筋は第2,3中手骨底に停止しており，前腕の回内作用は比較的強いと考えられる（写真右：青色矢印）．一方で，橈側手根屈筋の短縮は肘伸展と前腕回外を制限する一因となり，特に，高齢者では前腕回内位となりやすいことから回外位での食事動作が苦手となる．

■ 本課題の目的

前腕屈筋群や内側側副靭帯の過緊張や短縮は前腕に回外制限をもたらす．ストレッチにより前腕の回外可動域が改善するかどうかを学ぶ．

■ 解　説

前腕屈筋群や内側側副靭帯の短縮は手背屈，肘伸展，前腕の回外を制限する．特に，内側側副靭帯は屈筋共同腱と強固に線維結合しており，間接的な影響をもたらす．ストレッチ法は，遠位の関節（例えば，手関節）をストレッチ肢位に固定したまま近位関節（肘関節）にアプローチすると安全である．理由は，①遠位の小関節は遊びが大きく，直接ストレッチを加えると関節を損傷しやすい，②2関節筋のストレッチは近位関節と遠位関節の相対的位置関係で達成されるため，リスクのかかりにくい近位の関節にアプローチする，③遠位関節を安定させて近位関節にアプローチを加えるほうが伸張効率が高い等，が挙げられる．併せて，内側側副靭帯のストレッチが必要であり，前斜走線維と後斜走線維の両者をストレッチする必要がある．前者は肘軽度屈曲位で，後者は肘90°屈曲位で外反方向に伸張する．

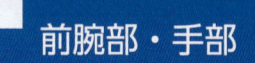

正誤 （ 月 日/ ○・× ）	1回		2回		3回	
	月	日	月	日	月	日

本題の意義　＜手技＞

4. 関節へのアプローチは可動域に影響をおよぼす（1）？
＜課題：上橈尺関節へのアプローチは前腕回内角を改善させるか？＞

① 肘関節 90°屈曲位で他動的に前腕回内角を調べる

↓

② 前腕軽度回内位で橈骨頭にアプローチする

↓

③ アプローチ後，前腕回内角が改善した？

↓

腕橈関節へのアプローチは前腕回内角を改善させた？

Key words 　包内運動　　アプローチ　　関節可動域　　橈骨頭　　前腕回内角　　上橈尺関節

①肘 90°屈曲位で他動的に回内角を調べる.

補足説明 肘 90°屈曲位で回内角を調べ，最終可動域での end feel を確認する. 自動で行う場合，母指を立てるか鉛筆を握った状態で行うと誤差が少なくなる.

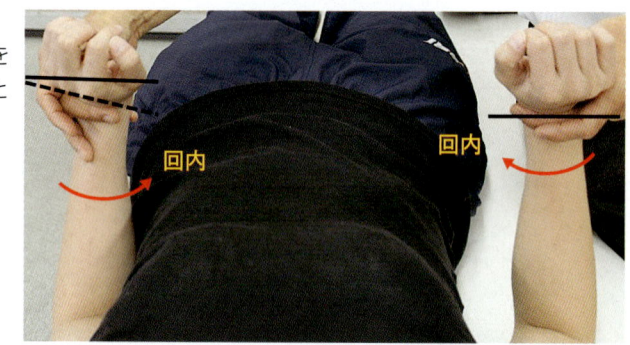

②前腕を軽度回内位で橈骨頭を外・後方に滑らせる.

補足説明 橈骨頭の触知は上腕骨外側上顆から下方に一横指のところで骨隆起部（橈骨頭）を触れる. この部位に指を当てて前腕を回内・回外させると隆起部が回転していることから橈骨頭と判断できる. 前腕回内時に橈骨頭は後方・外方に滑り回外時は元の位置に戻る動きが確認できる.

　手技のポイントは，前腕軽度回内位で橈骨頭に術者の小指球をおき，軽く圧迫しながら外・後方に押し込むことである.

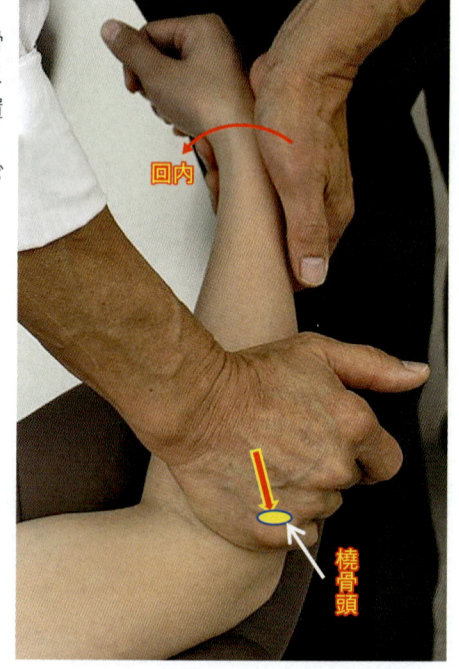

参考資料
1) I.A.Kapandji：荻島秀男監訳，他：カパンディ関節の生理学　Ⅰ上肢，p 114，医歯薬出版，1989.
2) 林典雄，他：整形外科運動療法ナビゲーション　上肢. pp 152-155，メディカルビュー. 2008.

Point & Check up

① 前腕の回内軸

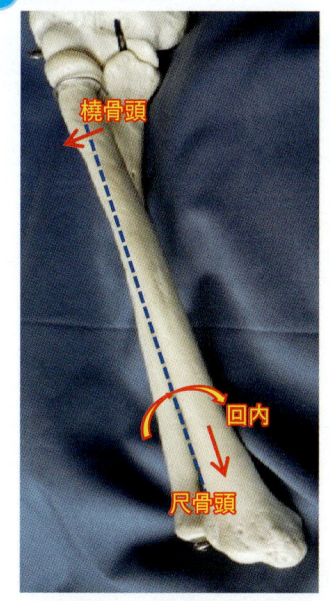

前腕の回内・回外軸は橈骨頭と尺骨頭を結ぶラインが用いられている（青色点線）．前腕回内時，橈骨頭は外後方に滑り，橈骨は遠位方向に移動する．

② 前腕回内時の橈骨頭

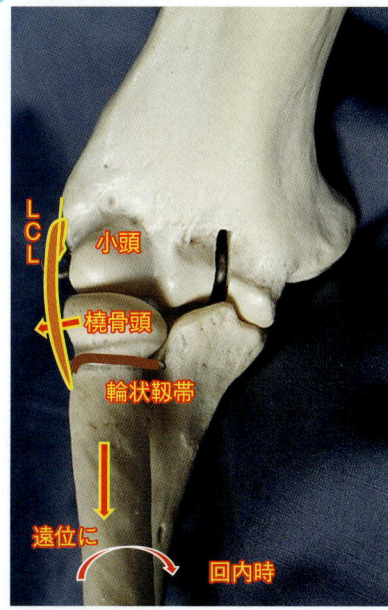

前腕回内時，橈骨頭は外後方と遠位方向に移動する．この動きの制限要因として，①輪状靱帯，方形靱帯の肥厚と，さらに線維連結する外側側副靱帯（LCL）の肥厚・短縮，②関節包の拘縮等，が挙げられる．

③ 前腕回内・回外と橈骨頭の形態

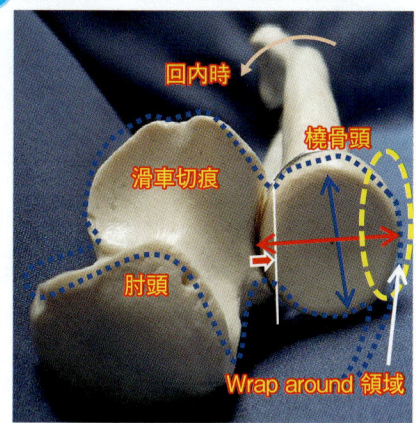

橈骨頭を上から見るとカップ状の関節面は楕円形をしており，回外位で直径の短い方（写真；青色ライン）が，回内時は直径の長い方（写真；赤色ライン）が尺骨の関節面と向き合う．すなわち，回内時に橈骨頭は外方に押しやられることになる．逆に，橈骨頭の外方への滑り障害は前腕に回内制限をもたらす．さらに，回内時に Wrap around 領域（黄色点線○）で組織が圧迫されて回内制限がもたらされる．

④ 前腕回内時の橈骨遠位端の動き

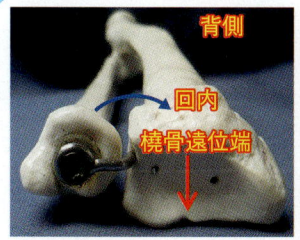

前腕回内時，遠位橈尺関節において橈骨遠位端は掌側に滑っている（写真左；赤色矢印）．回内制限ではこの動きを誘導する手技を用いる．すなわち，回内の最終域で橈骨遠位端を掌側に圧迫する操作を加える（写真右）ことになる．

⑤ wrap around 構造と回外制限

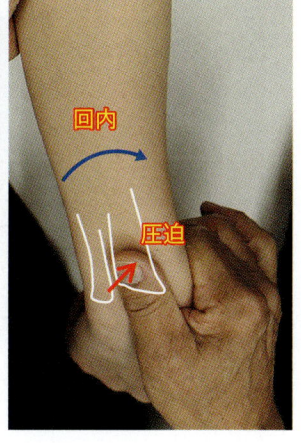
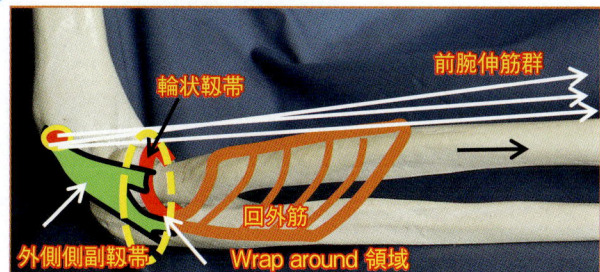

外側側副靱帯（LCL：緑色）は輪状靱帯（赤色ライン）と結合した複合体となっている．輪状靱帯外側部は wrap around 構造（黄色点線：○）を呈しており，特に回内位で wrap around 領域は橈骨頭による圧迫が強まって回内制限が生じる．

■ 本課題の目的

前腕回内時に橈骨頭は3方向に滑っている．この動きへのアプローチは前腕の回内運動を改善させるかどうかを学ぶ．

■ 解　説

前腕の回内運動時，橈骨頭は尺骨に対し，①遠位方向にすべる，②後外方にすべる，③橈骨遠位端は掌側方向にすべる等が生じている．いずれの滑りが障害されても回内運動は制限される．すなわち，前腕回内時，①橈骨は尺骨に対して長軸遠位方向に滑り，②橈骨頭は後・外方に滑り，③橈骨遠位端は尺骨に対して掌側に滑っている．回外時は逆に，①橈骨の長軸近位方向への戻り，②橈骨頭の前・内方への戻り，③橈骨遠位端の背側への戻り等が生じている．

正誤 (月 日/ ○・×)	1回		2回		3回	
	月	日	月	日	月	日

本題の意義　＜手技＞

5. 関節へのアプローチは可動域に影響をおよぼす（2）？
＜課題：橈骨手根関節へのアプローチは手背屈角を改善させるか？＞

① 手背屈角を左右で比較する

② 橈骨手根関節にアプローチする

③ 手背屈角が改善した？

橈骨手根関節へのアプローチは手背屈角を改善させた？

Key words　包内運動　アプローチ　関節可動域　橈骨手根関節　手背屈角

①手背屈角を左右で比較する.
（補足説明）被験者の手首を把持し，左右同時に背屈を行う．また，end feel を確認する.

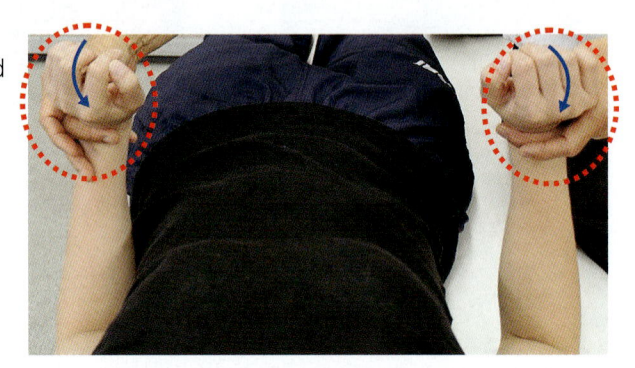

②両母指を近位手根列に並べておき，背屈と同時に手根列を掌側に押し込む.
（補足説明）押し込む際には近位手根列を掌側に滑らせるようにする．さらに，掌側に押し込む時に橈骨遠位端の傾斜角（掌側傾斜角：約10°）を考慮して行う.
　他に，前腕下部を左手でつかんで安定させ，手根部を右手で把持して背屈と同時に手根部を掌側に押し込む方法も用いられる（写真省略）.

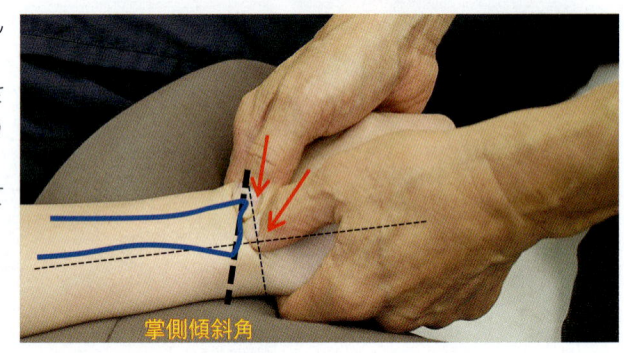

掌側傾斜角

参考資料
　1）I.A.Kapandji：荻島秀男監訳，他：カパンディ関節の生理学　I 上肢．pp 140-149，医歯薬出版，1989.
　2）竹内義享：機能解剖学に基づく手技療法．pp 64-65，医歯薬出版．2017.

Point & Check up

① 手関節の構造と動き

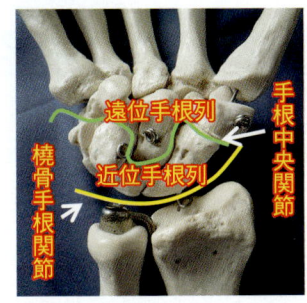

手関節は橈骨手根関節（黄色ライン）と手根中央関節（緑色ライン）で構成される．手根中央関節は近位手根列と遠位手根列との境となって手関節の動きに連動する．手掌屈時，橈骨手根関節が主に動くが，背屈強制時は手根中央関節に動きが生じてその比は1：1となる．すなわち，手背屈を強制すると遠位手根列は近位手根列に対して掌側に滑り，手根間関節も個々に動くことになる．

③ 橈骨傾斜角と尺屈の動き

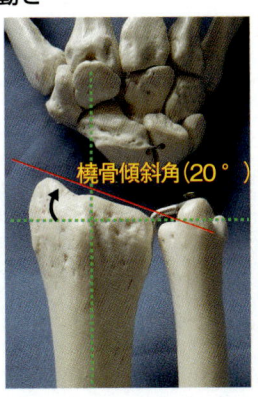

橈骨傾斜角は橈骨長軸の垂線（緑色点線）と橈骨関節面（赤色実線）のなす角度であり約20°となっている．これはコーレス骨折時の固定肢位に応用されている．骨折後，橈骨傾斜角が20°以下になると手関節に尺屈制限が生じる．

⑤ 手関節と靱帯

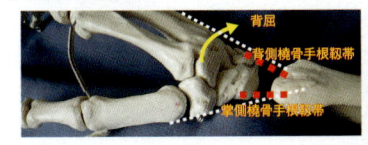
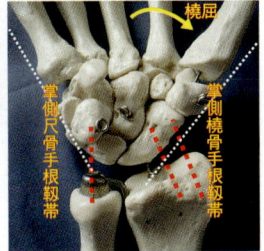

8つの手根骨は一塊となって近位に尖った円錐形をしており，手背屈時に近位手根列は遠位橈尺関節を押し広げて離開させる．また，手関節周囲には強固な靱帯が多く（写真右・左），靱帯損傷は橈屈・背屈方向の運動制限をもたらすことになる．

② 掌側傾斜角と背屈の動き

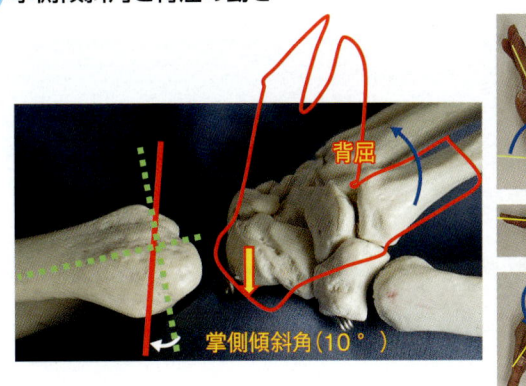
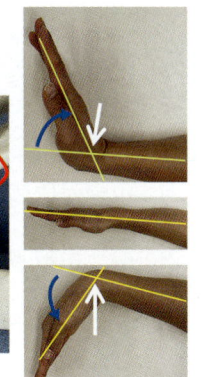

橈骨遠位の掌側傾斜角は橈骨長軸の垂線（緑色点線）と橈骨関節面（赤色実線）のなす角（写真左：白矢印）であり，約10°掌側に傾いている．この傾斜は背屈時に近位手根列が橈骨遠位端に衝突して可動域を制限される原因となる．背屈が強制された場合，橈骨手根関節以外に手根中央関節に動きが生じて可動域が確保される．コーレス骨折の後遺症にみられるフォーク状変形は掌側傾斜角が逆転したものであり，手掌屈可動域は減少する．

写真右は，手背屈・中間位・掌屈時の動き（青色矢印）とその時の手根骨の滑り方向（白色矢印）を表している．

④ 橈屈・尺屈の動き

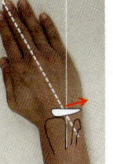
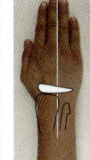
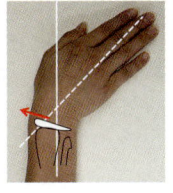

手橈屈時に近位手根列は尺側（写真左：赤色矢印）に，尺屈時は橈側（写真右：赤色矢印）に滑る．近位手根列の動きは橈屈時は三角骨を尺側に触れ，尺屈時は舟状骨を橈側に触れることで確認できる．

⑥ 背屈と遠位橈尺関節

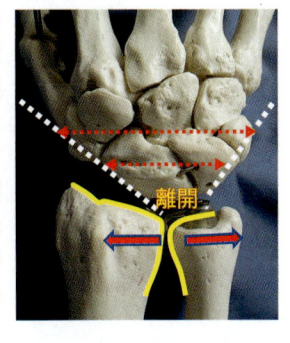

手根骨は円錐形をしており（白色：赤色点線），手背屈時，遠位橈尺関節に横幅の広い円錐部分が入ることで関節は離開を余儀なくされる（矢印実線）．関節離開が不十分な場合，手関節は背屈制限を受けることから，遠位橈尺関節を拡げる必要がある．

■ 本課題の目的

橈骨手根関節において，近位手根列を掌側に滑らせることで手背屈制限が改善されるかどうかを学ぶ．

■ 解　説

手背屈は橈骨手根関節と手根中央関節の両者の動きで行われる．手背屈時に近位手根列（舟状骨・月状骨・三角骨）は橈骨関節面に対して掌側に滑る必要があり，特に背屈強制時（例えば，手掌をついて体重をかける）は手根中央関節が参加して橈骨手根関節と手根中央関節の動きの比は約1：1となる．手掌屈時は全可動域が橈骨手根関節で行われるため，手根中央関節の動きはほとんどない．

手関節の背屈・掌屈，橈屈・尺屈，さらに分回し運動は上記の2つの関節と8つの手根骨間（手根間関節）の滑り運動により可能となり，どの関節が障害されても痛みと機能障害を発生させる．

正誤 (月 日/ ○・×)	1回 月　日	2回 月　日	3回 月　日

本題の意義　＜手技＞

6．関節へのアプローチは可動域に影響をおよぼす(3)？
＜課題：第一手根中手関節へのアプローチは橈側外転を改善させるか？＞

①　母指の橈側外転角を調べる

:arrow_down:

②　第一手根中手関節にアプローチを行う

:arrow_down:

③　アプローチ後，橈側外転角は増大した？

:arrow_down:

第一手根中手関節へのアプローチは橈側外転角を改善させた？

Key words　　包内運動　　アプローチ　　第一手根中手関節　　橈側外転

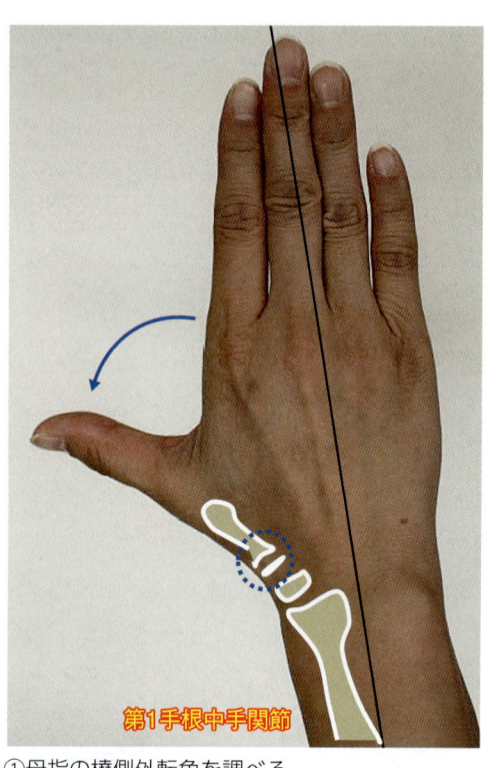

①母指の橈側外転角を調べる．

補足説明　橈側外転は第一手根中手関節（CM 関節）で行われている．橈側外転は手掌面上での母指の外転をいい，他方，手掌面に垂直な母指の動きは掌側外転と呼ぶ．両者の包内運動は異なることを理解する．

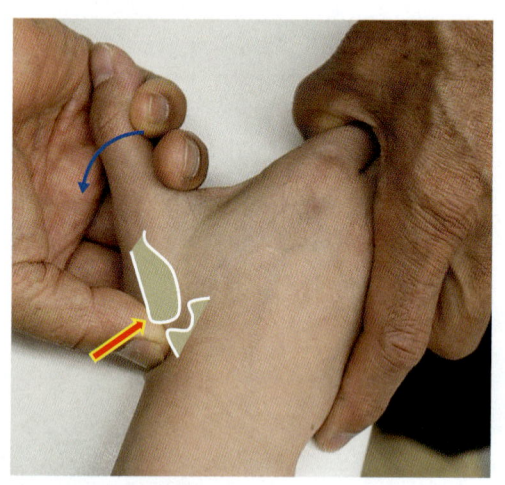

②第一手根中手関節にアプローチを行う．

補足説明　第一手根中手関節は鞍関節であり，橈側外転は大菱形骨に対する第1中手骨底の尺側方向への滑りが生じる．よって，母指外転（青色矢印）と同時に中手骨底を尺側方向に押し込む（赤色矢印）．他方，掌側外転は第1中手骨底の関節面が凹面であるため，母指の運動方向と同方向に中手骨底を滑らせる．

参考資料

1）松下和彦，他：母指 CM 関節症．関節外科．22（7）：58-63，2003．
2）Donald A. Neumann. 嶋田智明，他　監訳：筋骨格系のキネシオロジー．pp 280-284，医歯薬出版．2012．

Point & Check up

❶ 母指手根中手関節の形態（1）

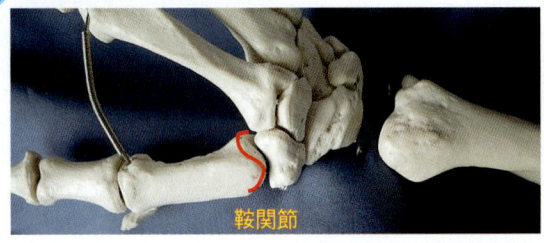

鞍関節

　母指手根中手関節（大菱形中手関節）は鞍関節であり，中手骨底には橈側外転と掌側外転時に2方向の異なった滑りが生じている．両者の複合的動きとして分回し運動が可能となる．

❷ 母指手根中手関節の形態（2）

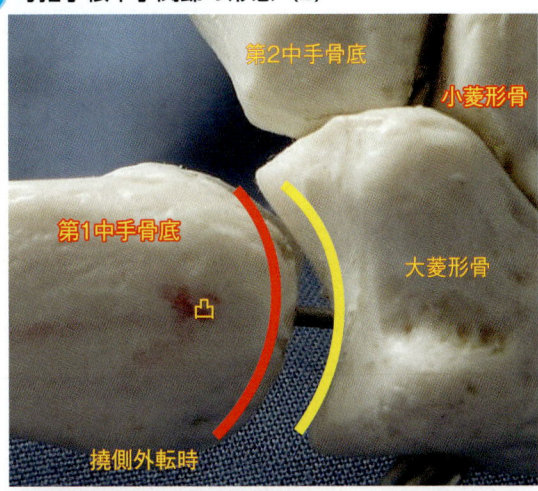

第2中手骨底　小菱形骨
第1中手骨底　大菱形骨
凸
橈側外転時

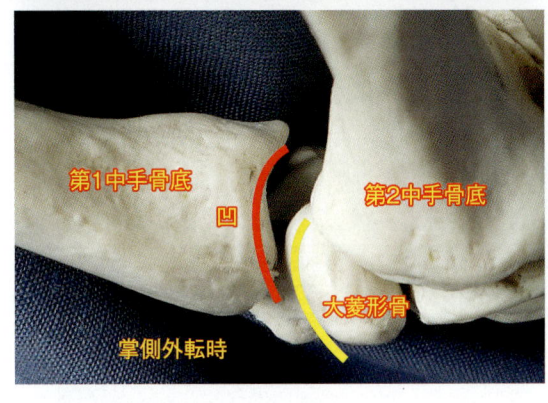

第1中手骨底　凹　第2中手骨底
大菱形骨
掌側外転時

　母指の手根中手関節は橈側外転（写真上）時に第1中手骨底の凸面が，掌側外転（写真下）時に凹面が動いている．よって，橈側外転時，関節面は運動方向と逆方向に，掌側外転時は同じ方向に滑ることになる．

■ 本課題の目的

　母指の過使用は第1手根中手関節（CM関節）に変形性関節症をもたらすことが多い．主な症状は橈側外転障害と痛みであり，CM関節へのアプローチは症状改善に効果的であるかどうかを学ぶ．

■ 解　説

　CM関節は母指の動きの要である．第1中手骨と大菱形骨間でつくる第1CM関節は鞍関節であり，母指橈側外転と掌側外転を可能とする．両者の連動した動きは"分回し運動"を可能とし，第1CM関節は最も使用頻度が高く動きの支点となるため限局した負荷とオーバーワークによって炎症を生じやすい．CM関節周辺の靱帯（橈側・尺側側副靱帯，前・後斜靱帯，中手間靱帯）の変性と肥厚は包内運動の機能を低下させて外転障害と痛みの原因となる．予防的処置として可及的早期にCM関節へのアプローチが必要となる．

正誤 (月 日/ ○・×)	1 回		2 回		3 回	
	月 日		月 日		月 日	

本題の意義 ＜手技＞

7. 手根管へのアプローチは握力を改善させる？

＜課題：手根管と関連靱帯へのアプローチは握力を改善させるか？＞

① 握力を調べる

② 手根管と横手根靱帯，手根間関節にアプローチを加える

③ アプローチ後に握力は改善された？

手根管へのアプローチは握力を改善させた？

Key words　手根管　アプローチ　握力　横手根靱帯　手根間関節

本課題は，必ずしも EBM に基づくものではなく，評価と手技の技術を深める目的で作成されています．

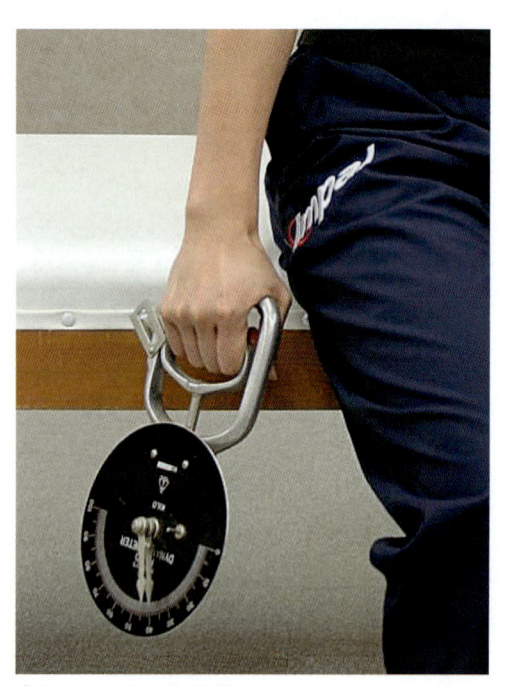

①握力計で握力を計測する．

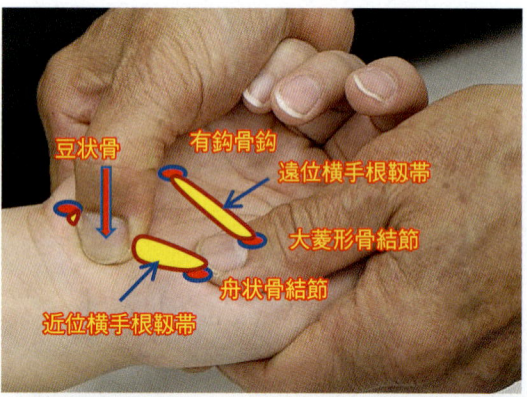

豆状骨　有鈎骨鈎　遠位横手根靱帯　大菱形骨結節　舟状骨結節　近位横手根靱帯

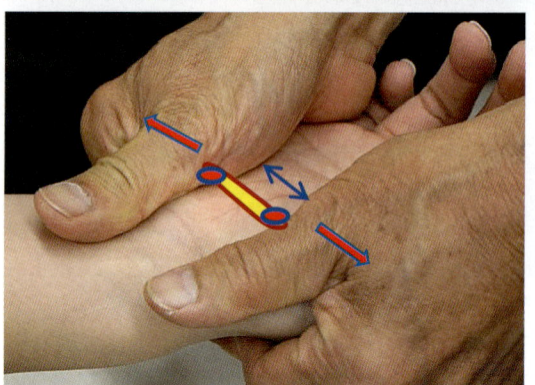

②横手根靱帯を圧迫伸張させ，個々の手根間関節にアプローチを加える．

補足説明 手根管を構成する近位・遠位横手根靱帯を指で 5〜6 回圧迫して伸張する（写真上）．さらに，横手根靱帯に圧迫を加えながら指の開閉運動を 10 回行わせる．次に，手根間関節に対して一個一個の関節を動かす（写真省略）．8 個の手根骨に剪断力を加えながら滑りを引き出す．個々の手根骨の触知法は省略する．

手根管（骨線維構成体）の伸張と手根間関節の動きを改善することで握力向上が期待できるかどうかを学ぶ．

参考資料

1）西田淳，他：手指腱損傷の治療 up to date．屈筋腱構造の臨床解剖．関節外科．29（8）：10-13，2010．

2）長谷川修：手根管症候群の診断．MB Orthop. 22（13）：33-42，2009．

Point & Check up

① 横手根靱帯の位置

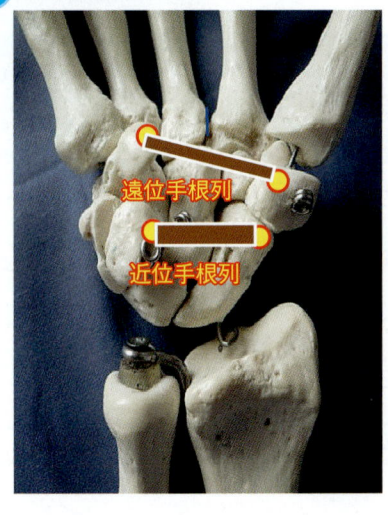

　横手根靱帯は近位手根列（舟状骨結節と豆状骨）と遠位手根列（大菱形骨結節と有鈎骨鈎）で構成されており，手根骨間でつくられた陥凹とで骨線維性の管腔（手根管）を形成している．

② 手根骨の位置と名称

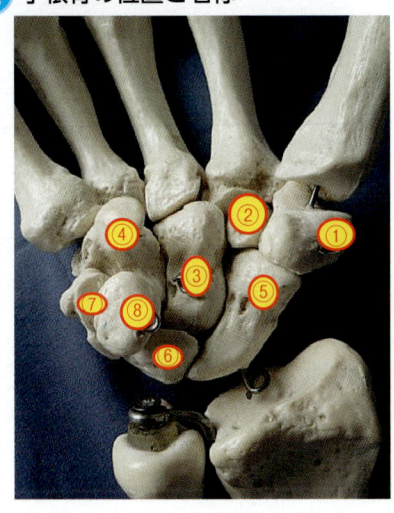

　手根骨は8個あり，それぞれに関節を構成している（手根間関節）．個々の動きが妨げられると手掌部の柔軟性が落ちて握力低下を招くため，手根骨間の滑りを確保する．まずは全ての手根骨を触知できるように心掛ける．
①大菱形骨　②小菱形骨　③有頭骨　④有鈎骨
⑤舟状骨　⑥月状骨　⑦三角骨　⑧豆状骨

■ 本課題の目的

　手根管症候群に対して早期に手技を加えることで症状改善につながるかどうかを学ぶ．

■ 解　説

　手の過使用やアミロイド沈着，浮腫などが原因で手根管内での絞扼性神経障害が生じる．これを手根管症候群と呼んでいる．手根管は手根骨でつくる凹カーブと2列に並走する横手根靱帯（近位横手根靱帯：舟状骨結節-豆状骨，遠位横手根靱帯：大菱形骨結節-有鈎骨鈎）で構成された管腔をいう．もともと狭い閉鎖性の空間であるが，さらに空間を狭くする病態の存在によって手根管症候群は誘発される．管腔内は正中神経，浅指・深指屈筋等が走行しており，機械的・継続的外力により手根管内狭窄が生じて正中神経障害をもたらし握力等を低下させる．また，他の考えられる原因に，①横手根靱帯の変性と肥厚，②手根間関節の変形や拘縮等，があり，これらは閉鎖的空間の狭小化をさらに助長して管腔内容量を減じることで管腔内圧を高めると考えられる．手根管症候群の初期症状は正中神経領域の知覚異常や筋力低下，握力低下が挙げられる．症状により観血療法の適応となるが，初期であれば横手根靱帯の伸張や手根骨間の滑りの改善，手指屈筋群のストレッチ等を行うことで症状の改善が期待できる．

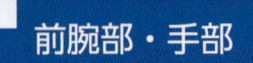
正誤 （ 月 日/ ○・× ）	1回		2回		3回	
	月 日		月 日		月 日	

本題の意義　＜評価＞

8. 中手指節（MP）関節の肢位は近位指節間（PIP）関節の可動域に影響をおよぼす？

＜課題：MP関節の伸展位と屈曲位でPIP関節の自動的伸展角に違いはあるか？＞

① MP関節伸展位（他動的に固定）でPIP関節の自動的伸展角を調べる

② MP関節屈曲位（他動的に固定）でPIP関節の自動的伸展角を調べる

③ 両者間の自動的伸展角に違いがみられた？

　MP関節の肢位によってPIP関節の自動的伸展角は異なっていた？

Key words　中手指節関節（MP関節）　　近位指節間関節（PIP関節）　　自動伸展角

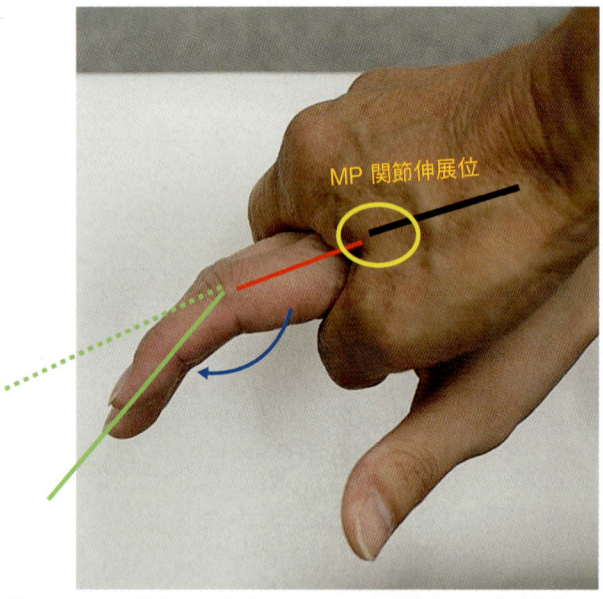

①MP関節伸展位で他動的に固定し，PIP関節の自動伸展角を調べる．

補足説明　MP関節伸展位でPIP関節の自動伸展を行わせると，PIP関節は完全伸展しにくいことが分かる（緑色実線）．

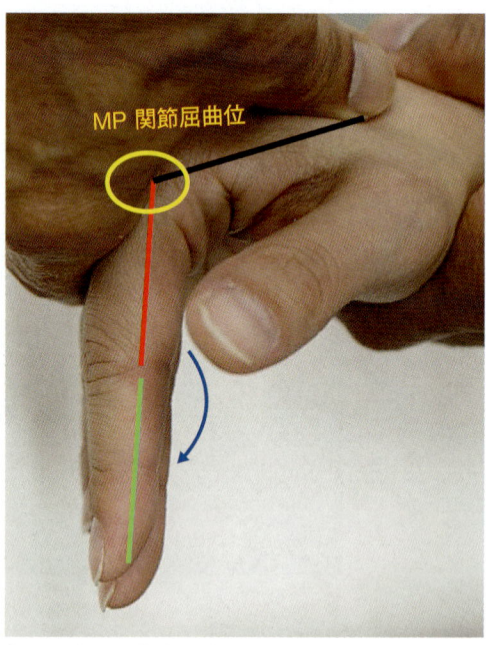

②MP関節屈曲位で他動的に固定し，PIP関節の自動伸展角を調べる．

補足説明　MP関節屈曲位でPIP関節の自動伸展を行わせると，PIP関節の完全伸展が可能となる（緑色実線）．

参考資料

1）成澤弘子：手指腱損傷の治療 up to date．伸筋腱構造の臨床解剖．関節外科．29（8）：53-57，2010．

2）Donald A. Neumann．嶋田智明，他　監訳：筋骨格系のキネシオロジー．pp 285-288，医歯薬出版．2012．

Point & Check up

① MP関節伸展位でのPIP関節

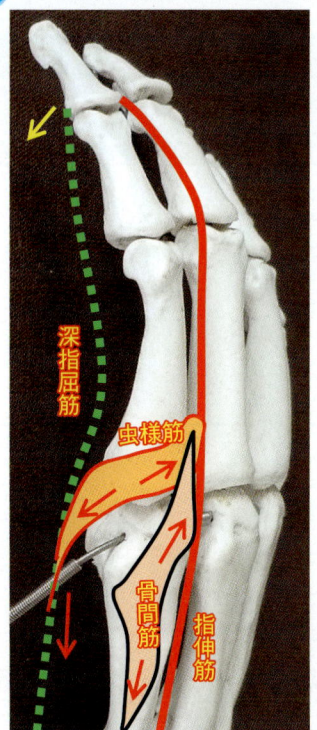

MP伸展位でPIP関節の完全
伸展は困難となる．理由は，①
手内筋は伸張されて筋力として
はPIP伸展に有利となる，②一
方で，深指屈筋（緑色点線）は
最も伸張されるためPIP関節の
伸展を妨げる（黄色矢印），③さ
らに，MP伸展位は指伸筋が最
も緩んだ肢位であり，筋力とし
てはPIP関節の自動伸展に不利
となる（収縮効率を低下させる）
等，が挙げられる．

② MP関節屈曲位でのPIP関節

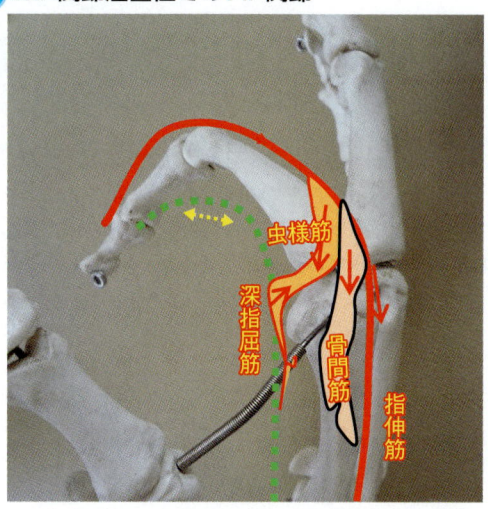

MP屈曲位はPIP関節の完全伸展に有利な肢位
である．理由は，①手内筋は弛緩するため筋力と
してはPIP伸展に不利となる，②一方で，深指屈
筋は弛緩して（黄色点線矢印）PIP伸展の妨げと
ならない，③さらに，MP屈曲位は指伸筋が最も
伸張された肢位であり，筋力としてはPIP関節の
自動伸展に効率よく作用する等，が挙げられる．

■ 本課題の目的

　指の屈曲・伸展は手内筋（固有筋）である虫様筋・骨間筋と外来筋の指伸筋，浅指・深指屈筋に影響される．また，虫様
筋の起始部は深指屈筋であることから両者は直接的な影響を受けている．手内筋の役割は指の外転・内転以外にMP関節屈
曲とPIP・DIP関節伸展（指背腱膜として）に作用するが，これはMP関節の肢位に影響されることを学ぶ．

■ 解　説

　基本的にMP関節が屈曲位か伸展位かでDIP・PIP関節の可動域と伸展筋力は異なってくる．これはMP関節の肢位が手
内筋（虫様筋・骨間筋）と外来筋（指伸筋，一部深指屈筋）の張力（長さ）を変化させるためである．MP屈曲位は手内筋
と深指屈筋を弛緩させるためPIP・DIP関節の伸展可動域は拡大するが，一方で弛緩した手内筋はDIP・PIP関節の自動伸
展筋力を減じる結果となる．この時，指背腱膜の構成筋である指伸筋は効率的に収縮すると言える．一方で，MP関節伸展
位は手内筋と深指屈筋が最も伸張された肢位であり，PIP・DIP関節の伸展可動域は制限される．この時指伸筋は弛緩して
おり，PIP・DIP関節の伸展筋力は低下する．

　ちなみに，指背腱膜は虫様筋・骨間筋，指伸筋の3腱で構成されており，手内筋に比べて指伸筋の伸展筋力が強いため
PIP・DIP関節は指伸筋の影響を受ける．指背腱膜の張力は手内筋と外来筋のバランスの上に成り立っており，MP関節の肢
位はバランスに影響をおよぼす唯一の要因といえる．

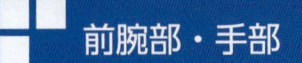
正誤 (月 日/ ○・×)	1回	2回	3回
	月　　日	月　　日	月　　日

本題の意義　＜手技＞

9.　手内筋の短縮は中手指節（MP）関節の自動伸展に影響をおよぼす？

＜課題：手内筋へのアプローチは MP 関節の自動伸展に影響をおよぼすか？＞

① 　PIP・DIP 関節屈曲位で MP 関節自動伸展角を調べる

② 　虫様筋・骨間筋にストレッチを行う

③ 　PIP・DIP 関節屈曲位での MP 自動伸展角は改善した

　　手内筋へのアプローチは MP 自動伸展角に影響を与えた？

Key words　　手内筋（固有筋）　　中手指節関節　　自動伸展　　アプローチ　　ストレッチ

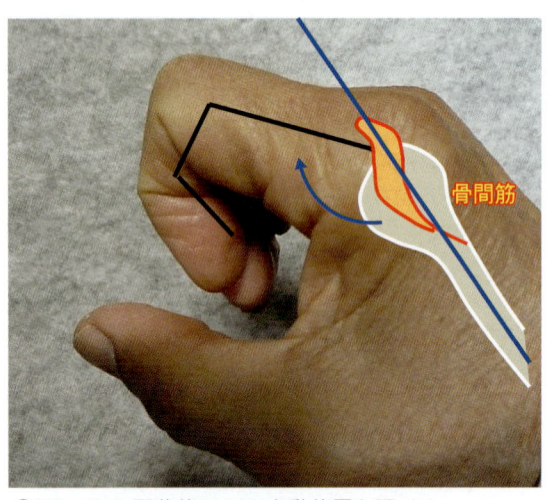

①PIP・DIP 屈曲位で MP 自動伸展を調べる.

（補足説明） 手内筋に短縮があると，PIP・DIP 屈曲位での MP の自動伸展はしにくくなる. 短縮の程度は MP 伸展角に影響をおよぼすといえる.

　高齢者の生活において MP 伸展の必要性が低下していて，屈曲位となっている場合が多い. この時，骨間筋には萎縮がみられており，中手骨間の陥凹は際立って深く感じられる.

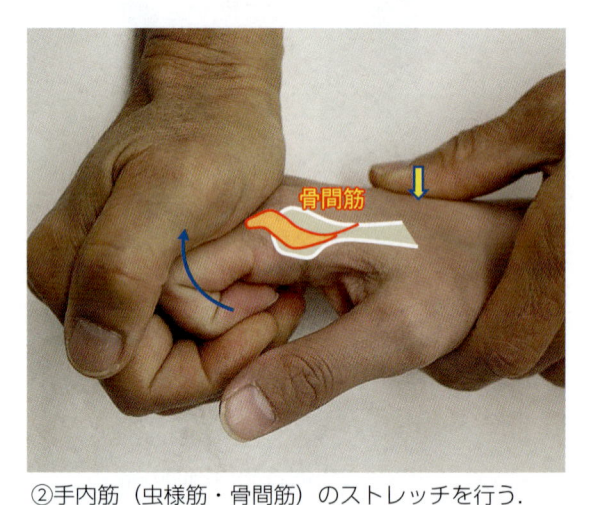

②手内筋（虫様筋・骨間筋）のストレッチを行う.

（補足説明） 手内筋のストレッチは，PIP・DIP 関節を屈曲した状態（PIP・DIP 関節を屈曲位）で包みこんで握り，中手骨領域を固定（黄色矢印）した状態で MP 関節を他動的に伸展させる（青色矢印）. MP 関節の掌側面で固有筋が伸張されるのを感じるとることができる.

参考資料

1) 成澤弘子：手指腱損傷の治療 up to date. 伸筋腱構造の臨床解剖. 関節外科. 29（8）：53-57, 2010.

2) Donald A. Neumann. 嶋田智明，他　監訳：筋骨格系のキネシオロジー. pp 307-311, 医歯薬出版. 2012.

Point & Check up

1 背側骨間筋の作用
第3指（軸）

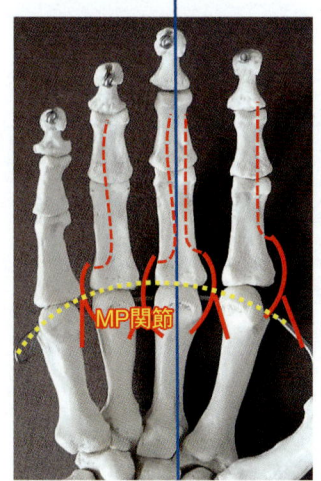

MP 関節の屈筋である背側骨間筋は中手骨側面から起始しMP 関節（黄色点線）をまたいで指背腱膜に合流する．よって，指外転以外に MP 屈曲とPIP, DIP 関節の伸展に働く．ちなみに，指外転は第 3 指（青色ライン）から離れる動きを意味する．

2 掌側骨間筋の作用
第3指（軸）

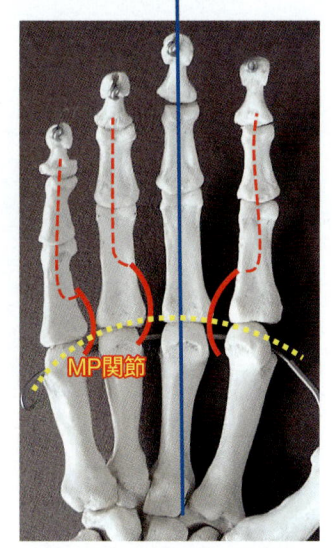

MP 関節の屈筋である掌側骨間筋は中手骨側面から起始してMP 関節をまたいで指背腱膜に合流する．よって，指内転以外に MP 屈曲と PIP, DIP 関節の伸展に働く．

ちなみに，指の内転は第 3 指に向かう動きを意味する．

3 骨間筋の短縮

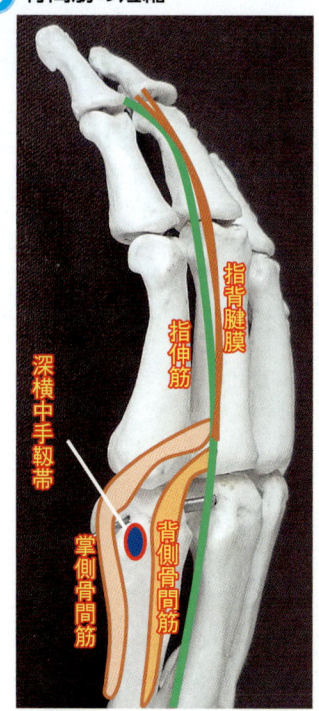

骨間筋の短縮は MP 関節を屈曲位とし，PIP, DIP 関節の伸展筋力が弱められて屈曲拘縮のリスクを高める．拘縮はさらに指背腱膜の収縮能を弱化させて指の伸展機能は低下する．

■ 本課題の目的

　指の筋力は，伸展筋力＜屈曲筋力で屈筋優位となっている．PIP, DIP 屈曲位での MP 関節の自動伸展は指伸筋が主動筋となるが，骨間筋の短縮は MP 関節の伸展を制限する．骨間筋のストレッチが PIP, DIP 屈曲位での MP 自動伸展を改善させるかどうかを学ぶ．

■ 解　説

　手内筋（固有筋，内在筋）である虫様筋・骨間筋の短縮は PIP・PIP 屈曲位での MP 自動伸展角を減少させるが，骨間筋のストレッチは MP 自動伸展角を拡大させ，さらに PIP・DIP 関節の自動伸展筋力を改善させる．高齢者では日常生活内で指を完全に伸展させる機会が極めて少なく，手内筋の短縮傾向が強まっている．これは生活内で指の完全伸展を必要としないことを示しており，具体的には手背の中手骨間陥凹が際立って窪んでいるのを目にすることが多い．指の機能を改善させる上で手内筋のストレッチが極めて重要なことを理解する．

前腕部・手部

①短橈側手根伸筋の短縮を左右で比較する.

補足説明 短橈側手根伸筋は上腕骨外側上顆から第3中手骨底に停止する筋であり, 手関節中間位での背屈に働く. 短縮の確認は, 手掌屈・前腕回内位で肘伸展すると抵抗感を感じることで判断できる. この操作を強めることで短橈側手根伸筋のストレッチが可能となる.

　最終域での筋緊張を感じるように心掛ける.

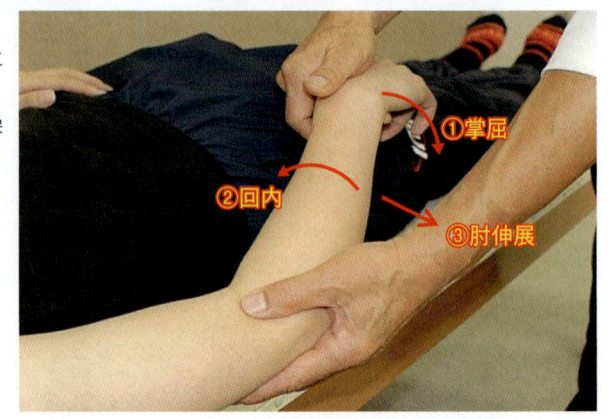

②上腕骨外側上顆の圧痛を比較する.

補足説明 外側上顆は上腕骨外側面から下方に指を滑らせて最初に骨隆起を触れる部位である. 左右の圧痛を同時に比較すると分かりやすい.

　短橈側手根伸筋の短縮側に圧痛が強く感じられるかどうか確認する.

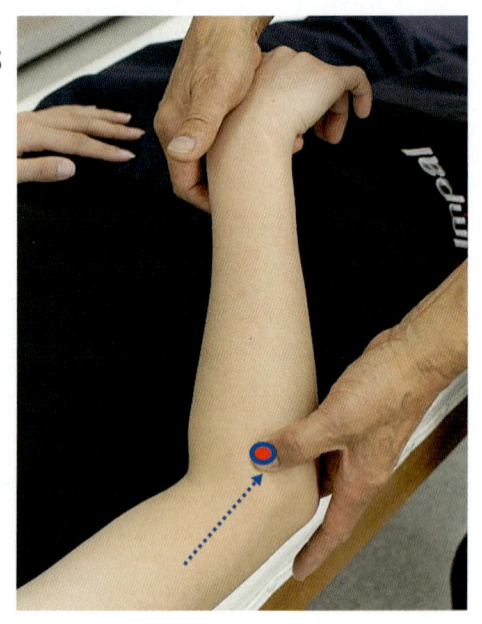

■ 本課題の目的

　長期にわたる筋の過緊張や筋スパズムは筋・腱に変性と短縮をもたらし, 短縮した筋・腱の過使用は骨付着部炎を発症させるかどうかを学ぶ.

■ 解　説

　外側上顆は前腕伸筋群が起始しており, この部位にみられる圧痛は腱付着部炎（enthesopathy）と呼ばれている. 原因筋に短橈側手根伸筋があり, 指伸筋と腱膜を共有して深部で索状構造となる. 短橈側手根伸筋の過収縮は停止部の腱膜に限局した外力（力学的ストレス）をもたらして腱膜の微小断裂と骨膜炎を発症させる. また, wrap around 構造による短橈側手根伸筋腱の圧迫は腱付着部炎の発症に影響をおよぼすといえる.

参考資料
　1）鈴木克彦：上腕骨外側上顆炎に対する徒手的運動療法. PT ジャーナル. 38（1）：31-37, 2004.
　2）橘川薫：I. スポーツによる手関節・肘関節障害の診断. 関節外科. 30（3）：69-77, 2011.

前腕部・手部

補足課題　4　＜評価＞

＜課題：上腕骨内側上顆の圧痛は肘伸展位での前腕回外に影響をおよぼすか？＞

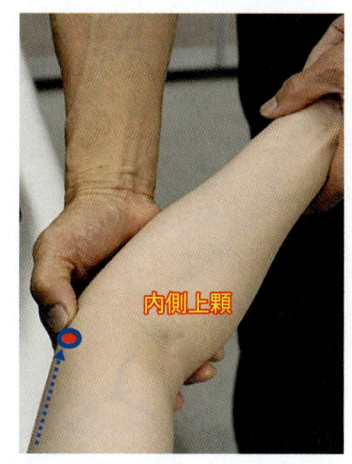

①上腕骨内側上顆の圧痛を左右で比較する.

補足説明 内側上顆は上腕骨内側に指を当てて下方に滑らせると最初に骨突起を触れる部位である. 内側上顆の圧痛を調べると同時に骨隆起部の硬さ, 厚み, ゴリゴリ感などを確認しておく.

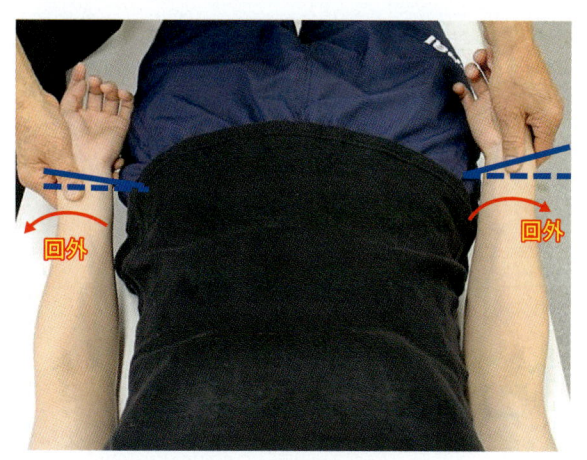

②肘伸展位で前腕回外角を左右で比較する.

補足説明 肘伸展位での前腕回外を調べる場合, 肩外旋の代償動作が生じないように注意する.

肘伸展位で回外角を調べる理由は, 肘伸展位は前腕屈筋群が伸張されて筋短縮の影響を判断しやすいためである. 逆に, 肘屈曲位は弛緩するため筋短縮の影響を観察しにくくなる.

■ 本課題の目的

上腕骨内側上顆に圧痛をもたらす原因の一つに内側側副靱帯と屈筋共同腱の伸張性低下が挙げられる. 伸張性低下は肘伸展と前腕回外可動域を制限する要因になるかどうかを学ぶ.

■ 解　説

上腕骨内側上顆は内側側副靱帯と屈筋共同腱が付着し, 靱帯と共同腱は線維結合していて分離は困難である. ともに関節内側での側方安定性に貢献している. 内側側副靱帯は前斜走線維と後斜走線維に分けられ, 前斜走線維は肘伸展時の側方安定性に, 後斜走線維は肘屈曲時の側方安定に働くと同時に前腕屈筋群の筋張力を調整している. 靱帯の短縮は前腕の外反・回外を抑制し, 一方で前腕屈筋群の過緊張は手背屈, 前腕の伸展・回外を制限する. 前腕屈筋群の過使用 (over use), または短縮から生じる腱付着部炎 (enthesopathy) は内側上顆に圧痛をもたらし前腕の屈曲・回内機能を弱める.

参考資料
1) 鵜飼建志：肘の可動域と制限因子, その対応について. Sportsmedicine. 133：9-15, 2011.
2) 小倉丘, 他：肘関節内側側副靱帯の機能解剖. 整・災外. 46 (3)：189-195, 2003.

前腕部・手部

①肘 90°屈曲位で前腕回内を左右で比較する.

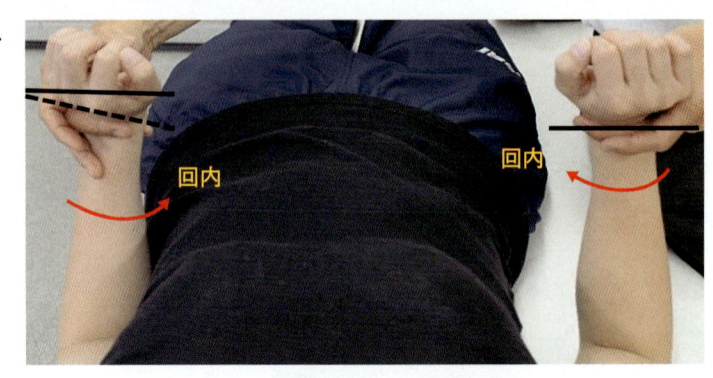

②前腕回内位で橈骨遠位端を把持して長軸遠位方向に 5～6 回ゆっくりと牽引する.
　補足説明　前腕を軽度回内位で橈骨遠位端を右手で把持したままで前腕を遠位方向に牽引する. この操作を 5～6 回繰り返す. この際, 左母指を上腕骨下端の橈骨頭において遠位への移動を確認する. 左母指で橈骨頭の動きを確認しながら右手で橈骨を遠位に移動させるとよい.

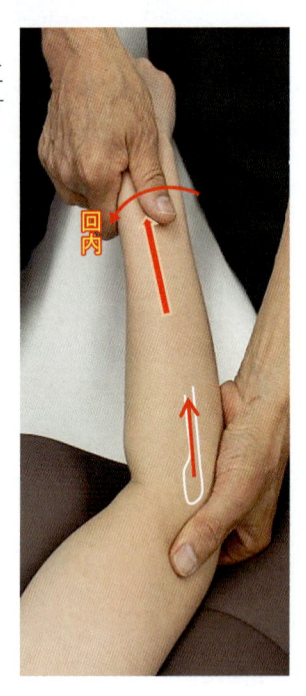

■ 本課題の目的

　前腕回内時, 橈骨は遠位に移動しており, この移動が障害されると回内制限が生じる. 回内時, 橈骨が長軸上で遠位方向に滑っているかどうかを学ぶ.

■ 解　説

　前腕の回内・回外運動時, 橈骨頭は尺骨に対して 3 方向に滑っている. 遠位方向への滑りが障害される原因として, ①輪状靱帯, 方形靱帯の短縮, ②内側・外側側副靱帯の伸張性低下・短縮等, が挙げられる. 近位橈尺関節での包内運動の障害は前腕の回内・回外を制限する.

　本課題は, 前腕回内時に橈骨の遠位方向への滑りが障害されると前腕の回内可動域が制限されるかどうかを体験する.

参考資料
　1）I.A.Kapandji：荻島秀男監訳, 他：カパンディ関節の生理学　I 上肢. p 114, 医歯薬出版, 1989.
　2）鵜飼建志：肘の可動域と制限因子, その対応について. Sportsmedicine. 133：9-15, 2011.

前腕部・手部

＜課題：遠位橈尺関節へのアプローチは手背屈角を改善させるか？＞

①手背屈角を左右で比較する.

　補足説明 両手関節を同時に背屈して左右を比較する.

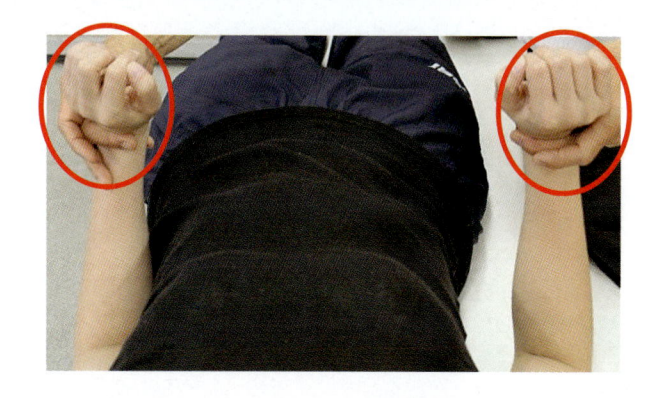

②遠位橈尺関節の離開を行う.

　補足説明 手背屈時に遠位橈尺関節は離開する. 手根骨を上から見ると関節面に向かって尖った円錐状となっており, 背屈時に円錐状の幅広い部分が入り込むことから関節は離開する（課題5の❻）. 拘縮等で遠位橈尺関節に離開が生じない場合, 手背屈は制限される. 手技は両母指を交叉させて左右に剪断力を加え, 遠位橈尺関節を離開させる（写真黄色点線矢印）.

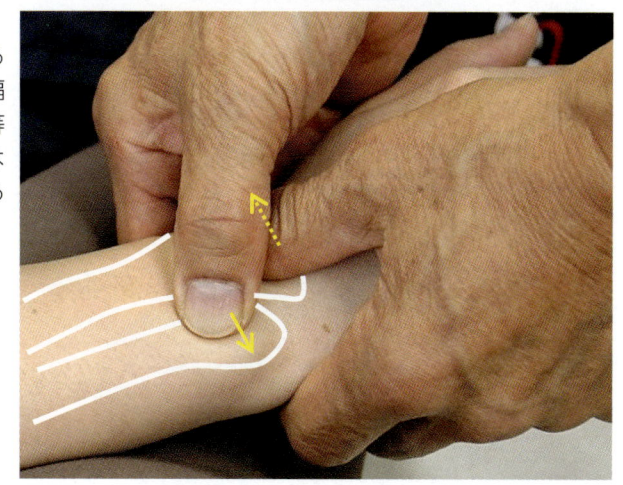

■ 本課題の目的

　手背屈角を改善する方法として, ①橈骨手根関節で橈骨関節面に対して近位手根列を掌側に滑らせる, ②遠位橈尺関節を離開させる等, があることを学ぶ.

■ 解　説

　手背屈時, 近位手根列は掌側に滑ることを説明した. 4個の手根骨からなる近位手根列は近位が凸の円錐状をしており（課題5の❺❻参照）, 遠位は横径が広い. 背屈時, 横径の広い部分が関節内に進入するため遠位橈尺関節は左右に拡がることになり, 橈骨・尺骨間の離開が余儀なくされる. 手関節外傷後に遠位橈尺関節の離開がみられない場合, 背屈制限が生じるため遠位橈尺関節を離開させる手技が用いられる. ちなみに, 橈骨・尺骨を挟んで実際に締め付けてみると手背屈ができなくなることからも理解できる.

参考資料
1) I.A.Kapandji：荻島秀男監訳, 他：カパンディ関節の生理学　Ⅰ上肢. pp 140-149, 医歯薬出版, 1989.
2) 竹内義享：機能解剖学に基づく手技療法. pp 64-65, 医歯薬出版, 2016.

正誤 (月 日/ ○・×)	1回		2回		3回	
	月	日	月	日	月	日

本題の意義　＜評価＞

1. 筋長は筋力に影響する？

＜課題：第 12 肋骨と腸骨稜間の距離は腰方形筋の筋力に影響をおよぼすか？＞

① 立位で第 12 肋骨端と腸骨稜上縁の距離を左右で比較する

② 腰方形筋の筋力（MMT）を左右で調べる

③ 距離の短い側は筋力が弱かった？

第 12 肋骨と腸骨稜間の距離は腰方形筋の筋力に影響を与えていた？

Key words　筋長　　第 12 肋骨　　腸骨稜　　腰方形筋

本課題は，必ずしも EBM に基づくものではなく，評価と手技の技術を深める目的で作成されています．

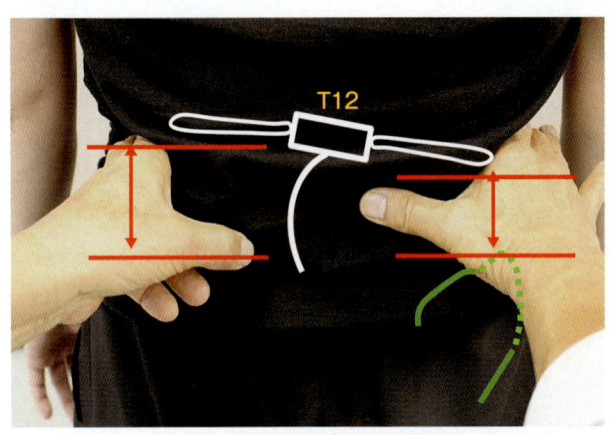

①立位で第 12 肋骨下端と腸骨稜上縁の距離を左右で比較する

補足説明　腰方形筋は第 12 肋骨と腸骨稜間にあって L1〜4 椎体・横突起から腸骨稜と T12 肋骨，さらに腸骨稜から T12 肋骨に向かう 3 方向の線維からなる．腰方形筋は T12 肋骨につく前層の線維と腰椎横突起につく後層の線維に区別される（❶参照）．腰椎のアライメントに深く関わっており，過緊張や短縮は骨盤と体幹間の距離に影響をおよぼす．一方で，筋力低下は骨盤の"引き上げ"を不可能とし，同側の中殿筋や大腿筋膜張筋への代償性収縮を引き出す．腰痛予防の観点からも筋力低下や筋短縮の評価が必要となる．

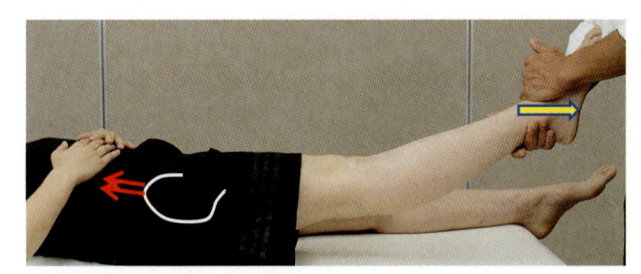

②腰方形筋の筋力（MMT）を左右で調べる．

補足説明　仰臥位で，検者の下方への牽引（青色矢印）に抗して骨盤を引き上げさせる（赤色矢印）．骨盤の引き上げ動作ができない場合，下肢の対向牽引によりフィードバックさせて筋収縮を自覚させるとよい．

　注意点として，体幹側屈，あるいは大腿筋膜張筋・中殿筋の代償動作がでないようにする．ちなみに，立位での"骨盤引上げ"が可能な場合，MMT 3 と判断できる．

参考資料

1) Paul Jackson Mansfield，弓岡光徳監訳，他：エッセンシャル　キネシオロジー．p 213，南江堂．2010.

2) 越智淳三訳：解剖学アトラス．p 49，文光堂．1989.

Point & Check up

① 第12肋骨と腸骨稜間の距離

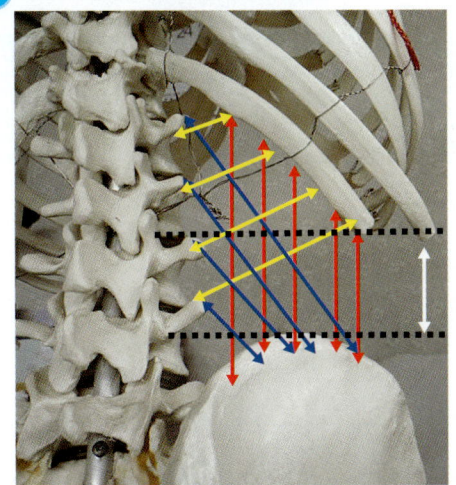

　第12肋骨はT12から側方に下降しており先端に指を当てる．腸骨稜の触知は容易であり，両者間の距離を左右で比較する（白矢印）．ちなみに，腰方形筋は前層線維が腸骨稜から第12肋骨に（赤矢印），後層線維は腰椎横突起に停止する（青・黄矢印）．

② 腰方形筋と腰椎

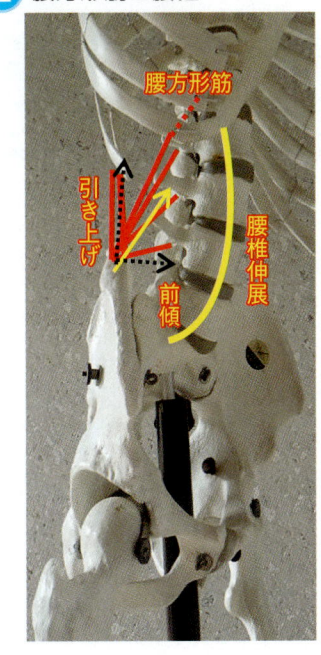

　腰方形筋は体幹−骨盤間にあって"骨盤の引き上げ"以外に体幹と腰椎・骨盤の安定に働く．左右同時に収縮すると腰椎は伸展し，片側のみで腰椎側屈と収縮側の骨盤を引き上げる．

③ 腰方形筋の短縮と骨盤

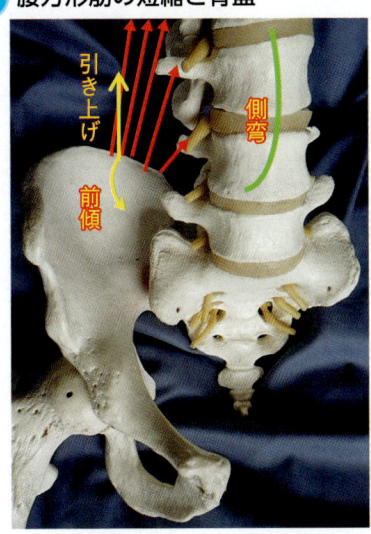

　腰方形筋の短縮は体幹−骨盤間の距離を狭めて腰椎側弯と骨盤の側方傾斜・前傾をもたらす（②参照）．一方で，腰椎前弯位で腰椎の伸展に，後弯が強まると腰椎の屈曲を強める方向に作用する．

■ 本課題の目的

　腸骨稜と第12肋骨間の距離は腰方形筋の筋力を推測できるかどうかを学ぶ．

■ 解　説

　腰方形筋は後腹壁にあって腸骨稜，腸腰靱帯から起始して第12肋骨，全腰椎横突起（L1〜L4）に付着する．いわゆる，"骨盤引上げ筋（ヒップ・ハイカー：hip-hiker）"と言われている．この筋は骨盤の側屈・伸展・回旋をコントロールしており，左右同時に収縮すると腰椎の伸展を，片側のみでは求心性収縮により骨盤の引き上げを，対側は遠心性収縮が生じて側屈運動をコントロールしている．

　腰方形筋の過緊張や短縮，あるいは筋萎縮は腰痛の間接的原因になると考えられており，また，体幹と骨盤間にインバランスをもたらして腰痛を誘発させる要因となる．腰方形筋の筋力低下は同側の大腿筋膜張筋や中殿筋に代償性筋収縮をもたらす．

　本課題は，腸骨稜と第12肋骨間の距離が腰方形筋の筋力に影響するかどうかを検証する．

正誤 (月 日/ ○・×)	1回		2回		3回	
	月	日	月	日	月	日

本題の意義　＜評価＞

2. 腰椎の可動性は腸腰筋の筋力に影響をおよぼす？

＜課題：腰椎の可動性は腸腰筋の筋力を反映しているか？＞

① 　第2仙椎から第1腰椎棘突起までの距離を立位と最大屈曲位で調べる

② 　腸腰筋の筋力（MMT）を調べる

③ 　立位と最大屈曲位の差が小さい（腰椎可動性が少ない）場合，腸腰筋の筋力は弱かった？

　　第2仙椎から第1腰椎棘突起間の可動性は腸腰筋の筋力に影響を与えていた？

Key words　腰椎の可動域　　腸腰筋　　筋力テスト　　第2仙椎棘突起　　第1腰椎棘突起

本課題は，必ずしもEBMに基づくものではなく，評価と手技の技術を深める目的で作成されています.

①立位（写真左）と最大屈曲位（写真右）でS2棘突起〜L1棘突起間の距離を測って差を求める.

補足説明 体幹中間位（立位）と最大屈曲位でS2〜L1棘突起間の距離を調べ，その差を求める.

　通常，立位でS2棘突起の下5cm，上10cmに印をして立位と最大屈曲位の差を求め，その差が5〜7cm以下を強直性脊椎炎と判断する（ショーバーテスト：Schober's test）.

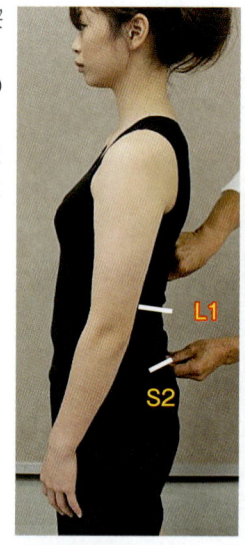
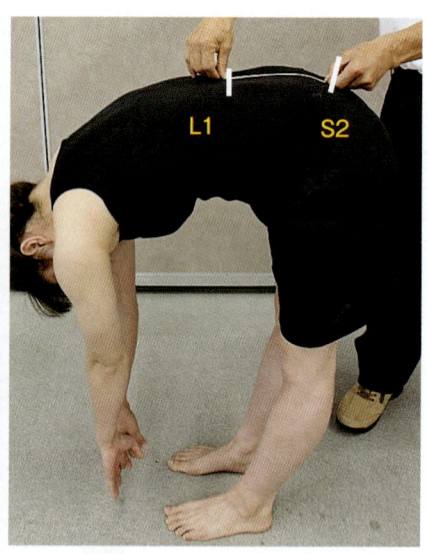

②腸腰筋の筋力（MMT）を左右で比較する.

補足説明 テスト時は骨盤をできるだけ前傾するように指示すること（写真左）. 注意点はテスト時の代償動作である. 例えば，①体幹・骨盤を後傾させる（写真右），②腸腰筋以外の縫工筋（股関節が外旋・屈曲する）が代償する，③支持している両手の力を利用する，等が挙げられる.

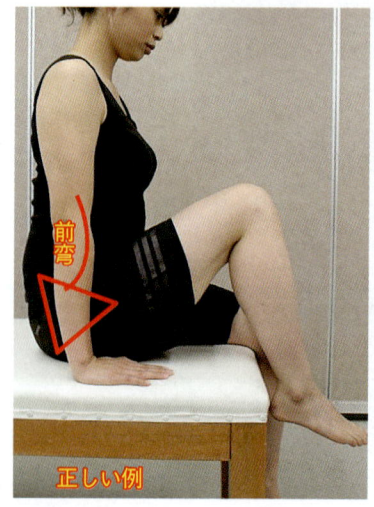
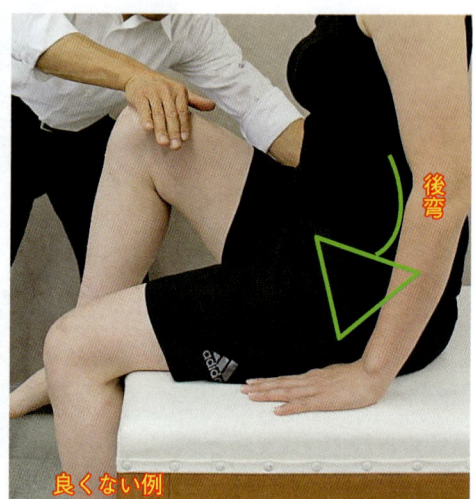

参考資料

　1）デイビット J. マギー. 陶山哲夫　監訳，他：運動器リハビリテーションの機能評価. 原著第4版. pp 16-22, エルゼビア・ジャパン. 2006.

　2）伊藤俊一，他：腰痛症者の理学療法評価の臨床的思考過程. PTジャーナル. 41（2）：113-121, 2007.

　3）丹羽滋郎，他：腸腰筋ストレッチングと腰痛予防. 関節外科. 25（6）：46-51, 2006.

Point & Check up

① S2～L1 棘突起間の距離

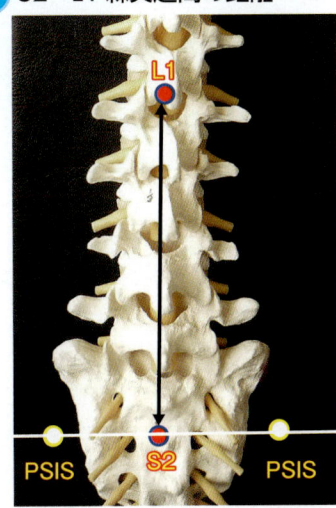

腰椎を後方より見ている.

左右の上後腸骨棘（PSIS）のライン上に S2 は位置している. S2～L1 の距離を調べる.

② S2～L1 棘突起間の距離（側面から）

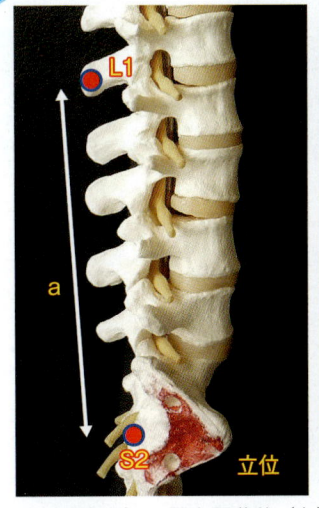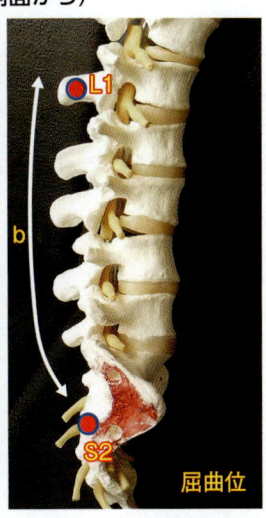

立位（写真左）と最大屈曲位（右）で S2～L1 の距離の差（b-a）を求める. 椎体間に拘縮があるとその差は小さくなる. また, 椎体間の可橈性低下は腰椎間の動きが減じていることを示しており, 腸腰筋の収縮にとって悪い条件となる. 筋力は関節間の動きが保障される中で確保できる.

③ 腰椎の弯曲と腸腰筋の収縮

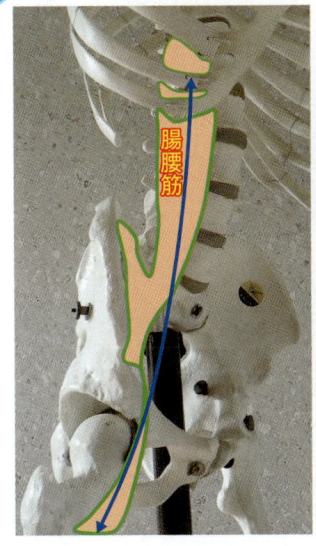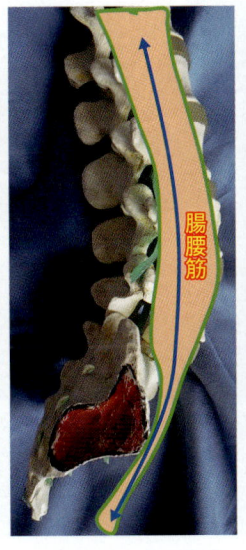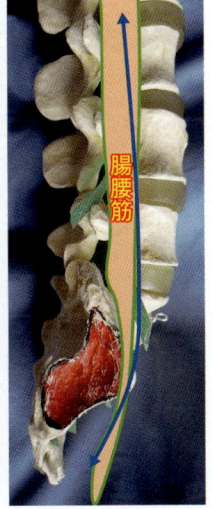

腸腰筋は腰椎の弯曲（青色矢印）に沿って走行しており（写真左）, 前弯の確保によって筋長は維持され筋力を発揮しやすくなる. また, 椎体間の動きが保障されて初めて筋長が保たれ, 腸腰筋の正常な収縮が可能となる（写真中央）.

一方で, 腰椎の可橈性低下は筋長を固定化させて収縮効率を低下させる（写真右）. 青矢印はそれぞれの腸腰筋の収縮方向を示す.

■ 本課題の目的

腰椎椎体間の可橈性低下や拘縮, または後弯の固定化は腸腰筋の筋力低下を招くかどうかを学ぶ.

■ 解　説

腸腰筋は第12胸椎から第4腰椎の椎間板, 椎体, 横突起から起始する. 作用は, ①腰椎と骨盤を前傾, ②股関節を屈曲・内転・外旋等, が挙げられる. 腸腰筋のベクトルは腰椎前弯位で伸展を強める方向に, 後弯位で屈曲を強める方向に働く. 一方で, 腰椎の可橈性が低下するに従って筋力は低下するといえる. 可橈性を調べる方法にショーバーテスト（Schober's test）が用いられるが, 今回は腰椎間の動きを第2仙椎～第1腰椎棘突起間の距離で調べている. 腰椎の屈曲・伸展運動の多くは腰仙関節の動きに依存しており, 全可動域の約50%を占めている. 腰仙関節の特徴として荷重ストレスが強く加わることから椎間板変性を生じやすく, 腰椎全体の動きを減少させる割合が高くなる. また, 腰仙関節に生じる後弯は腰椎全体の後弯を助長することになり, さらに後弯の固定化は腸腰筋の収縮能を低下させて股屈曲拘縮やハムストリングスに短縮をもたらす.

本課題は, 腰椎の可橈性（柔軟性）, すなわち腰椎の前・後屈の運動低下が腸腰筋の筋力に影響をおよぼすかどうかを検証する.

正誤 （月 日/ ○・×）	1回		2回		3回	
	月	日	月	日	月	日

本題の意義　＜評価＞

3. 体幹後傾に腸腰筋の筋力は影響するか？
＜課題：体幹後傾に腸腰筋の筋力は影響をおよぼすか？＞

① 腸腰筋の筋力を調べる

② 椅坐位で体幹後傾時の角度を調べる

③ 腸腰筋の筋力が強い方は体幹後傾角が大きくなる？

腸腰筋の筋力は体幹後傾角に影響をおよぼしていた？

Key words　腸腰筋　　筋力　　体幹後傾角

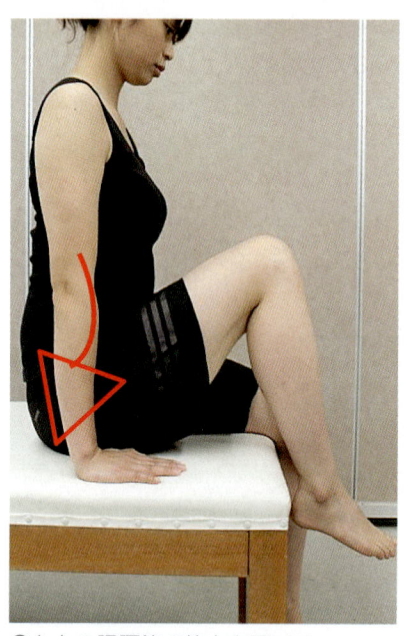

①左右の腸腰筋の筋力を調べる.

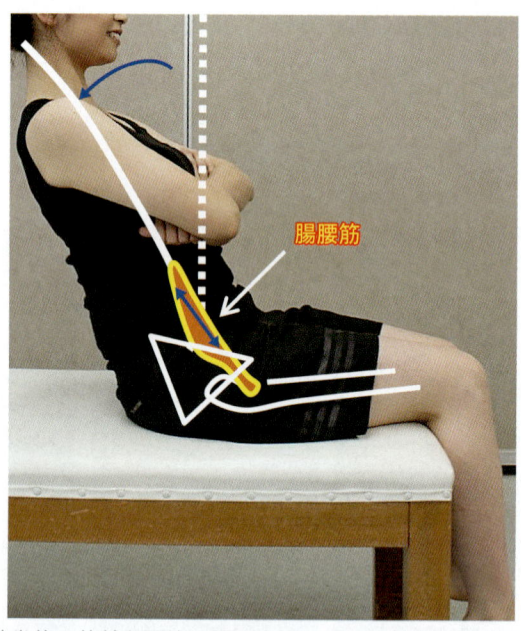

腸腰筋

②椅坐位で体幹を可能な限り後傾した時の角度を調べる（青色矢印）. その肢位から体幹をもとに戻す.

補足説明　両手を胸の前で組んで体幹を安定させる. 足底は床につけたままで体幹をできるだけ後方に倒し，垂直軸とのなす角度を調べる（青色カーブの矢印）. その後，体幹を元に戻すことが必要である.

参考資料
1) 浜西千秋, 他：慢性腰痛と体幹筋の筋力低下. J. Spine Res. 2（6）：1088-1092，2011.
2) 飯島進乃, 他：抗力を具備した骨盤前傾を促す継手付き体幹装具が高齢者の歩行に与える影響. 理学療法学. 41（6）：355-363，2014.
3) 丹羽滋郎, 他：腸腰筋ストレッチングと腰痛予防. 関節外科. 25（6）：46-51，2006.

Point & Check up

① 腰椎前弯と腸腰筋

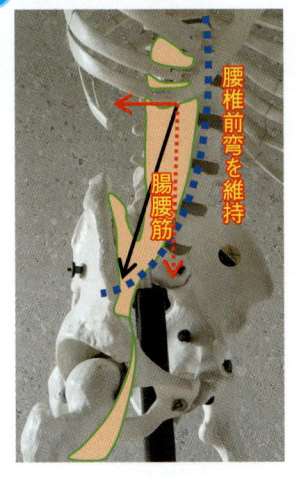

腰椎前弯を維持

腸腰筋

腰椎前弯位で腸腰筋が作用するベクトルは下・後方に向かい，後方のベクトルは腰椎を伸展（前弯）させる．よって，腸腰筋の強化により腰椎の生理的前弯は維持されて腰椎アライメントや周囲軟部組織の機能は正常化されてくる．

② 腰椎後弯と腸腰筋

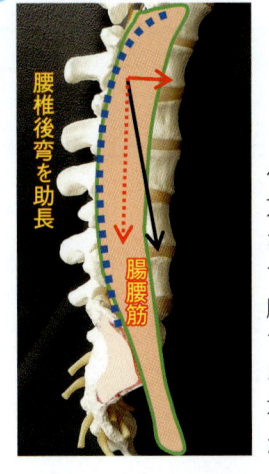

腰椎後弯を助長

腸腰筋

腰椎後彎位で腸腰筋が作用するベクトルは下・前方に向かい，前方のベクトルは腰椎を屈曲（後弯）させる．この状態で腸腰筋を強化すると腰椎後弯を助長する．また，腰椎の正常なアライメントは崩れて周囲軟部組織の機能を低下させる．後弯の常態化は腰椎にとって不都合であり加齢とともに悪循環が構築される．

③ 腰椎伸展（前弯）の維持

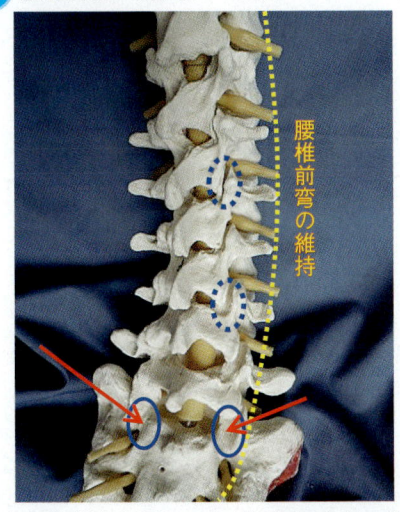

腰椎前弯の維持

腰椎は生理的前弯を保つことが重要であり，腰痛予防の上からも不可欠といえる．椅坐位で体幹を後傾して元に戻す運動は腸腰筋の遠心性収縮を必要とする．理由は，体幹後傾時に大腿骨に対して骨盤の前傾をコントロールしなければならないからである．腸腰筋の弱化は体幹の後傾を不可能とする．また，後傾時の動きの支点は腰仙関節にあるため，L5-S1椎間関節の動きが重要となる（赤色矢印）．

④ 腰椎屈曲（後弯）の影響

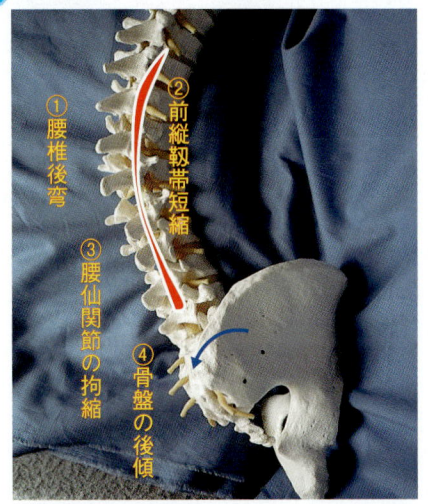

① 腰椎後弯
② 前縦靱帯短縮
③ 腰仙関節の拘縮
④ 骨盤の後傾

椎間関節の拘縮や前縦靱帯の短縮は腰椎の後弯を常態化させる．常態化は骨盤周囲筋の萎縮と筋力低下をもたらして下肢アライメントに影響をおよぼす．

加齢によって生じる負のサイクルを遅らせるためには腰椎や股関節の正常なアライメントの維持と安定化が必須であり，そのためには腸腰筋の筋力維持・強化は不可欠といえる．

■ 本課題の目的

腰椎前弯を維持する上で体幹を後ろに倒し（後傾して），腸腰筋の遠心性収縮を行わせる運動が効果的かどうかを学ぶ．

■ 解　説

高齢者の多くは腰椎が後弯して体幹を後方に反らせにくくなる．歩容においても同様に"前かがみ歩行"となって足の振り出しが小さくなる．腰椎後弯が長期化されると腰椎前方構成体（前縦靱帯など）は短縮・硬化し，腰椎後方の靱帯・筋は伸張して筋収縮能は低下する（④参照）．また，腸腰筋のベクトルは腰椎を後弯させる方向に変換させられる（②参照）．結果として，腰椎は後弯を強めて常態化し，さらに腸腰筋収縮能を低下させるという負のサイクルを形成してしまう．この負のサイクルを断つ上で早期から腰椎伸展自動運動が効果的であり，簡便な方法として椅坐位で体幹を後ろに倒す（後傾：腰椎の伸展）運動が推奨される（前頁②参照）．注意点は，足底を床に必ずつけておき，骨盤を安定させて体幹をできるだけ後傾させることである．体幹後傾時，腸腰筋には遠心性収縮が生じており，また，骨盤前傾と腰椎前弯を維持することで多裂筋，大殿筋等の強化も期待できる．ちなみに，腸腰筋は，①求心性収縮による股屈曲と骨盤前傾，②股屈曲位で遠心性収縮による体幹後傾と腰椎前弯の維持を可能とする．

本課題は，腸腰筋の筋力が椅坐位で股屈曲位を安定させて体幹後傾を維持できるかどうかを検証する．

正誤 （ 月 日/ ○・× ）	1 回		2 回		3 回	
	月	日	月	日	月	日

本題の意義　＜手技＞

4. 仙腸関節への手技は SLR に影響をおよぼす（1）？
＜課題：仙腸関節への手技は SLR を改善させるか？＞

①　一方の股関節の他動的 SLR を調べる

②　仙腸関節に手技を行う

③　アプローチ後，SLR に改善がみられた？

　　仙腸関節への手技は SLR を改善させた？

Key words　　仙腸関節　　SLR　　手技

本課題は必ずしも EBM に基づくものではなく，評価と手技の技術を深める目的で作成されています.

①股関節の他動的 SLR を調べる.

（補足説明）SLR において，骨盤後傾が生じないようにする. 挙上角と最終抵抗感（end feel）を確認する.

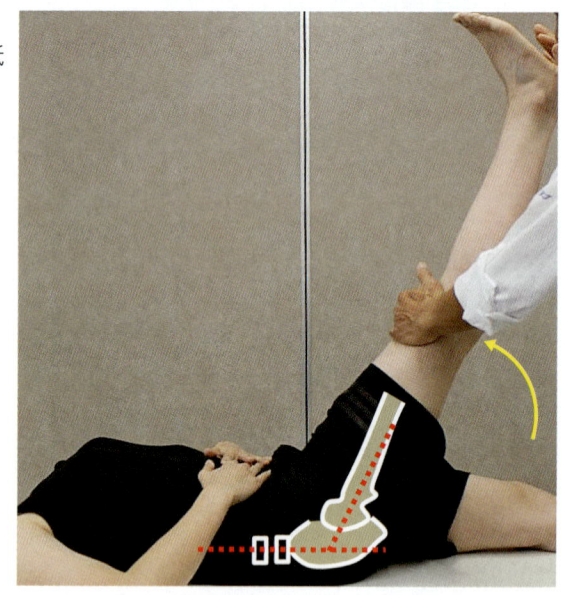

②側臥位で仙腸関節に前傾（ニューテーション）と骨盤のインフレアを行う.

（補足説明）前傾は手掌部を仙骨上部に当て前方に押し込む. 仙骨の屈曲・伸展の回転軸は S2 の高さにあり，両上後腸骨棘（PSIS）を結んだライン上となる.

　前傾（ニューテーション）時，上前腸骨棘は内方（正中線）に向かうため，仙骨と骨盤への手技を同時に加える必要がある. 仙骨の前傾は後仙腸靭帯が伸張される程度の力を目安とする.

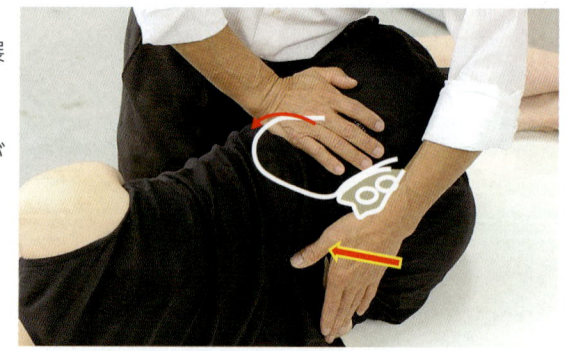

参考資料
1）片田重彦：腰痛の保存的治療；最新の話題. 臨整外 39（4）：423-429，2004.
2）神戸晃男，他：股関節に関連して. PT ジャーナル. 37（3）：239-245，2003.

Point & Check up

① SLR と股関節

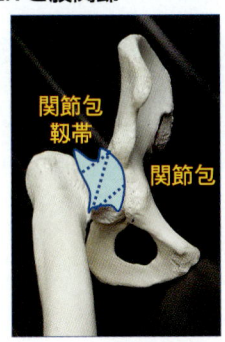

SLR 時に生じる挙上角は，①骨盤と骨頭の位置関係，②関節包・靱帯の硬さ（写真），③周囲筋群の短縮の程度，④大腿骨頭の向きと傾き，⑤寛骨臼（骨盤）の向き，⑥仙腸関節の適合（噛み合わせ），⑦腰仙関節の可動性，⑧腰椎弯曲等，に影響される．

② 内転を伴う股関節屈曲

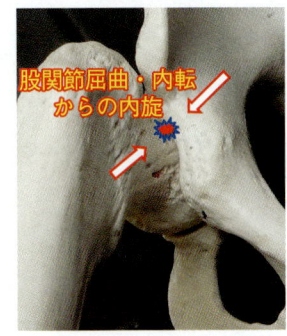

股関節の屈曲にファダーフ（Fadirf）がある．これは股屈曲・内転・内旋を伴った動きであり股関節痛の評価に用いられる．具体的なサインとして関節窩に対する骨頭の詰まり感と痛みがあり，陽性の場合は股関節と仙腸関節の機能異常が疑われる．また，骨盤の位置異常（前傾，後傾やインフレア，アウトフレア）が疑われる．

③ 仙腸関節と骨盤

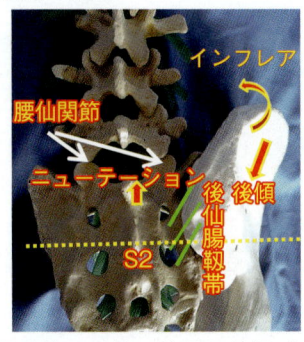

仙腸関節の手技に仙骨の前傾（ニューテーション）がある．前傾時に骨盤には後傾・インフレア（内方を向く）が生じる．この時，仙腸関節の適合性は高まり，腰仙関節のアライメントは改善して生理的前弯に動く．仙骨の前傾の確保によって腰椎，腰仙関節，仙腸関節のアライメントはより正常化するといえる．

④ 仙腸関節とハムストリングス（1）

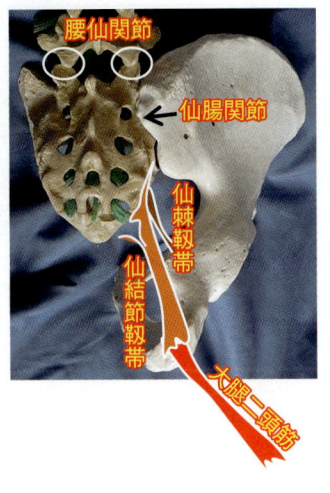

骨盤を後方からみる．腰仙関節，仙腸関節，仙結節靱帯，大腿二頭筋膜は線維結合していてお互いに影響をおよぼしあう．腰仙関節はL5と仙骨を，仙腸関節は仙骨と骨盤を，仙棘靱帯は仙骨と坐骨棘を，仙結節靱帯は仙骨と坐骨結節を，坐骨結節は大腿二頭筋腱と連結している．よって，大腿二頭筋腱の短縮は仙結節靱帯を介して仙骨を後傾させると考えられる．

⑤ 仙腸関節とハムストリングス（2）

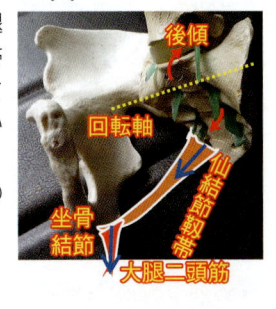

骨盤を内方から見る．大腿二頭筋の短縮は仙結節靱帯を介して仙骨を後傾させて骨盤をアウトフレアに向かわせる．

大腿二頭筋と仙腸関節の関係を理解する．

⑥ 仙腸関節とハムストリングス（3）

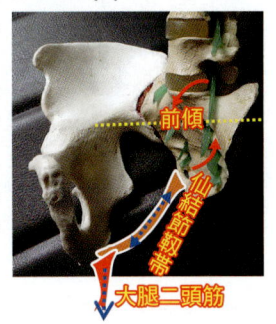

骨盤を左前方から見る．仙腸関節を前傾させると後仙腸靱帯は弛緩する．さらに，仙結節靱帯がストレッチされて大腿二頭筋の過緊張は緩和されSLRの改善が期待できる．

■ 本課題の目的

仙腸関節へのアプローチは周囲の靱帯，ハムストリングスを弛緩させてSLRを改善させるかどうかを学ぶ．

■ 解　説

下肢伸展挙上（SLR）角は主としてハムストリングスの緊張（短縮・硬さ）に影響される．特に，外側ハムストリングス（大腿二頭筋）は坐骨結節から起始して腓骨頭に付くが，一方で坐骨結節を介して仙結節靱帯と密接に線維結合している．よって，外側ハムストリングスの短縮は仙結節靱帯を介して仙骨を後傾させる．すなわち，大腿二頭筋の短縮は仙骨の前傾（ニューテーション）を制限していることになり，逆に仙腸関節への介入は仙結節靱帯を緩めて大腿二頭筋の緊張を緩和させることが期待できる．ちなみに，仙骨のニューテーションに働く筋に，①多裂筋，②胸腰筋膜に関わる筋群等，が挙げられ，①と②はいずれも線維結合していることから多裂筋や胸腰筋膜の強化は仙骨にニューテーションをもたらすことになる．

本課題は，仙腸関節へのアプローチが間接的にハムストリングスを弛緩させ，SLRを改善させるかどうかを検証する．

正誤 （ 月 日/ ○・×）	1回		2回		3回	
	月 日		月 日		月 日	

本題の意義　＜手技＞

5. 仙腸関節への手技は下肢アライメントに影響をおよぼす（2）？
＜課題：仙腸関節の手技は ○ 脚を改善させるか？＞

① 立位で大腿脛骨角（または，両膝蓋骨間の距離）を調べる

② 仙腸関節に手技を行う

③ 手技後，大腿脛骨角に改善がみられた？

仙腸関節への手技は下肢アライメントに影響を与えた？

Key words	仙腸関節 　下肢アライメント 　○脚 　大腿脛骨角 　手技

本課題は，必ずしも EBM に基づくものではなく，評価と手技の技術を深める目的で作成されています.

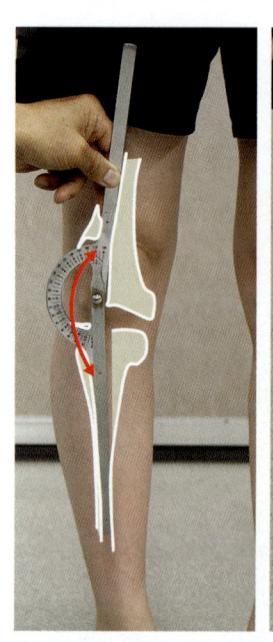
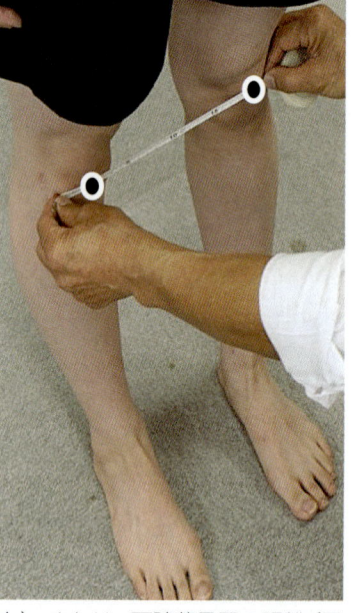

①立位で大腿脛骨角（写真左），または，両膝蓋骨間の距離（写真右）を調べる.
　補足説明　立位で大腿脛骨角（F−T 角）を調べる. 大腿骨長軸と脛骨軸が外側でなす角度をとる（赤色矢印）. または，両膝蓋骨の中点間の距離を調べる.

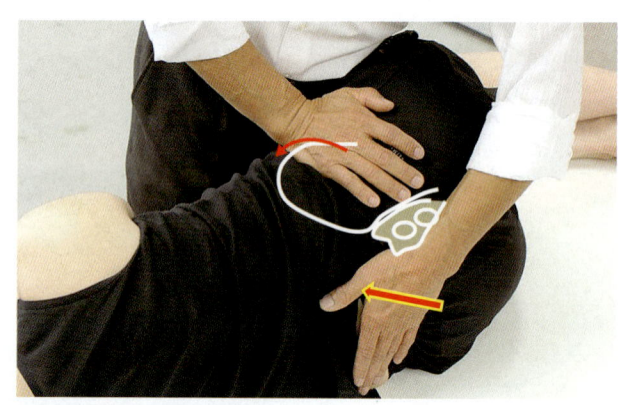

②仙腸関節に前傾と骨盤のインフレアを行う.
　補足説明　側臥位で股関節の屈曲角を考慮し，仙骨の前傾がしやすい肢位で行う.

参考資料
1）和田治, 他：骨盤の矢状面アライメントが骨盤・体幹の回旋可動性および身体重心移動量に与える影響. 理学療法学. 36（7）：356-362, 2009.
2）Shirley A. Sahrmann：竹井仁, 他：運動機能障害症候群のマネジメント. pp 106-107, 医歯薬出版. 2005.

Point & Check up

① 大腿脛骨角と両膝蓋骨間の距離

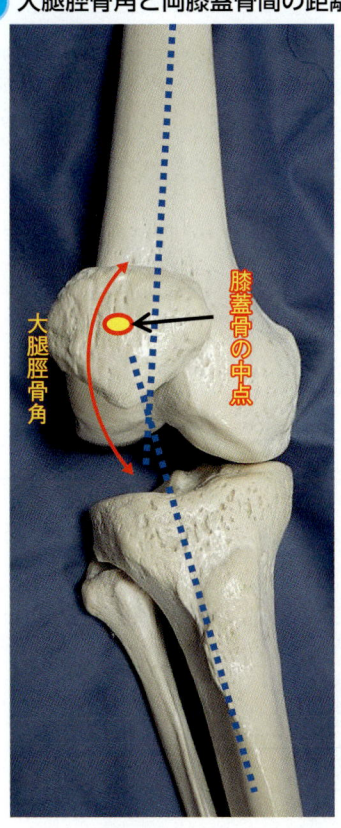

大腿脛骨角（F-T 角）は大腿骨長軸と脛骨軸が外側でなす角度（赤色矢印）をとる．大腿骨が外旋位の場合，F-T 角，あるいは Q 角は大きくなり，膝蓋骨は外方を向くことから膝蓋骨間の距離は大きくなる．

② 骨盤と大腿骨の向き

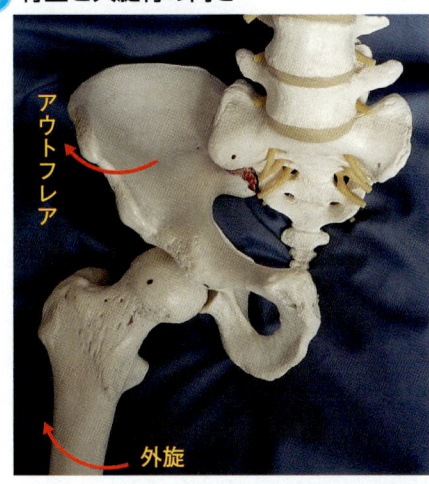

高齢者では腰椎後弯と骨盤後傾からアウトフレアが強まり，骨盤は開いて大腿骨は外旋する．外旋位は外旋 6 筋，大殿筋，中殿筋後部線維に萎縮を生じさせ，また，股屈曲拘縮によりハムストリングスは短縮して膝屈曲位となり，内側広筋の萎縮を早めて O 脚の発生を助長する．

■ 本課題の目的

　仙腸関節は骨盤や股関節を介して膝関節に影響をおよぼす．仙腸関節へのアプローチは下肢アライメントを変化させ O 脚を改善させるかどうかを学ぶ．

■ 解　説

　O 脚の評価には大腿脛骨角（FT 角）を用いるが今回は目測で両膝蓋骨間の距離を調べても良い．通常，骨盤前傾時に大腿骨は内旋位，後傾時は外旋位となっており，外旋位は姿勢や歩容の観点から好ましいとは言えない．予防的措置として腰椎の生理的前弯と骨盤前傾の維持，さらに仙骨のニューテーションとそれに伴う骨盤の後傾・インフレアが行われる．仙腸関節への介入が即，O 脚（下肢アライメント）を変化させることはないが，体験する中で理論上の話として理解しておく．

正誤 （ 月 日/ ○・× ）	1回	2回	3回
	月　日	月　日	月　日

本題の意義　＜手技＞

6. 仙腸関節の安定は腸腰筋の筋力を改善させる？

＜課題：仙腸関節を骨盤ベルトで固定すると腸腰筋の筋力は改善するか？＞

① 左右の腸腰筋の筋力（MMT）を調べる

↓

② 骨盤ベルト（ゴム製）で仙腸関節を締める

↓

③ 腸腰筋の筋力は改善した？

↓

骨盤ベルトは腸腰筋の筋力に影響を与えた？

Key words 　仙腸関節　　腸腰筋の筋力　　骨盤ベルト

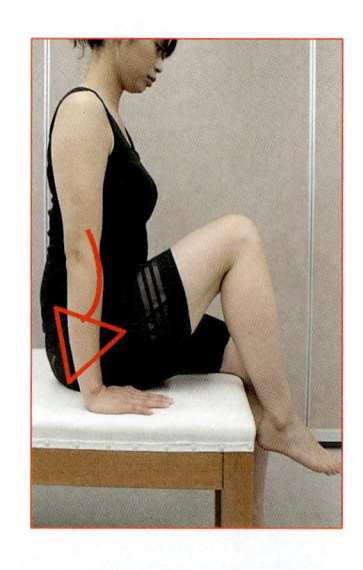

①左右の腸腰筋の筋力（MMT）を調べる.

補足説明 既に述べたが，代償動作に注意する.

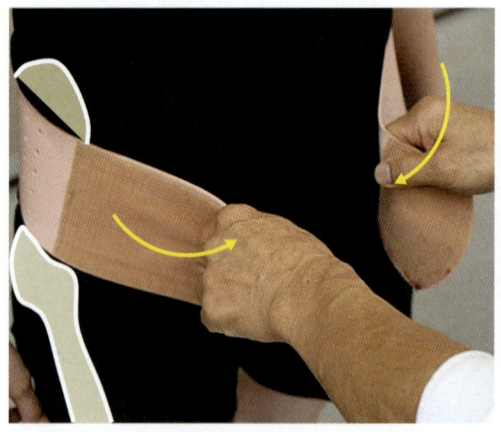
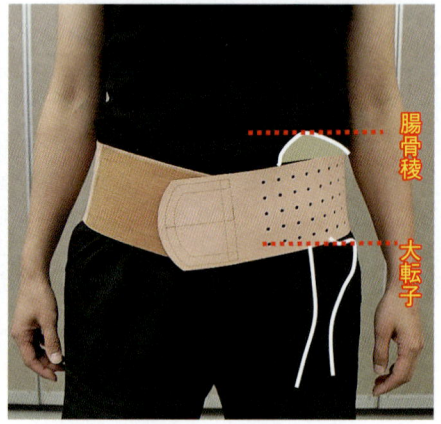

②骨盤ベルト（ゴム製）は後方から前方に向けて（写真左）で仙腸関節を締める.

補足説明 骨盤ベルト（ゴム製）で仙腸関節を締める（写真右）. ベルトの位置は腸骨稜と大転子間で仙腸関節を横切る位置となる. 締め付け強度は軽く締める程度とし，ベルトは骨盤後方から前方に向けて行う（写真左）. 理由は上前腸骨棘を正中線に近づけることで骨盤をインフレアに向かわせるためである.

参考資料
1）村上栄一：仙腸関節による腰痛. 整・災外. 51：1239-1244，2008.
2）片田重彦：腰痛の保存的治療；最新の話題. 臨整外. 39（4）：423-429，2004.
3）柏木輝行，他：腰痛症に対する骨盤ベルト. 理学診療. 1（1）：86-90，1993.

Point & Check up

1 骨盤ベルトと腸腰筋

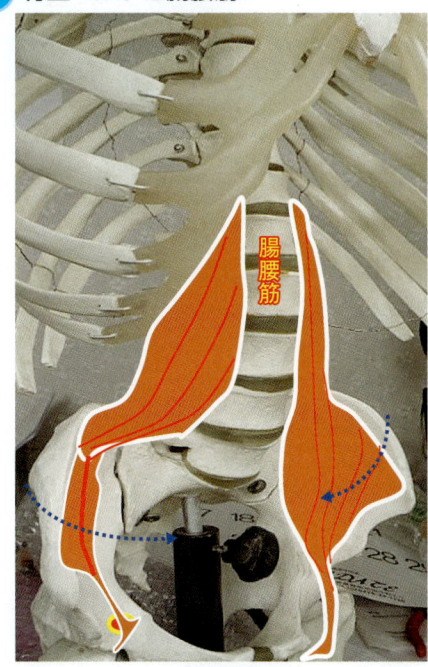

後方から両前方に向けた骨盤ベルトの締め方は骨盤をインフレア（青色点線）に向かわせるためである．この時，仙腸関節のニューテーションが期待でき，腰仙関節を支点とする下部腰椎の安定性が高まる．ベルト装着のまま歩行させるとより効果的であり，結果として腸腰筋の効果的な収縮が期待できる．注意点は，ゴムベルトを強く締め付けないようにする．

2 手技と骨盤ベルトの応用

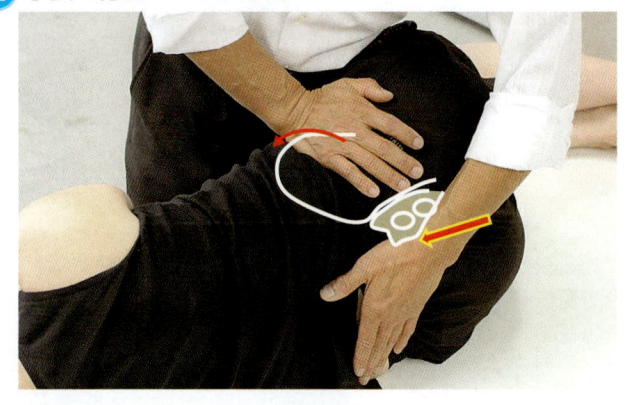

骨盤ベルトを行う前に仙腸関節に手技を加えておくとよい．手技による後仙腸靱帯等の弛緩は骨盤ベルトの効果をより高めることになる．

■ 本課題の目的

骨盤ベルトは仙腸関節の適合性と安定性を高めて腸腰筋の筋力を改善させるかどうかを学ぶ．

■ 解　説

骨盤ベルトは仙腸関節が緩んでいる場合（産後）にしばしば用いられることがある．また，腰痛の補助的治療法としても用いられており，その目的は仙腸関節を左右から圧迫し，仙骨をニューテーションに向けるベクトルを期待する．さらに，剪断力を利用してベルトを装着したままで歩行をさせることがある．使用上の注意点として，強く締め付けないで中程度の力で後方から前方に向けて締める（前締め）．これは骨盤をインフレアに向かわせるためであり，ベルトの位置は腸骨稜と大転子間で仙腸関節の高さに一致させる．考えられる骨盤ベルトの効果は，①仙腸関節を含めた骨盤周囲を安定化させる，②腰椎の前後屈を容易にして腸腰筋の筋力を効率的に発揮できる，③骨盤周囲が安定するため，腰方形筋や内・外腹斜筋の収縮機能が高まる等，である．ただし，骨盤ベルトの常用は避けるべきであり，あくまでも一時的に仙腸関節を安定させる手段と捉える必要がある．

正誤 （月　日/ ○・×）	1回	2回	3回
	月　　日	月　　日	月　　日

本題の意義　＜評価＞

7. 仙腸関節周辺の圧痛は多裂筋の筋力に影響をおよぼす？

＜課題：仙腸関節周辺の圧痛は多裂筋の筋力に影響をおよぼすか？＞

① 仙腸関節周辺の圧痛を左右で調べる

↓

② 多裂筋の筋力を左右で比較する

↓

③ 圧痛側の多裂筋に筋力低下がみられる？

↓

仙腸関節周辺の圧痛は多裂筋の筋力を低下させていた？

Key words　仙腸関節　　圧痛　　多裂筋　　筋力低下

本課題は，必ずしも EBM に基づくものではなく，評価と手技の技術を深める目的で作成されています．

①仙腸関節周辺の圧痛を左右で比較する．

補足説明　仙腸関節周辺の圧痛部位は 2 通り報告されており，多裂筋に関わる部位と仙腸関節に関する部位がある．仙腸関節裂隙を挟んで内側の圧痛は多裂筋（多裂筋障害），外側は仙腸関節を原因としたもの（仙腸関節障害）と判断する（村上：引用）．ここでは多裂筋障害を想定した圧痛と筋力との関連性を考える．ちなみに，仙腸関節固有の痛み（固有疼痛域）は上後腸骨棘（PSIS）の遠位で縦 10 cm，幅 3 cm の領域とされている．

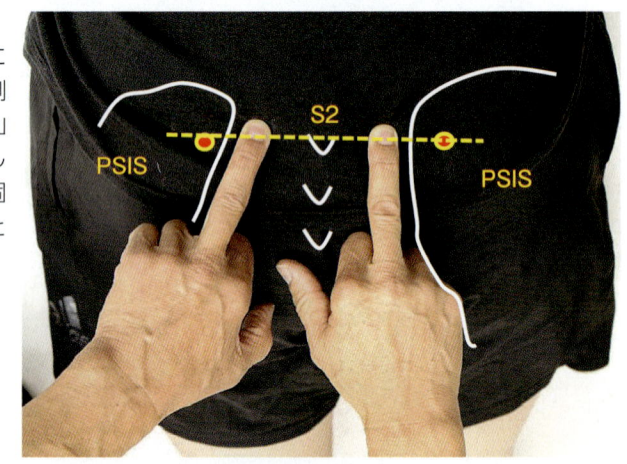

②多裂筋の筋力を左右で比較する．

補足説明　多裂筋は横突棘筋の一つで下部腰椎（L4〜L5 付近）で最も発達している．作用は，①下部腰椎の伸展と腰椎の回旋，②仙骨のニューテーションに動的に働く，③仙腸関節を安定させる，④腰椎伸展位での下肢伸展等である．

多裂筋の効果的な運動は，腹臥位で腹部をベッド上に安定させ対側の膝は床に付けたままで股関節を伸展させる．

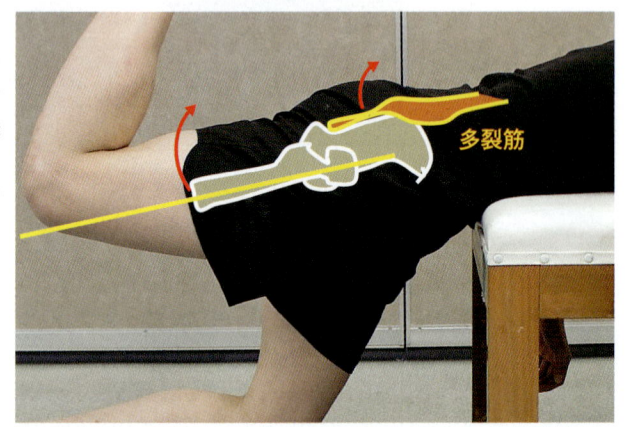

参考資料

1) 村上栄一：仙腸関節の痛み．pp30-32，南江堂，2012.
2) 山下敏彦，他：腰椎周囲の侵害受容器．骨・関節・靱帯．16（8）：761-768，2003.
3) 村尾昌信，他：腰部多裂筋の選択的活動をコンセプトした新たな exercise の筋電図学的解析．理学療法学．42（2）：114-118，2015.

Point & Check up

❶ 仙腸関節障害の圧痛部位

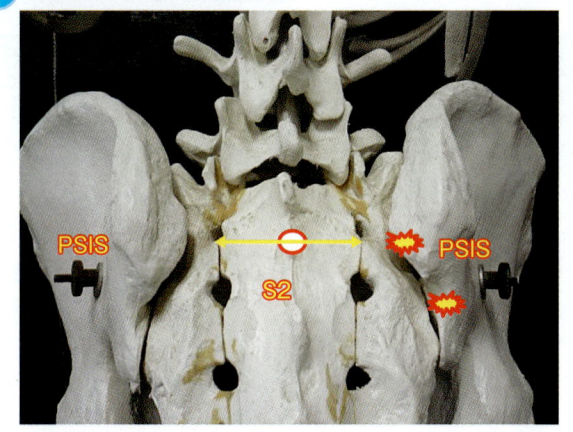

　仙腸関節を原因とする圧痛部位は，S2 の高さで仙腸関節裂隙の外側である（✸）．立位と体幹前屈時の両者で圧痛部位を調べる（村上）．

❷ 多裂筋障害の圧痛部位

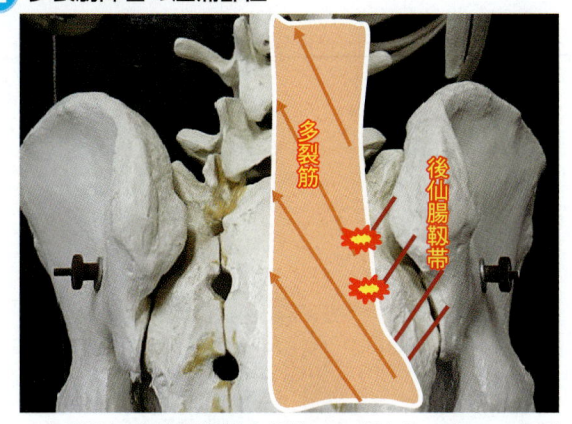

　多裂筋は後仙腸靱帯を起始の一部としており，多裂筋を原因とする圧痛部位は関節裂隙の内側となる（✸）．（村上）．

❸ 多裂筋と仙腸関節

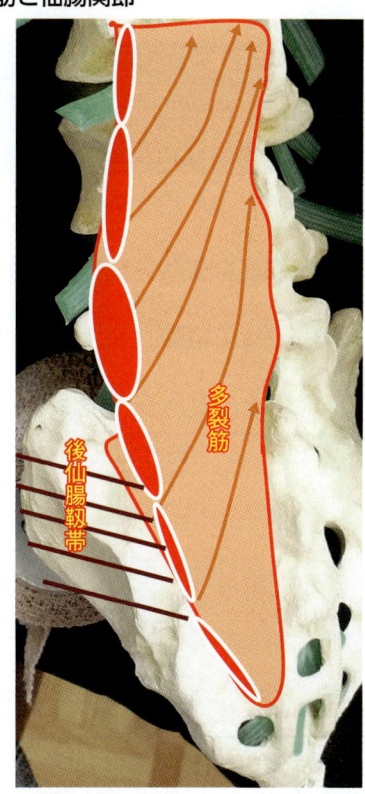

　多裂筋は横突棘筋の一つで後仙腸靱帯（茶色ライン）を起始部として下部腰椎で最も発達している．腰椎の伸展・回旋以外に仙骨の前傾（ニューテーション）と骨盤の伸展（前傾）に働く．多裂筋力の低下，萎縮は後仙腸靱帯の強度を低下させて仙腸関節に痛みを生じさせる．

■ 本課題の目的

　仙腸関節と多裂筋は密接な関係があることから相互に影響し合うかどうかを学ぶ．

■ 解　説

　多裂筋は下部腰椎，腰仙関節を安定させる極めて重要な筋肉である．仙骨，仙結節靱帯，上後腸骨棘，後仙腸靱帯，全ての腰椎横突起を起始部とし，2～3 椎体上方の棘突起に付着する（横突棘筋と呼ばれている）．また，椎間関節の支配神経と同様の脊髄神経後枝内側枝の支配を受けており，比較的低い閾値の侵害受容器を含んでいることから弱い刺激に反応する．多裂筋の筋スパズムや過緊張は仙腸関節内側部に容易に圧痛を生じさせる．

　村上は，仙腸関節裂隙を境に内側部の痛みを多裂筋障害，一方で低閾値の侵害受容器を含む仙腸関節に原因がある圧痛は裂隙の外側部にみられると説いている．すなわち，多裂筋は後仙腸靱帯と解剖学的関係が強く（❸），多裂筋のスパズムは後仙腸靱帯を介して仙腸関節に影響をおよぼし，仙腸関節の機能障害は後仙腸靱帯を介して多裂筋に影響すると考えられる．多裂筋は骨盤後方にあって仙腸関節との関係が深い重要な筋といえ，相互に影響をおよぼしていると理解できる．

正誤 （月 日/○・×）	1回		2回		3回	
	月	日	月	日	月	日

本題の意義　＜手技＞

8. 腹圧を高めると自動的 SLR 角は改善されるか？

＜課題：腹圧を高めると自動的 SLR 角は増えるか？＞

① 仰臥位で自動的 SLR 角を調べる

② 腹部（下部腹筋）にバンドを装着して再度，自動的 SLR 角を調べる

③ バンドを装着後に自動的 SLR 角は改善された？

　腹圧を高めると自動的 SLR 角は増加した？

Key words　腹圧　　自動的 SLR 角　　バンド

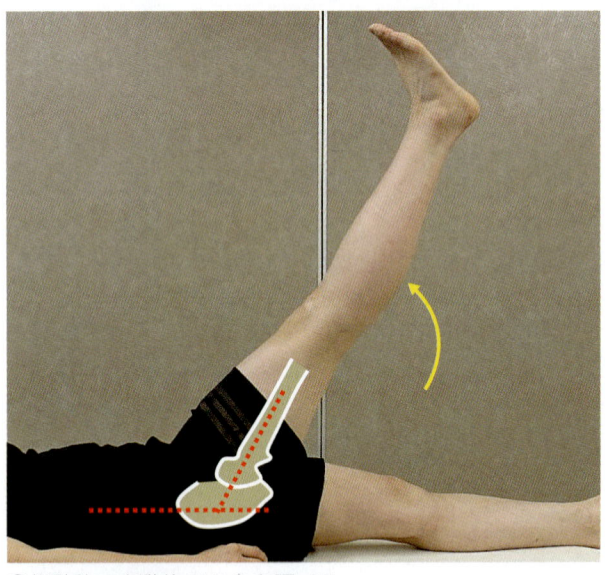

①仰臥位で自動的 SLR 角を調べる．

補足説明 骨盤の代償動作が出ないように注意する．

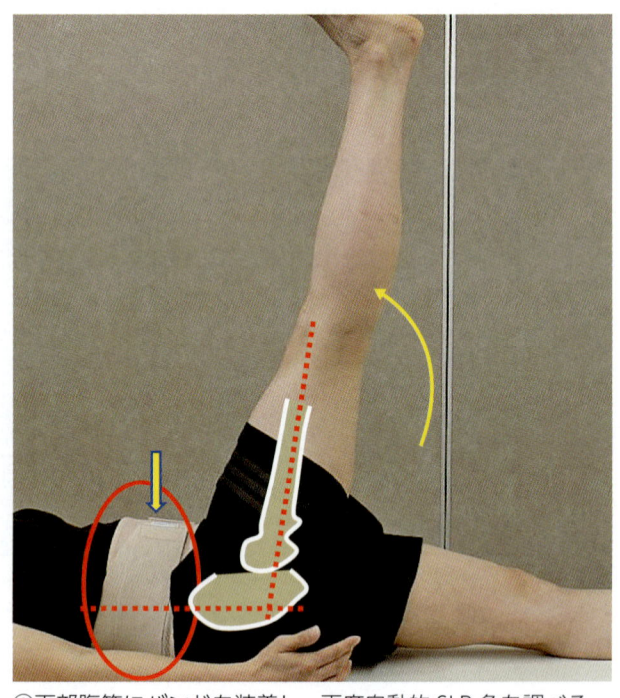

②下部腹筋にバンドを装着し，再度自動的 SLR 角を調べる．

補足説明 腹部（下部腹筋）に装着するバンドは幅の狭い軟性コルセット，またはゴムバンドとし，股屈曲を制限しないものとする．バンドの装着により下部腹筋の腹圧を高めることで腰椎・骨盤の安定性が得られて腸腰筋の筋力は強化される．

参考資料
1) 伊藤俊一，他：腰痛患者の理学療法評価の臨床的思考過程．PT ジャーナル．41（2）：113-121，2007．
2) 大沼俊博，他：股関節外転位下肢伸展挙上保持における骨盤の動きと腹筋群の筋積分値との関係．関西理学．3：101-104，2003．
3) 斉藤昭彦：腰部脊柱の過酷な機能はいかに守られているのか．PT ジャーナル．40（5）：391-397，2006．
4) 伊藤俊一，他：腰痛症運動療法の効果最再考．骨・関節・靱帯．16（8）：952-956，2003．
5) 斉藤昭，他：変形性股関節症が仙腸関節に与える影響．臨整外．37（3）：231-236，2002．

Point & Check up

① 体幹を構成する筋群

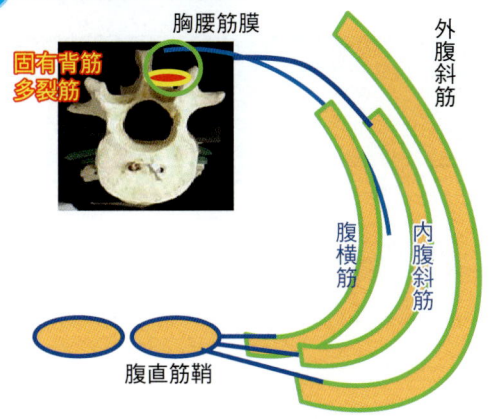

胸腰筋膜
固有背筋
多裂筋
外腹斜筋
腹横筋
内腹斜筋
腹直筋鞘

体幹筋は腰椎と骨盤の安定性に寄与しており，体幹の外周を補強することで腸腰筋の収縮力を誘発できる．

体幹前方の腹直筋は腹直筋鞘で包まれており，腹直筋鞘は腹横筋，内腹斜筋，外腹斜筋の腱膜で構成されている（上図）．一方で，体幹後方は外腹斜筋以外の内腹斜筋膜，腹横筋膜が胸腰筋膜に移行し体幹を完全に閉鎖している．これらの筋収縮は腹圧を高めて体幹を安定させるが，特に，最内側の腹横筋は"コルセット筋"として腹圧への影響が最も高い．

解剖実習の手引き　改訂11版　寺田春水ら　から引用

② 腹直筋鞘の構造

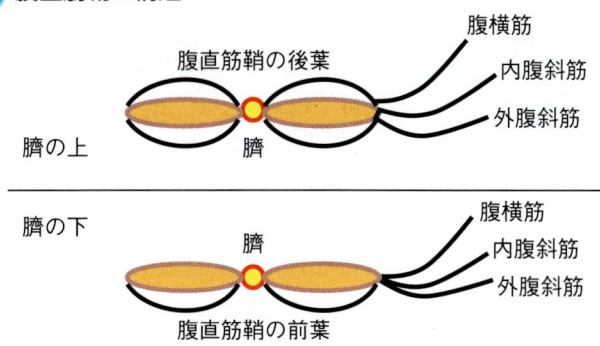

腹直筋鞘の後葉
腹横筋
内腹斜筋
外腹斜筋
臍の上
臍
臍の下
腹横筋
内腹斜筋
外腹斜筋
臍
腹直筋鞘の前葉

腹直筋鞘に覆われた腹直筋は機能上，臍を境に上部腹筋と下部腹筋に2分される．腹直筋を水平断で上方から観察すると，臍を境に上部腹筋は外腹斜筋と内腹斜筋の一部が腹直筋の前（腹直筋鞘の前葉）に，内腹斜筋の一部と腹横筋は腹直筋の後ろ（腹直筋鞘の後葉）に移行する（上図）．一方で，下部腹筋は3筋全てが前葉に移行する（下図）．下部腹筋が腹圧を高めるのに有利であることが伺える．

腹直筋鞘を構成する筋　解剖実習の手引き　改訂11版　寺田春水ら　から引用

■ 本課題の目的

自動的SLR角を増やすには腸腰筋の筋力を効率よく引き出すことであり，そのためには，①骨盤周囲筋群の筋力強化，②腹圧を高める，③ハムストリングスの緊張緩和等，が必要となる．

■ 解　説

自動での下肢伸展挙上（自動的SLR）角は，①腰椎間，腰仙関節の可動性，②骨盤の傾斜角，③骨盤周囲筋とハムストリングスの短縮，④坐骨神経の伸張痛，⑤腸腰筋自体の筋力，⑥腹圧等，に影響される．中でも腸腰筋が効果的に働くためには体幹の安定性が不可欠であり，その意味からも腹圧は重要な位置を占めている．

ちなみに，腹直筋は臍を境に上部腹筋と下部腹筋に分けられ，特に下部腹筋は骨盤を安定させて下肢の機能を高める．一方で，バンドの装着は"コルセット筋"である腹横筋の役割を補う上で目的に叶っており，臍の下部を締めて腹圧を高めると同時に仙腸関節を安定させるのに有効と考えられる．

本課題は，腹圧を高める目的で下腹部にバンドを装着，自動的SLR角に違いがみられるかどうかを検証する．

正誤 (月 日/ ○・×)	1 回		2 回		3 回	
	月	日	月	日	月	日

本題の意義　＜手技＞

9.　多裂筋の自動運動は SLR に影響をおよぼす？
＜課題：多裂筋の自動運動後，SLR 角は改善するか？＞

① 　他動的 SLR 角を左右で調べる

② 　SLR 角が少ない側の多裂筋の自動運動を 10 回行う

③ 　運動後，他動的 SLR 角は改善した？

　　多裂筋の自動運動後，SLR 角は改善された？

Key words 　多裂筋　　自動運動　　ハムストリングス　　他動的 SLR 角

本課題は，必ずしも EBM に基づくものではなく，評価と手技の技術を深める目的で作成されています.

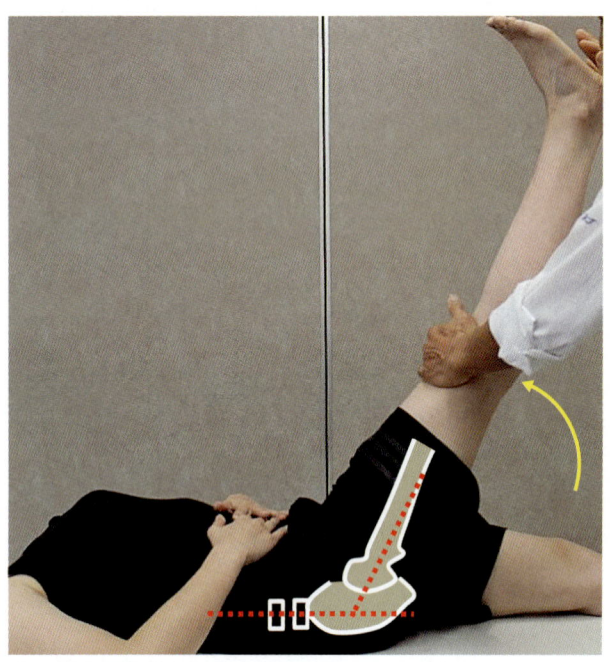

①他動的 SLR 角を左右で比較する.
　補足説明　SLR は下肢中間位で行う. 挙上角と挙上時の end feel を確認する.

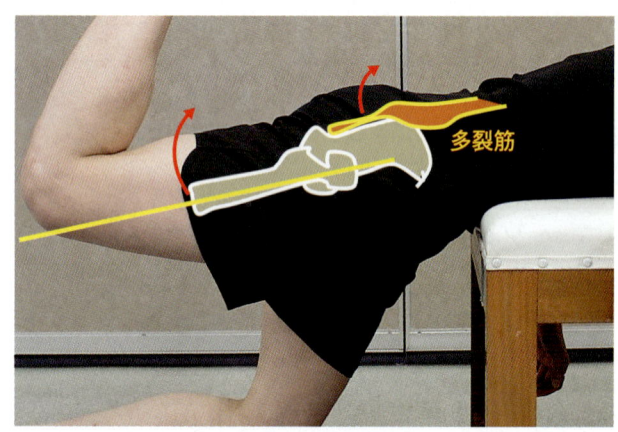

②SLR 角が少ない側の多裂筋の自動運動を 10 回行う.
　補足説明　多裂筋の自動運動は下部腰椎を含めた下肢の伸展で行われる. ベッド上に腹臥位となり，対側の下肢は膝屈曲位で床に安定させて股伸展を行う（写真）. 一方，非重力下での自動運動は坐位で腰椎を同側（右多裂筋の場合は右側）に回旋させながら伸展させる（図省略）.

参考資料
1）竹井仁：仙腸関節はどれだけ可動するのか. PT ジャーナル. 40（6）：477-486，2006.
2）藤井康成，他：マルアライメント症候群の予防. 臨床スポーツ医学. 24（12）：1301-1307，2007.
2）村尾昌信，他：腰部多裂筋の選択的活動をコンセプトとした新たな exercise の筋電図学的解析. 理学療法学, 42(2)：114-118，2015.

Point & Check up

① 多裂筋とハムストリングス

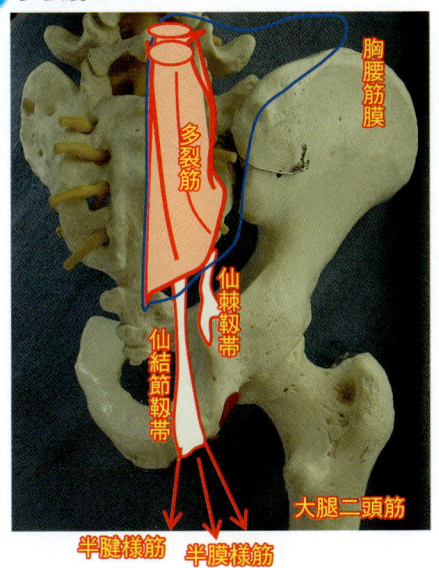

下部腰椎の伸展に働く多裂筋は仙骨後面，各腰椎横突起（乳頭突起），浅在性の胸腰筋膜（青色枠）から起始している．線維は仙棘・仙結節靱帯と結合しておりハムストリングスからの影響を受ける．多裂筋の収縮運動は仙骨を前傾させて仙棘・仙結節靱帯を弛緩し，ハムストリングスの過緊張を緩和させると考えられる．

② 多裂筋の作用

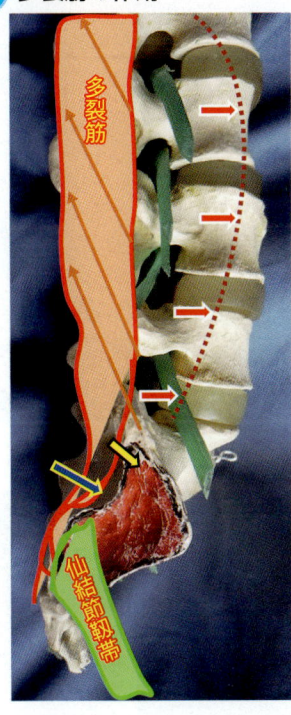

（課題13 ❹参照）

多裂筋は横突棘筋の一つであり，椎体間の回旋と伸展（赤色矢印），さらに仙骨の前傾に作用する（青色矢印）．他に，①腰椎前弯の維持（茶色点線），②土台となる腰仙関節の前弯を維持（黄色矢印），③仙骨と骨盤の前傾（青色矢印）等，が挙げられる．多裂筋の弱化や萎縮は腰部の土台となる腰仙関節の後弯を助長させる．また，仙結節靱帯を介して外側ハムストリングスに過緊張と短縮をもたらす．

■ 本課題の目的

多裂筋は仙結節靱帯と線維結合しており，相互に影響をおよぼしあっている．影響はハムストリングス（大腿二頭筋）におよぶことから多裂筋と大腿二頭筋の関係は無視できない．多裂筋の運動，またはストレッチ効果がSLR角の改善に影響するかどうかを学ぶ．

■ 解説

多裂筋は下部腰椎，特に，L4〜L5領域で最も発達していて仙骨に至り，下降して胸腰筋膜，仙棘靱帯，仙結節靱帯に至る．多裂筋は横突棘筋（半棘筋，多裂筋，回旋筋）の一つであり，作用は腰椎の伸展と回旋であるが腰仙関節の伸展と仙骨に前傾（ニューテーション）にも働く．他に，仙結節靱帯を介して大腿二頭筋に影響をおよぼすと考えられる．

本課題は多裂筋の自動運動が外側ハムストリングス（大腿二頭筋）の緊張を緩和して他動的SLR角に影響をおよぼすかどうかを学ぶ．

正誤 （ 月 日/ ○・×）	1回		2回		3回	
	月	日	月	日	月	日

本題の意義　＜手技＞

10．インナーマッスルの運動はアウターマッスルの筋緊張を緩和できる？
＜課題：インナーマッスルの自動運動はハムストリングスを弛緩できるか？＞

① 他動的 SLR 角を調べる

↓

② 椅坐位で股関節の内旋・外旋抵抗運動を 10 回行う

↓

③ 他動的 SLR 角が改善された？

↓

インナーマッスルの自動運動はハムストリングスの緊張を緩和させた？

Key words　インナーマッスル　自動運動　アウターマッスル　ハムストリングス　他動的 SLR 角

本課題は，必ずしも EBM に基づくものではなく，評価と手技の技術を深める目的で作成されています．

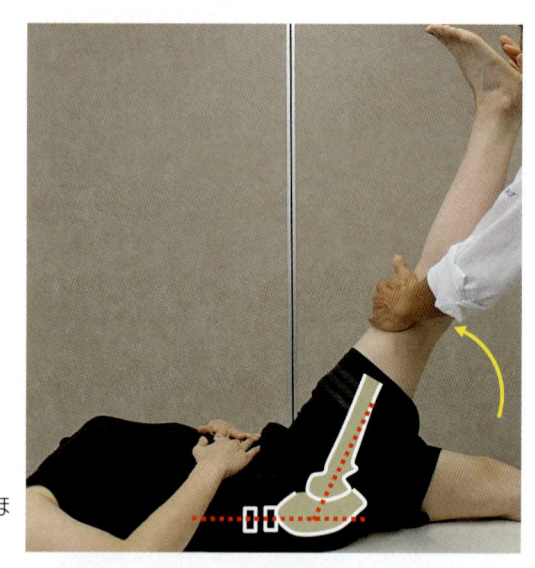

①股関節の他動的 SLR 角を調べる．
補足説明 骨盤の代償動作（後傾）に注意する．左右を比較し，挙上角の少ないほうをチェックする．

②椅坐位で股内旋・外旋の抵抗運動を 10 回行わせる．
補足説明 股内旋・外旋の抵抗運動はインナーマッスル（外旋筋：外旋 6 筋，内旋筋：小殿筋）の収縮と弛緩によってその機能を高めることでアウターマッスルの筋緊張を緩和させることを目的とする．インナーマッスルの役割に，①単関節筋として関節の安定性に寄与する，②関節窩に対する骨頭の適合性を高める，③深層にあって関節包との連結から関節包を弛緩させる，④①～③の結果から，動筋と拮抗筋の収縮機能を引き出してアウターマッスルの機能を向上させる等，が挙げられる．
　上記のことは肩関節でも同様であり，棘下筋と相対する肩甲下筋はインナーマッスルとして相互に補完し合うことで関節の正常化に貢献している．

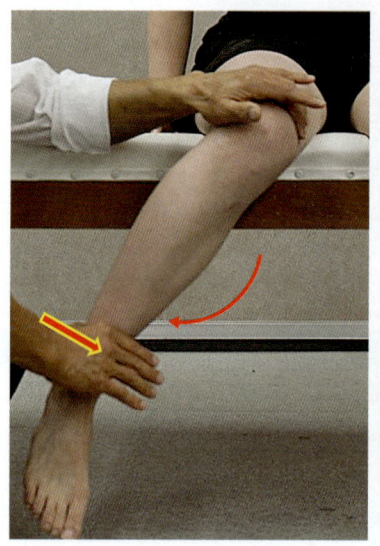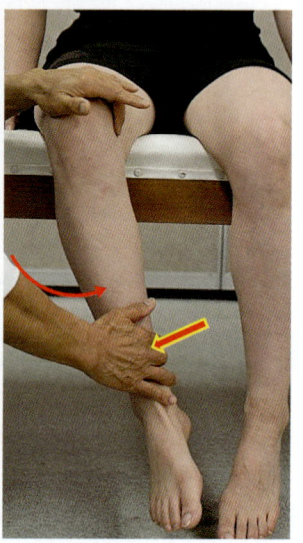

参考資料
　1）加藤浩：変形性股関節症に対する姿勢・動作の臨床的視点と理学療法．PT ジャーナル．40（3）：179-191，2006．
　2）中山彰一：股関節　一関節の運動学と運動療法・1．PT ジャーナル．24（7）：463-470，1990．

Point & Check up

❶ インナーマッスル

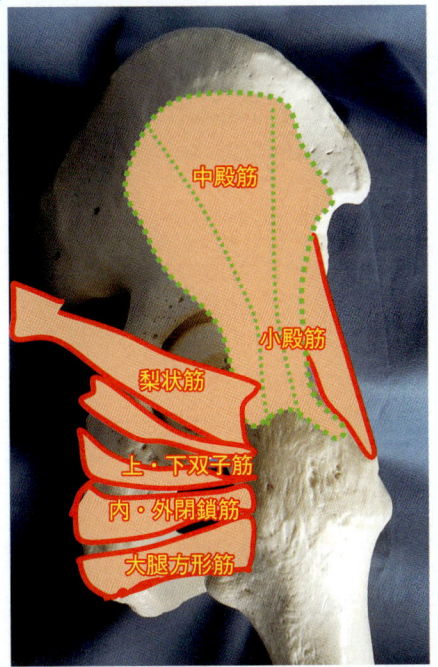

中殿筋
小殿筋
梨状筋
上・下双子筋
内・外閉鎖筋
大腿方形筋

インナーマッスルは深層にあって単関節筋として股関節を安定させる役割を持つ．インナーマッスルの強化は関節の安定と適合性を高めて，アウターマッスルの筋収縮効率を高め筋緊張を緩和させる．回旋筋としてのインナーマッスルの運動はアウターマッスルの機能を向上させることになる．

❷ 股関節のインナーマッスルとアウターマッスル

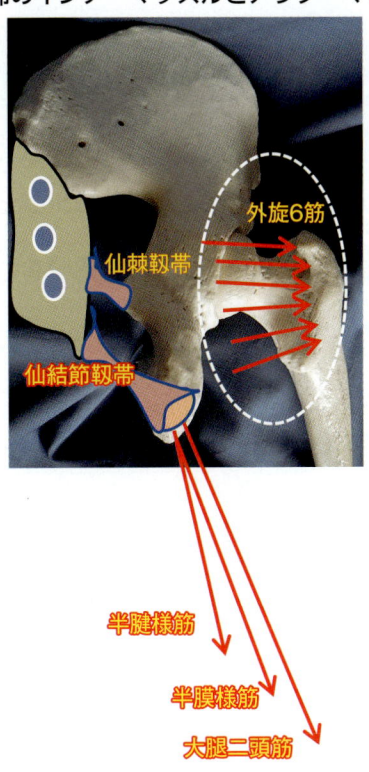

外旋6筋
仙棘靱帯
仙結節靱帯
半腱様筋
半膜様筋
大腿二頭筋

外旋6筋と小殿筋（いずれもインナーマッスル）とハムストリングスは骨盤後方（一部仙骨）から起始している．両者の筋短縮は直接・間接的に股関節の肢位に影響をおよぼす．また，インナーマッスルの外旋・内旋運動は股関節を安定させてハムストリングスの筋力を改善させる．一方で，アウターマッスルへの介入は骨頭の不安定性から十分な筋力が発揮できず，まずはインナーマッスルの筋収縮能を高めることが重要と考えられる．

インナーマッスルとアウターマッスルの相互におよぼす影響を理解する必要がある．

■ 本課題の目的

インナーマッスルへの運動介入はアウターマッスルの機能を改善させるかどうかを学ぶ．

■ 解　説

股関節では外旋6筋（梨状筋，上・下双子筋，内・外閉鎖筋，大腿方形筋）と小殿筋がインナーマッスルとして機能しており，股関節の安定性確保に働く．インナーマッスルの弱化はアウターマッスルに過度の負担をかけると同時に機能低下をもたらす．インナーマッスルは深層にあって関節面の適合性を高めており，関節包と連結する深層線維は関節包に緊張と強度をもたらしてアウターマッスルの筋機能を正常化させる．インナーマッスルの機能低下は関節にインバランスを生じさせて，アウターマッスルに過剰な負担と反射的筋緊張を生じさせる．

本課題は，インナーマッスルに抵抗運動を行うことでアウターマッスルの機能が改善されるかどうかを検証する．

	1回	2回	3回
正誤 (月 日/ ○・×)	月 日	月 日	月 日

本題の意義　＜評価＞

11. 大腿骨頭の位置は股屈曲角に影響をおよぼす？

＜課題：大腿骨頭の位置は股屈曲角に影響をおよぼすか？＞

① 仰臥位で骨頭を前方から触知する

② 左右の股屈曲角を他動的に調べる

③ 骨頭が前方位置していたほうは股屈曲角が少なかった？

骨頭の位置は股屈曲角に影響を与えていた？

Key words　大腿骨頭　　位置　　股屈曲角

①仰臥位で骨頭を前方から触知する.

[補足説明] 骨頭の膨らみを左右で比較する. 骨頭は鼠径靱帯と縫工筋, 長内転筋で囲まれたスカルパ三角内に触れる. まず, 小指球でスカルパ三角部を円を描くように探り, 骨頭を触れたら母指で圧しながら左右同時に骨頭を触れ, どちらが前後に位置するかを判断する.

　骨頭を体表から明確に触れにくい場合は股関節の屈曲角を変えながら探ると分かりやすい.

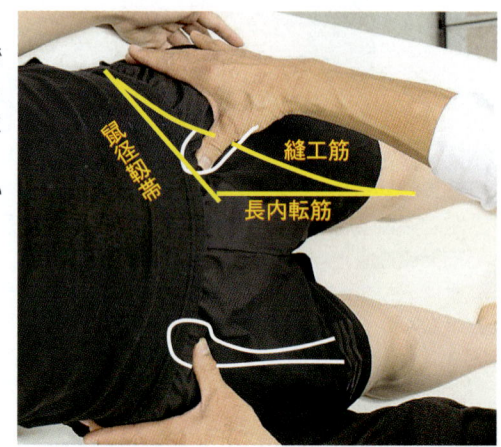

②骨盤の代償が入らないように他動的に屈曲角を調べる.

[補足説明] 股屈曲角は個人差が強く, 股関節のみで生じる屈曲角（骨盤の代償がない）は80〜90°である. 股屈曲角は股関節のみの屈曲角を, 次に骨盤の後傾を含めた屈曲角, さらに腰仙関節, 腰椎後弯を伴った屈曲角を確認しておく.

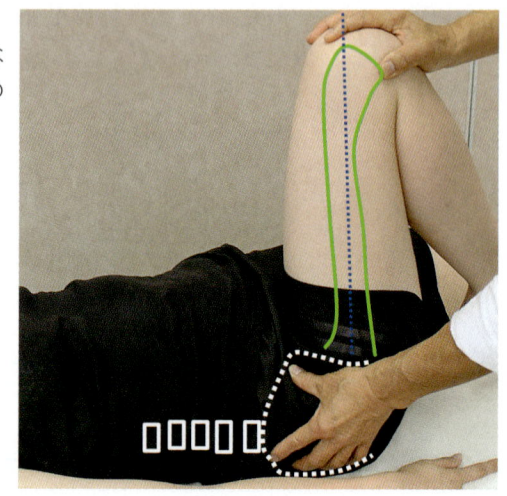

参考資料
1) 建内宏重：股関節の機能解剖と臨床応用. PT ジャーナル. 46（5）：451-460, 2012.
2) 中村泰祐, 他：腰椎・股関節 X 線形態像の相関. Hip Joint. 23：321-325, 1997.
3) 加藤浩, 他：変形性股関節症に対する姿勢・動作の臨床的視点と理学療法. PT ジャーナル. 40（3）：179-191, 2006.
4) Shirley A. Sahrmann：竹井仁, 他：運動機能障害症候群のマネジメント. pp 144-147, 医歯薬出版. 2005.

Point & Check up

① 骨盤と骨頭の位置

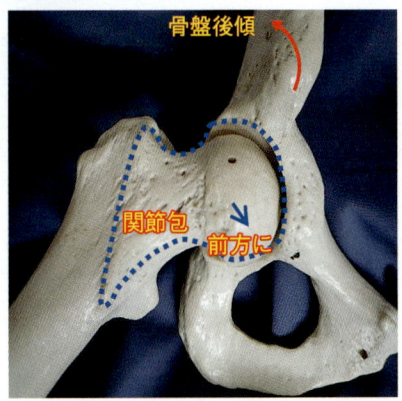

（課題 23 参照）

　骨頭の位置は個人差がある．骨盤傾斜と骨頭の位置関係をみると，①骨盤後傾時は関節窩に対する骨頭の被覆率は減じて骨頭は相対的に前方に触れる (anterior thrust mechanism)．この時，股屈曲時に骨頭は関節窩前方に衝突，または引っかかり感を発して屈曲制限を生じやすくなる．②骨盤前傾時は骨頭の被覆率が大きく，骨頭は後方にあって股屈曲時の制限は見られにくい．

② 骨頭を前方に触れるケース

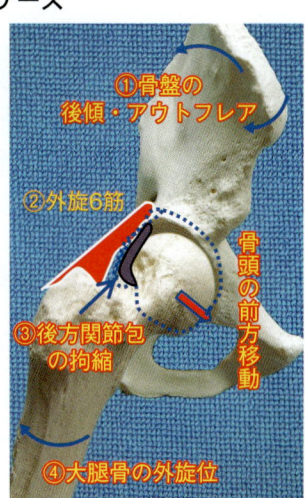

　大腿骨頭を前方に触れる場合，股関節に機能障害のリスクが高まる．前方に触れる原因に，①骨盤の後傾・アウトフレア，②外旋6筋の過緊張・短縮，③後方関節包（坐骨大腿靱帯）の短縮・拘縮，④大腿骨の外旋位等，が挙げられる．それぞれに適した手技が選択される．

③ 骨頭の後方滑り制限

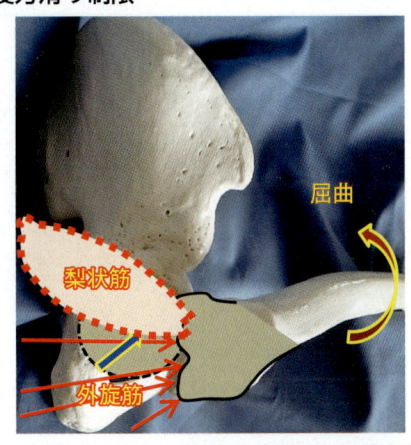

　骨頭は股屈曲時に後方に滑るが，関節包後部線維の緊張や短縮，または骨盤後方筋群（梨状筋や外旋筋群）の過緊張・短縮は骨頭の後方滑りを制限する．例えば，坐骨大腿靱帯や外旋6筋の短縮は股屈曲時に骨頭の後方滑りを制限して屈曲角を減少させ，股関節前部痛を発生させることがある．

④ 後方関節包と坐骨大腿靱帯

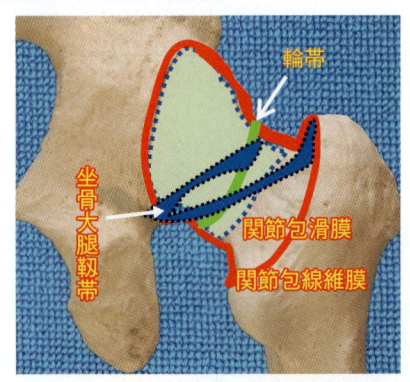

　骨盤を後方から見る．関節包後方部は肥厚していて坐骨大腿靱帯（青色）が存在している．これは線維膜（赤ライン）の肥厚部分であり中央部付近で輪帯（緑色）と連結する．輪帯は関節包の中心部分を縦に走行して関節包を内側・外側に2分し，関節包を締め付けて関節内圧を高め緊張を保つ役割を担う．坐骨大腿靱帯の短縮は関節包後部線維の伸張性を低下させる．ちなみに，青色点線（写真）は関節包滑膜の位置を示している．

■ 本課題の目的

　大腿骨頭の位置が股関節の動きに影響するかどうかを学ぶ．

■ 解　説

　大腿骨頭の触知は比較的容易であるが骨頭が前方か後方にあるかを判断するのは難しいかもしれない．骨頭の位置は左右の相対的比較から確認するため一方のみでの判断は行わない．骨頭は寛骨臼と関節唇で約 2/3 を囲まれており，副運動によって正常な動きが可能となる．副運動には6つの動きがあり，①前方滑り（股関節伸展・外旋時），後方滑り（屈曲・内旋時），②上方滑り（内転時），下方滑り（外転時），③内側滑り（関節間の圧迫），外側滑り（関節間の離開），が挙げられる．特に①に関して，左右の比較から骨頭を前方に触知（anterior thrust mechanism）した場合，骨頭の後方滑りが障害されていると判断できる．この状態で激しい運動を行うと腸腰筋腱炎を招いて鼠径部痛を発症することがある．骨頭が前方に位置するケースの病態として，①関節包後部線維や靱帯の短縮，②梨状筋等の外旋6筋の過緊張や短縮，③大腿骨が外旋位にある，④腰椎後弯に連動して骨盤後傾を来たしている等，が考えられる．本課題は，骨頭が前方に位置する場合，股屈曲制限が生じやすく，骨頭へのアプローチが必要なことを学ぶ．

正誤 （ 月 日/ ○・× ）	1回		2回		3回	
	月 日		月 日		月 日	

本題の意義　＜手技＞

12. 包内運動の改善は関節可動域を改善させる？

＜課題：大腿骨頭への介入は股屈曲角に影響をおよぼすか？＞

① 股関節の他動的屈曲角を調べる

↓

② 骨頭へのアプローチを行う

↓

③ 股屈曲角は改善された？

↓

大腿骨頭への介入は股屈曲角に影響を与えた？

Key words　　包内運動　　関節可動域　　大腿骨頭　　股屈曲角

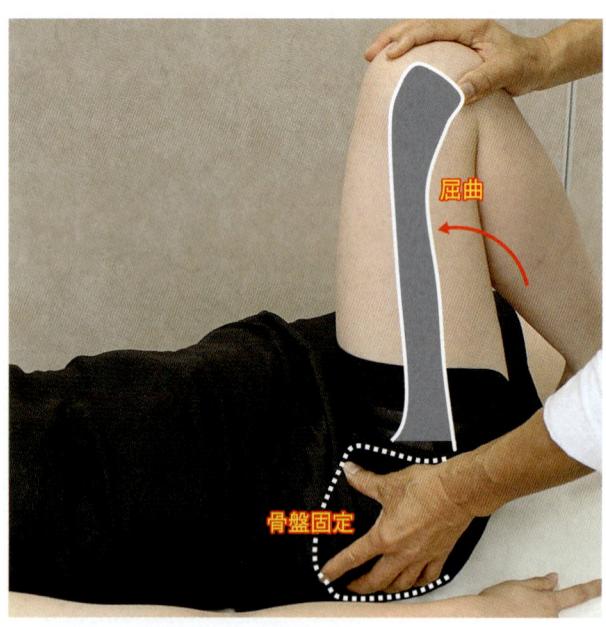

①股関節の他動的屈曲角を調べる.

補足説明 骨盤の代償に注意する.

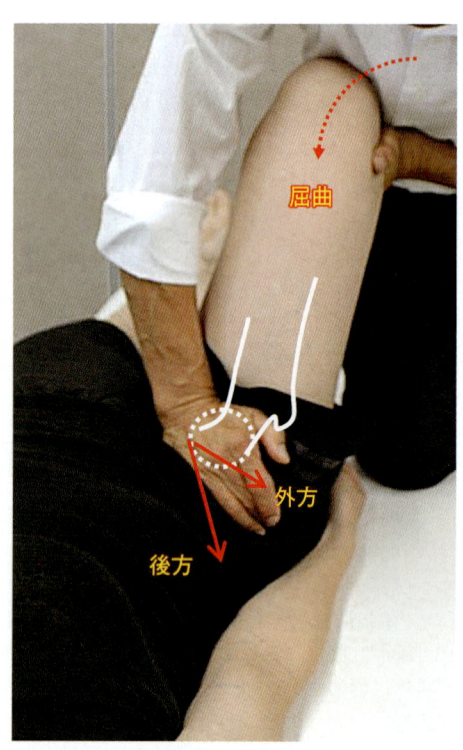

②骨頭に手を当て，股屈曲と同時に後外方に押しこむ.

補足説明 股屈曲時に骨頭を後方に滑らせる. 骨頭に小指球をあてて屈曲と同時に骨頭を後外方に押し込む. 骨頭はスカルパ三角内に求めるが，まずはスカルパ三角部に小指球を軽く押し込み骨頭の凸部分を確認する. 次に，凸部に小指球を正しく当てて後外方に押し込む練習をする. 骨頭は頸体角（125°）と前捻角（15°）をもつことから逆方向（後・外方）に押し込む必要がある.

　骨頭を押し込む際は股屈曲と連動させ，股軽度屈曲位，あるいは屈曲60°位等，骨頭が動きやすい角度を求めながら行うと効果的である.

参考資料
1）建内宏重：股関節の機能解剖と臨床応用. PT ジャーナル. 46（5）：451-460, 2012.
2）永井聡：運動器疾患の下肢疼痛を理解する. PT ジャーナル. 47（5）：445-452, 2013.
3）建内宏重：股関節機能障害の評価の仕方. Sportmedicine. 118：14-18, 2010.

Point & Check up

❶ スカルパ三角と骨頭の位置

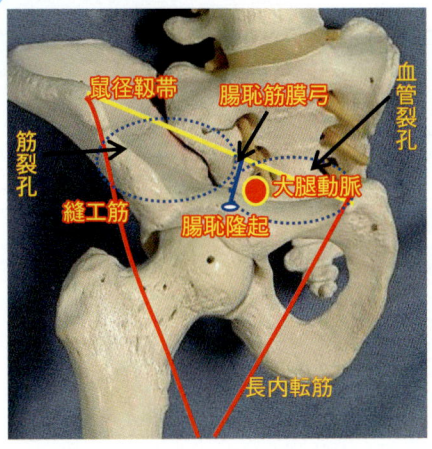

　写真から分かるように骨頭はスカルパ三角内を目安にとる．鼠径靱帯（上前腸骨棘−恥骨結節），縫工筋，長内転筋を確認した上で三角部内に骨頭を求める．鼠径部の解剖から，腸恥筋膜弓（青色ライン）を境にして内側に血管裂孔があり大腿動脈（赤色○）の拍動を目安に骨頭を触知しても良い．ちなみに，腸恥筋膜弓の外側は筋裂孔があって腸腰筋が走行している．

❷ 骨頭の後方滑り障害と鼠径部痛

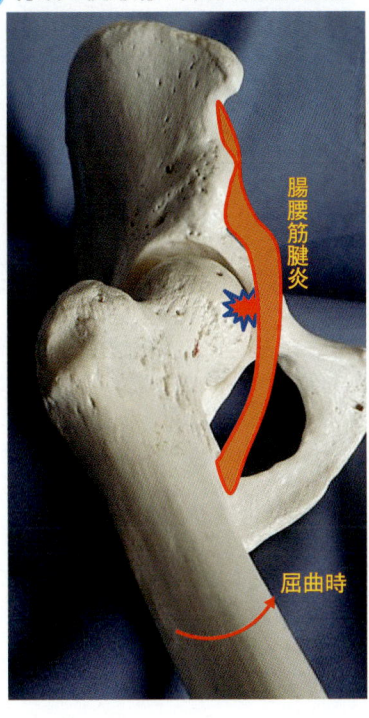

　股屈曲時，大腿骨頭は後方に滑るが，障害されると股屈曲角に支障をきたす．また，股屈曲時に鼠径部痛を訴えるケースでは，前方に位置する骨頭が腸腰筋腱を圧迫して腸腰筋腱炎を発症している（💥）との報告がみられる．この場合，前方で触れる骨頭を後外下方に押し込む手技が用いられる．

■ 本課題の目的

　大腿骨頭へのアプローチは股関節の可動域を改善させて鼠径部痛を軽減させるかどうかを学ぶ．

■ 解　説

　前方から左右の大腿骨頭を触知すると骨頭の凸部分は微妙に異なっている．これは骨頭の位置に左右差があることを示しており，多くは骨頭を前方に触れる場合（anterior thrust mechanism）に症状を発することが多い．骨頭を前方に触れる場合，骨盤後傾と股関節外旋位となっている可能性が高く，股外旋位で股屈曲角は制限されることになる．この場合の手技として，①骨頭を前方から後外方に圧して後方滑りを誘導する，②股関節を内旋方向に誘導する，③既に学んだ骨盤に対する手技等，が挙げられる．アプローチ後，股屈曲角の改善と股関節の痛み（鼠径部痛）は軽減される．ただし，骨性要因で生じるケースにおいてはその対象とならない．

　ちなみに，腸腰筋腱炎で生じる鼠径部痛の病態は，股屈曲時に大腿骨頭が前方に位置していて腸腰筋腱を圧迫したためと報告されている．

正誤 （ 月 日/ ○・× ）	1回 月　　日	2回 月　　日	3回 月　　日

本題の意義　＜手技＞

13．仙結節靱帯への刺激は大腿二頭筋の緊張を緩和させる？

＜課題：仙結節靱帯の直圧は大腿二頭筋の緊張を緩和させるか？＞

① 他動的 SLR（下肢内旋位）を行う

② 仙結節靱帯に直圧を加える

③ 他動的 SLR は改善された？

仙結節靱帯への直圧は大腿二頭筋の緊張を緩和させた？

Key words	仙結節靱帯　　外側ハムストリングス　　大腿二頭筋　　下肢内旋位　　他動的 SLR

①股関節の他動的 SLR（内旋位）を調べる．

補足説明　下肢内旋位で他動的 SLR を調べる．内旋位の SLR 角は大腿二頭筋の緊張，短縮の影響を調べている．一方で，内側ハムストリングスについては股外旋位で行う．

下肢に回旋を加える場合，骨盤の代償動作が出やすいことから注意する．

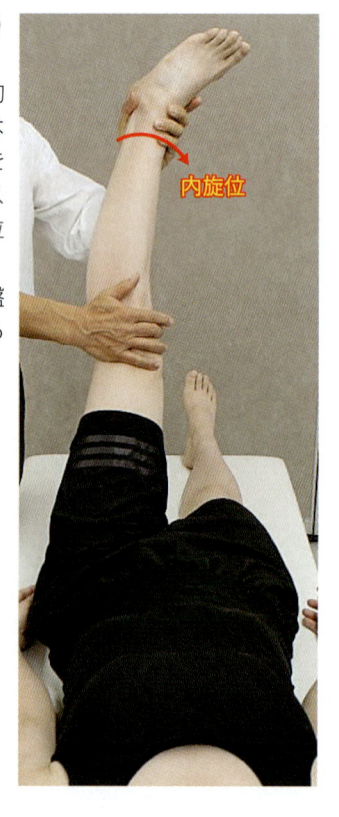

内旋位

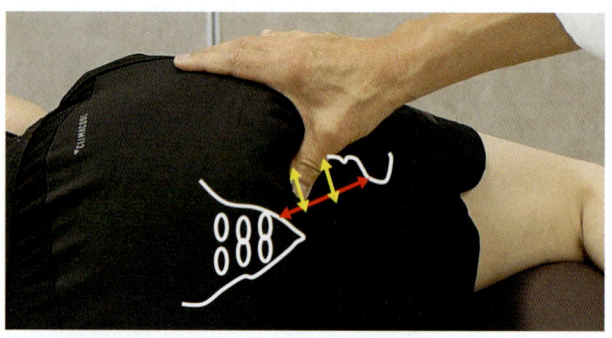

②仙結節靱帯に母指で直圧刺激を加える．

補足説明　側臥位で股軽度屈曲位とし，坐骨結節から仙骨下端（または尾骨）のライン上（赤色矢印）を直圧する．直圧はライン上（赤色矢印）を，あるいはラインに直角に横断的に加える（黄色矢印）．これをそれぞれに 5〜6 回繰り返す．

参考資料
1）藤井康成，他：マルアライメント症候群の予防．臨床スポーツ医学．24（12）：1301-1307，2007．
2）竹井仁：仙腸関節はどれだけ可動するのか．PT ジャーナル．40（6）：477-486，2006．

Point & Check up

❶ ハムストリングスの作用

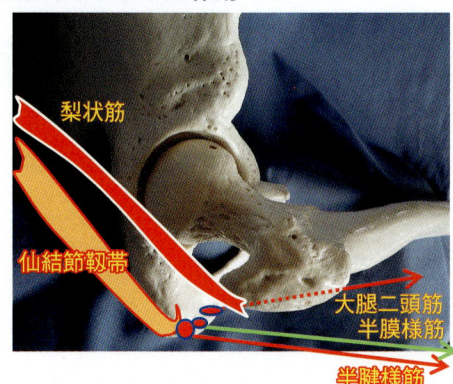

大腿二頭筋は股外旋位での伸筋であり，半腱・半膜様筋は内旋位での伸筋である．両者の筋バランスによりニュートラルな股伸展が行われる．片方の筋短縮は下肢を外旋，または内旋位で伸展することになる．

ストレッチを行う際に大腿二頭筋に対しては股内旋位で（膝伸展位），半腱・半膜様筋は股外旋位で（膝伸展位）行われる．

❷ 大腿二頭筋と仙結節靱帯

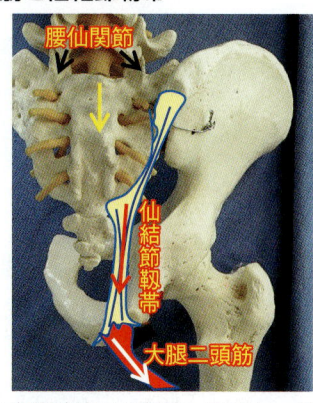

大腿二頭筋は坐骨結節から起始しており，仙結節靱帯は仙骨下端から坐骨結節に付く．すなわち，両者は坐骨結節で線維結合して相互に影響をおよぼしあうと言える．例えば，大腿二頭筋の短縮（白色矢印）は SLR 時に仙結節靱帯を介して（赤色矢印）仙骨をカウンターニューテーション（黄色矢印）させ腰仙関節と腰椎に後弯をもたらすと考えられる．

❸ 靱帯と外旋 6 筋

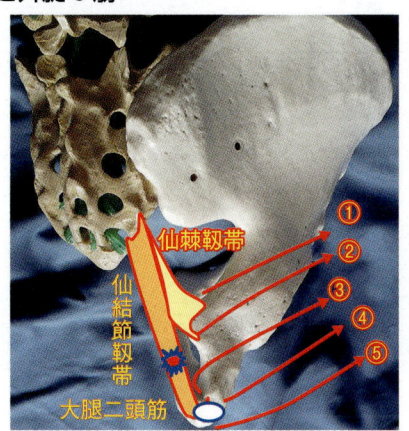

坐骨結節と仙骨下端を目安に仙結節靱帯を触知する．その深層に仙棘靱帯があるが触知は困難である．坐骨結節の内側を坐骨神経が，外側は外旋 6 筋（梨状筋：❶（赤塗），上下双子筋：①②，内外閉鎖筋：③④，大腿方形筋：⑤が存在している．外旋 6 筋は股関節の肢位に影響をおよぼすため，間接的に大腿二頭筋を介して仙結節靱帯の張力を変化させる（✹）ことになる．一方で，仙結節靱帯へのアプローチ（直圧）は梨状筋を含む外旋筋群と大腿二頭筋の緊張を緩和させている（❶❷）．

❹ 仙結節靱帯と多裂筋

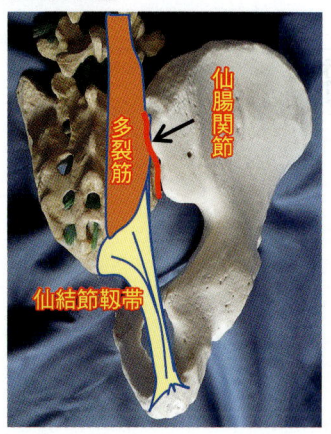

（課題 9 ❶参照）

大腿二頭筋や外旋 6 筋の過緊張は仙結節靱帯の張力に影響をおよぼすと考えられている．仙結節靱帯の役割は仙骨と骨盤間で仙骨の位置を安定させバランスを維持することにあるが，その緊張は大腿二頭筋や外旋 6 筋によって影響される．一方，多裂筋は仙骨の前傾と安定化に働き，さらに仙結節靱帯を介して大腿二頭筋に影響をおよぼす．仙骨にとって多裂筋は極めて重要な役割を果たしている．

■ 本課題の目的

仙結節靱帯への直圧刺激は，大腿二頭筋の緊張緩和に影響をおよぼすかどうかを学ぶ．

■ 解　説

仙結節靱帯（特に，坐骨結節に付着する線維の外側部分）は大腿二頭筋腱と線維結合しており，大腿二頭筋の短縮は仙結節靱帯に，仙結節靱帯の拘縮は大腿二頭筋に過緊張と短縮をもたらす．

ちなみに，外側・内側ハムストリングスは両者間の活動量に相違がみられ，外側ハムストリングス優位の筋活動と内側ハムストリングス優位の筋活動が報告されている．前者は外旋 6 筋と大殿筋の筋萎縮・弱化を招いて運動時に損傷をきたしやすくなり，後者では膝伸展時に下腿の外旋を制限するため膝関節の完全伸展に影響をおよぼすと考えられる．いずれにしても，両者の筋活動量の違いはインナーマッスルを初め大殿筋・中殿筋，あるいは大腿筋膜張筋等の筋力，あるいは緊張に影響をおよぼすといえる．

本課題は，仙結節靱帯へのアプローチ（直圧）が大腿二頭筋の緊張緩和に影響するかどうかを検証する．

正誤 (月 日/ ○・×)	1回	2回	3回
	月　日	月　日	月　日

本題の意義　＜評価＞

14. クレイグテスト（Craig test）は大腿骨前捻角を反映している？
＜課題：クレイグテストで大腿骨前捻角が分かるか？＞

① クレイグテストで大腿骨前捻角を左右で比較する

② 椅坐位で股関節の他動的内旋角を調べる

③ 大腿骨前捻角の強いほうは股内旋角が大きい？

クレイグテストは大腿骨前捻角を反映していた？

Key words　クレイグテスト　　大腿骨前捻角　　股内旋角

①クレイグテスト（Craig test）で左右の大腿骨前捻角を比較する.
　補足説明　腹臥位で膝90°屈曲位として大転子を触知する（写真左）.股関節を内旋していき大転子の隆起を強く触れる肢位を探す（写真右）.この肢位での垂直軸と下腿長軸とのなす角度を計測する（赤色矢印）.得られた内旋角は大腿骨前捻角にほぼ一致する.前捻角の強い場合,内旋角は大きくなり,大腿脛骨角（FT角）は小さくなる（X脚）.ちなみに,クレイグテストで得られる値はX線像の結果と高い確率で一致することが分かっている.

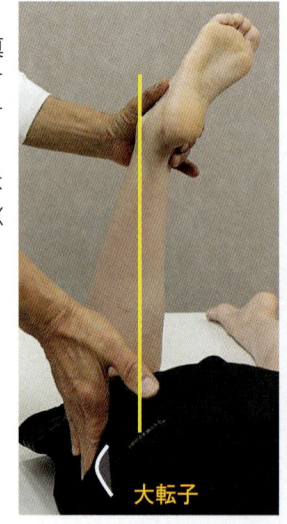
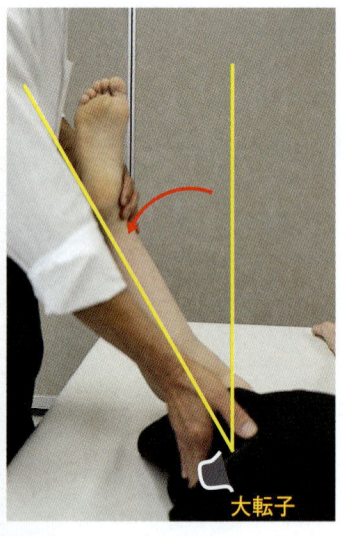

大転子　　　大転子

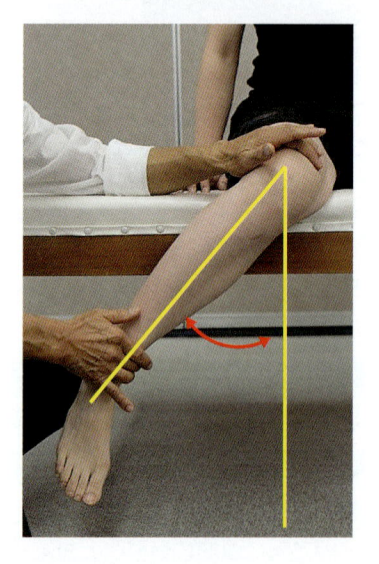

②椅坐位で股関節の他動的内旋角を調べる.
　補足説明　椅坐位でリラックスし,他動的に股内旋角を調べる.骨盤の浮き上がりなど,代償動作に注意する.

参考資料
1) 近藤淳,他：健常成人における計算式に基づく大腿骨頸部前捻角と股関節回旋可動域との関係の予備的検討─性別と肢位の違いによる比較.PTジャーナル.45（1）：81-84,2011.
2) 建内宏重：股関節機能障害の評価の仕方.Sportsmedicine.118：14-18,2010.
3) デイビット J. マギー著　陶山哲夫,他　監訳：運動器リハビリテーションの機能評価Ⅱ.原著第4版.pp 141-144,エルゼビア・ジャパン.2006.

Point & Check up

① 前捻角の強い例

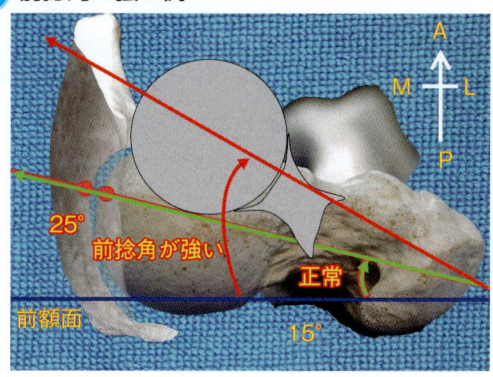

大腿骨頭は前額面に対して約15°前方を向いている（緑色矢印：前捻角）．前捻角が強い場合（赤色矢印：例えば，前捻角25°），股関節は内旋位となる．強い前捻角において，関節窩と骨頭が適合するには股内旋位が必要となる．

② 前捻角と膝の外反

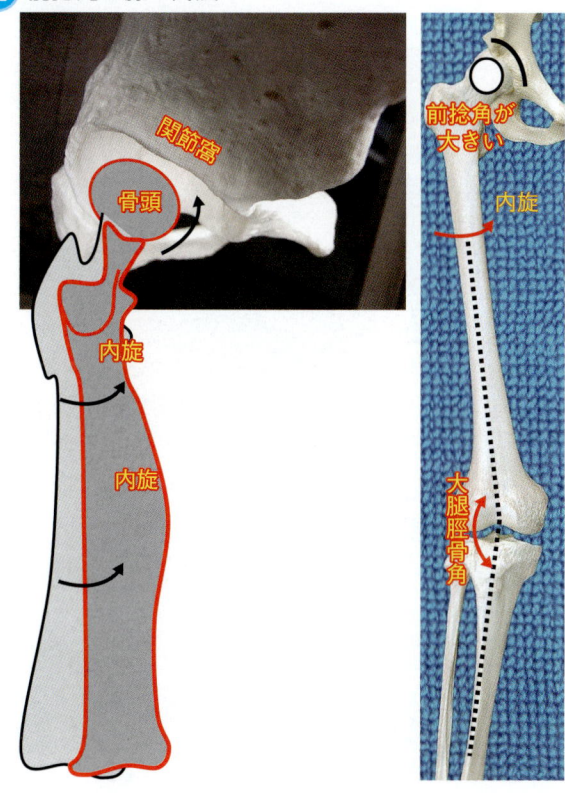

大腿骨前捻角が強い場合，股関節は必然的に内旋位となる（写真左）が，この場合，膝の外反を強めて（写真右）MCL・ACL損傷のリスクを高める．

■ 本課題の目的

クレイグテスト（Craig test）の結果が大腿骨前捻角を示しているかどうかを学ぶ．

■ 解　説

クレイグテストは大腿骨頭の前後の捻れ（前捻角）を判断する手段に用いられ，その信頼性は高い．腹臥位，膝90°屈曲位で股関節を中間位から内旋していくと大転子の凸部分が最も強くなってくる肢位がある．通常，前捻角は約15°であり，強い場合には股内旋角が大きくなる．この時，Knee in-toe out となって外反膝を呈する．バスケットボール選手で前捻角の強い女性に ACL・MCL 損傷が発生しやすいことが分かっている．一方，理論上，前捻角が弱い場合は股外旋角が強まり，Knee out-toe in の内反膝となるが，このような例はほとんど見られない．

正誤 （ 月 日/ ○・× ）	1 回		2 回		3 回	
	月	日	月	日	月	日

本題の意義　＜評価＞

15. 腸腰筋の筋力は鼠径靱帯の硬さに影響される？
＜課題：鼠径靱帯が硬いと腸腰筋の筋力は低下する？＞

① 鼠径靱帯の硬さを左右で比較する

② 腸腰筋の筋力テスト（MMT）を比較する

③ 鼠径靱帯の硬いほうは腸腰筋の筋力が低下している？

鼠径靱帯の硬さは腸腰筋の筋力に影響を与えていた？

Key words	腸腰筋力　　鼠径靱帯　　硬さ　　筋力テスト

本課題は，必ずしも EBM に基づくものではなく，評価と手技の技術を深める目的で作成されています．

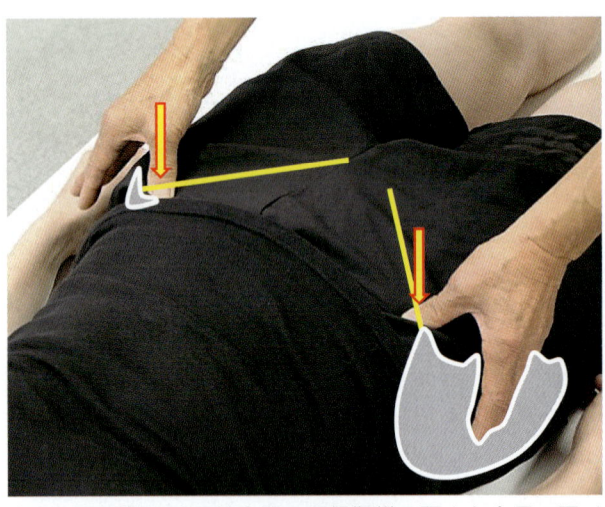

①上前腸骨棘と恥骨結合間の鼠径靱帯の硬さを全長で調べる．索状物として触れる靱帯の張り具合，さらに指を押し込んで粘弾性をみる．さらに股関節の肢位を変えて確認する．

補足説明　解剖学的に鼠径靱帯は外腹斜筋，大腿筋膜等の線維を受けており，体幹と下肢間にあって両者の張力を受けて筋膜上で張力のバランスを調整している．体幹と下肢から受ける牽引力を緩衝する役割を担っている．

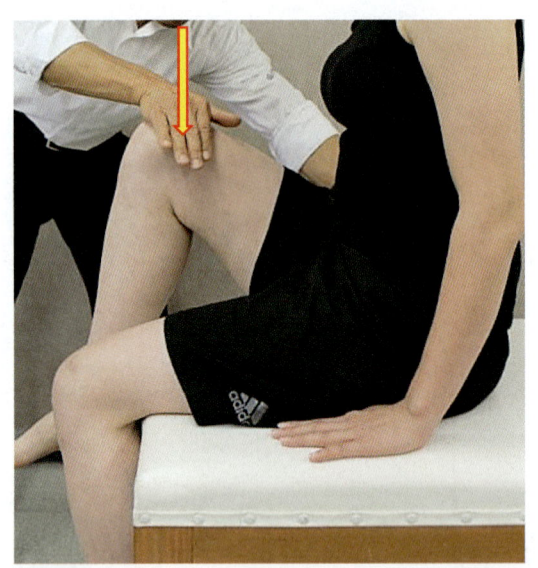

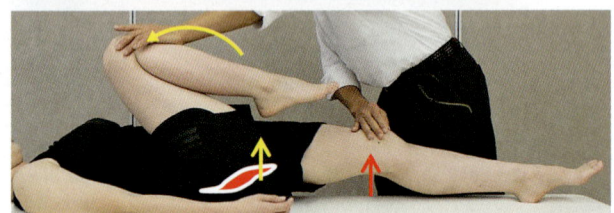

②腸腰筋の筋力テスト（MMT）を行う（参考までに，短縮テストを行っておく：写真下）．

補足説明　腸腰筋の筋力テストは既に説明済みであるが（写真上），代償動作に注意する．
短縮は，トーマステスト（Thomas's test）を用いる（写真下）．仰臥位で一方の股関節を屈曲すると腸腰筋に短縮があれば他方の膝がベッドから浮き上がる（赤色矢印）．膝が浮き上がれば短縮ありと判断する．

参考資料
1）蒲田和芳：股関節　鼠径部拘縮症候群（1）. Sportsmedicine. 39：44-46, 2002.
2）稲井卓真，他：3次元上の股関節の動きが大腰筋の伸張率に及ぼす影響．理学療法学. 43（5）：404-411, 2016.
3）丹羽滋郎，他：腸腰筋ストレッチングと腰痛予防．関節外科. 25（6）：46-51, 2006.
4）越智淳三訳：解剖学アトラス．p 94, 文光堂. 1989.
5）寺田春水，他：解剖実習の手引．改定 11 版．pp 96-100, 南山堂. 2004.

Point & Check up

① 腸腰筋の走行

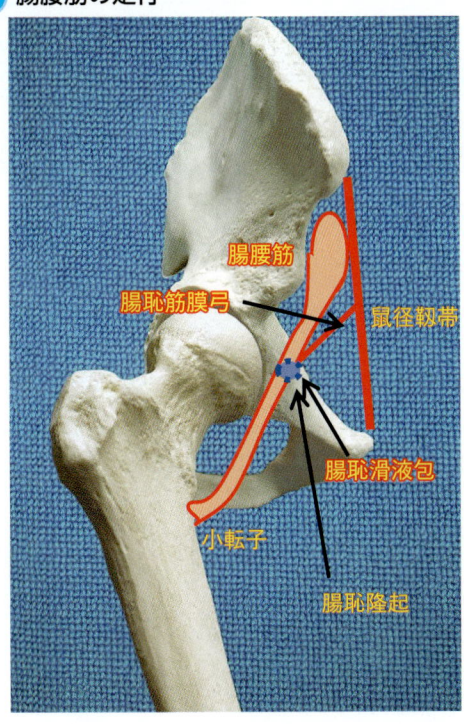

大・小腰筋は第12胸椎・第1〜4腰椎の側方（椎体・椎間板・横突起）から出て腸骨筋と合流した後，鼠径靱帯直下の筋裂孔内を通過する．通過後に急激に角度を変えて小転子に付着する．腸恥隆起には腸恥筋膜弓が付着して鼠径靱帯に連絡している．また，腸恥滑液包が存在していて弾発股の原因となっている．

② 鼠径靱帯と筋裂孔（腸腰筋）

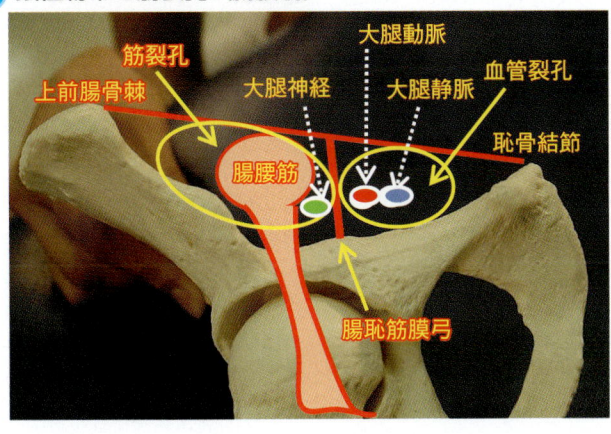

鼠径靱帯直下は腸恥筋膜弓によって2つの区画に分けられている．外側に筋裂孔，内側に血管裂孔があり，筋裂孔は腸腰筋腱が通過してその内側に大腿神経が通る．一方，血管裂孔には恥骨筋，大腿静脈，大腿動脈が通っている．

■ 本課題の目的

鼠径靱帯の硬さが腸腰筋の筋力に影響を与えるかどうかを学ぶ．

■ 解　説

　鼠径靱帯は強靱な線維の集まりでありその境界は明瞭でないが，主に外腹斜筋腱膜の下縁が肥厚して索状物になったものと報告されている（寺田ら）．鼠径靱帯は周囲の関連筋膜の線維を受けており，関連する筋の過緊張は股関節に開排制限と痛みをもたらす．痛みは鼠径部痛となって鼠径靱帯の過緊張を伴って股関節の運動制限の原因となる．鼠径靱帯の硬さ（緊張）は左右で異なり原因として，①鼠径靱帯に線維を送る筋腱膜のインバランス，あるいは収縮性の低下，②骨盤の位置（前傾・後傾，インフレア・アウトフレア，側方傾斜）による関連筋腱膜の張力の影響，③鼠径靱帯直下の筋裂孔の容積量の変化，④筋腱・筋膜の緊張等に片寄った左右差のあることが考えられる．股関節の主要筋である腸腰筋は鼠径靱帯と腸恥筋膜弓で囲まれた筋裂孔内を通っており，筋裂孔の狭窄による鼠径靱帯の過緊張は間接的に腸腰筋の機能に影響をおよぼす可能性があるかどうかを調べる．

　本課題は，鼠径靱帯の性状（硬さ）が腸腰筋の筋力に影響をおよぼすかどうかを検証する．

正誤 （ 月 日/ ○・× ）	1 回	2 回	3 回
	月　　日	月　　日	月　　日

本題の意義　＜手技＞

16. 大腿筋膜張筋は鼠径靱帯の緊張（硬さ）に影響をおよぼす？

＜課題：大腿筋膜張筋のストレッチは鼠径靱帯の緊張を緩和させるか？＞

① 鼠径靱帯の緊張を左右で比較する

② 硬い側の大腿筋膜張筋にストレッチを行う

③ 鼠径靱帯の緊張が緩和された？

大腿筋膜張筋は鼠径靱帯の緊張に影響をおよぼしていた？

Key words	大腿筋膜張筋　　鼠径靱帯　　緊張　　ストレッチ

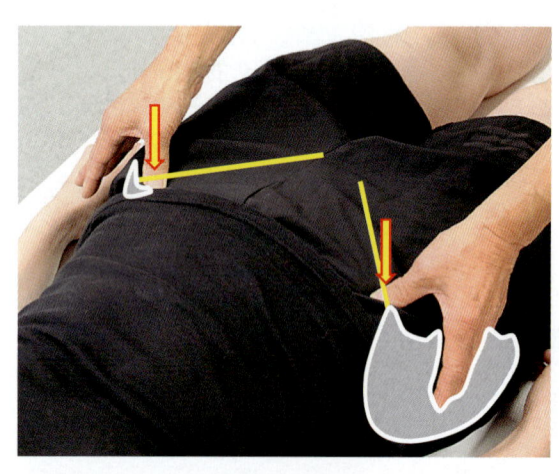

①鼠径靱帯の緊張（硬さ）を左右で比較する.
（補足説明）鼠径靱帯の硬さは上前腸骨棘から恥骨結合間の索状物を左右で比較して判断する. 索状物に指を押し込んで弾性（押し込む時の抵抗感）と粘性（戻りの状態）を慎重に調べる.

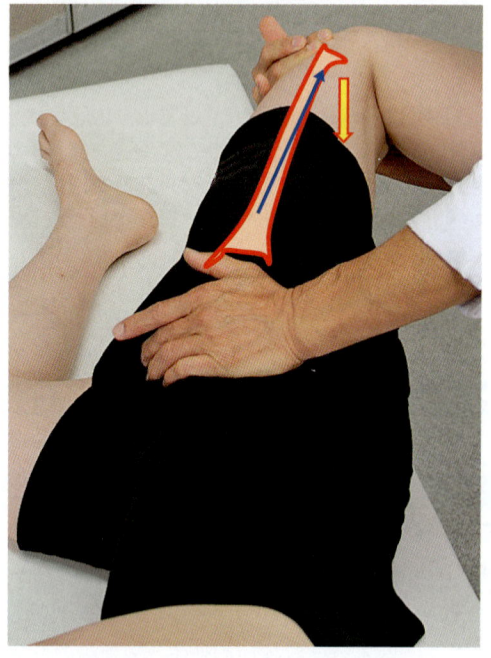

②硬い側の大腿筋膜張筋にストレッチを行う.
（補足説明）ストレッチは基本的に作用とは逆方向に動かす. 骨盤を固定し（写真左手）股伸展・外旋, 膝屈曲位から内転を強制する. 抵抗感に抗してゆっくりと内転方向に強制すると大腿筋膜の外側が伸張される. ストレッチを強めたい場合は膝の屈曲角を増やすか股内転を強めるとよい.

参考資料
1）寺田春水, 他：解剖実習の手びき改訂 11 版. pp 95-97, 南山堂. 2004.
2）蒲田和芳：股関節　鼠径部拘縮症候群（2）. Sportmedicine. 40：43-46, 2002.
3）Donald A. Neumann：嶋田智明, 他：筋骨格系のキネシオロジー 2 版, pp 527-528, 医歯薬出版. 2012.

Point & Check up

① 大腿筋膜張筋と腸脛靱帯

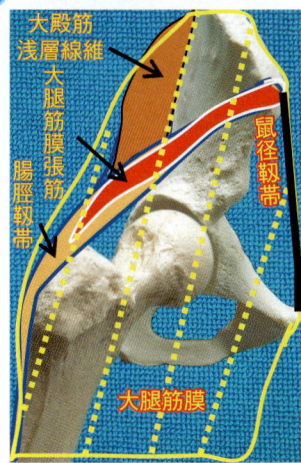

（課題 20 ②参照）
　大腿筋膜張筋（写真：赤色）は大殿筋表層線維（写真：オレンジ色）とともに大腿筋膜（黄色ラインと点線）の張力に影響を与える．すなわち，大腿筋膜の外側肥厚部分である腸脛靱帯（青ライン）に影響をおよぼすといえる．よって大腿筋膜張筋と大殿筋の過緊張は大腿筋膜を介して腸脛靱帯を短縮させる．また，大腿筋膜は筋内部に進入して筋間中隔を構築しており，大腿部筋膜の張力は大腿筋膜張筋の影響を受けることになる．

② 大腿筋膜張筋と鼠径靱帯

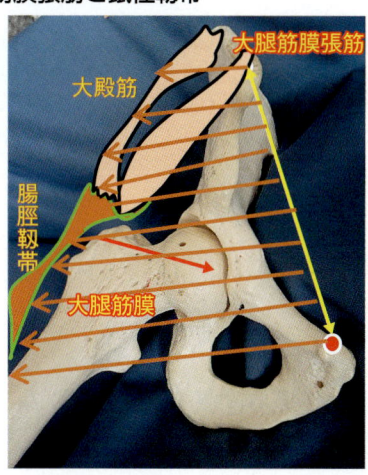

　鼠径靱帯の外側部は大殿筋と大腿筋膜張筋の線維を受けている．よって，大腿筋膜張筋の過緊張は鼠径靱帯の性状に影響をおよぼすと考えられる．また，鼠径靱帯中央部は大腿直筋膜，内側部は長内転筋膜等の線維が入っており，これらの筋短縮は鼠径部拘縮の原因となる．

③ 大腿筋膜張筋の短縮

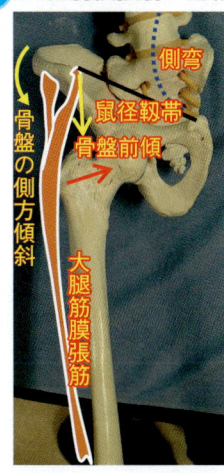

　大腿筋膜張筋の短縮は骨盤に側方傾斜（下垂）と前傾をもたらす（写真：黄色矢印）．逆に，骨盤を固定すると下肢を内旋させて股屈曲・外転位とする．立脚時は大転子の外側を通るため，短縮があると大転子を介して骨頭を関節窩に押し付けるベクトルが働き（写真：赤色矢印），骨頭の"すべり運動"を制限する（②：赤色矢印）．大腿筋膜張筋の短縮は大腿筋膜や鼠径靱帯を介して股関節，膝関節，あるいは骨盤に影響をおよぼすことになる．

④ 大腿筋膜張筋のストレッチ

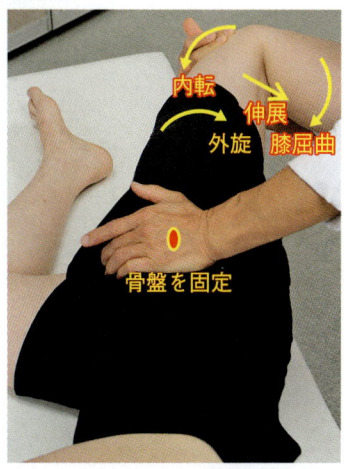

　大腿筋膜張筋のストレッチは大腿筋膜（特に，大腿外側部）を伸張する意識が必要である．
　ストレッチの強度は膝屈曲角に影響されるため，筋短縮の程度によって膝屈曲角，または股内転角を調整する必要がある．

■ 本課題の目的

　大腿筋膜張筋のストレッチは鼠径靱帯の緊張緩和に影響をおよぼすかどうかを学ぶ．

■ 解　説

　鼠径靱帯は結合組織層である大腿筋膜の線維と癒合しており，大腿筋膜外側部の線維束は腸脛靱帯となって脛骨ガーディ結節につく．大腿筋膜張筋は大腿筋膜に囲まれており，大腿筋膜張筋の収縮は大腿筋膜の張力を高めることになる．また，鼠径靱帯は大腿直筋・長内転筋腱膜からも線維を受けており，筋の緊張や短縮は鼠径靱帯を緊張させて鼠径部拘縮の発生原因となり股関節に開排制限をもたらす．一方で，大腿筋膜張筋は大転子外側を通過しており，短縮は大転子を介して骨頭への圧迫ベクトルを増大させて骨頭の包内運動を低下させる．
　本課題は，大腿筋膜張筋のストレッチが鼠径靱帯の緊張（硬さ）を緩和するかどうかを検証する．

正誤 (月 日/ ○・×)	1 回		2 回		3 回	
	月	日	月	日	月	日

本題の意義　＜手技＞

17. 大腿筋膜の緊張は鼠径靱帯に影響をおよぼす？
＜課題：大腿筋膜の筋膜伸張は鼠径靱帯の硬さ（緊張）を改善させるか？＞

① 鼠径靱帯の緊張を調べる

② 大腿筋膜の筋膜伸張を行う

③ 鼠径靱帯の硬さに改善がみられた？

　大腿筋膜の筋膜伸張は鼠径靱帯に影響を与えた？

Key words　　大腿筋膜　　鼠径靱帯　　筋膜伸張

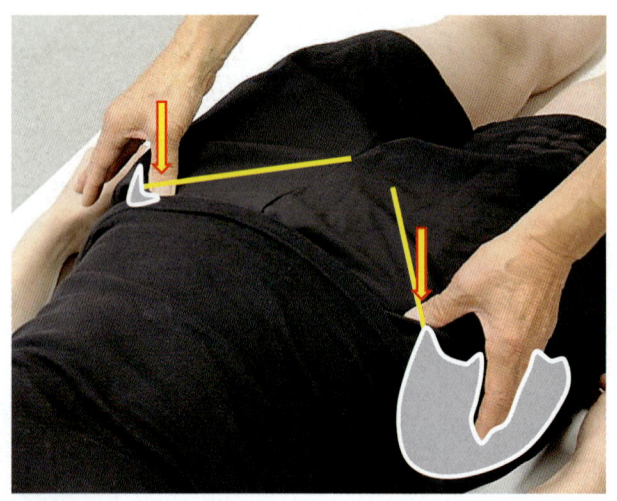

①鼠径靱帯の緊張を調べる.

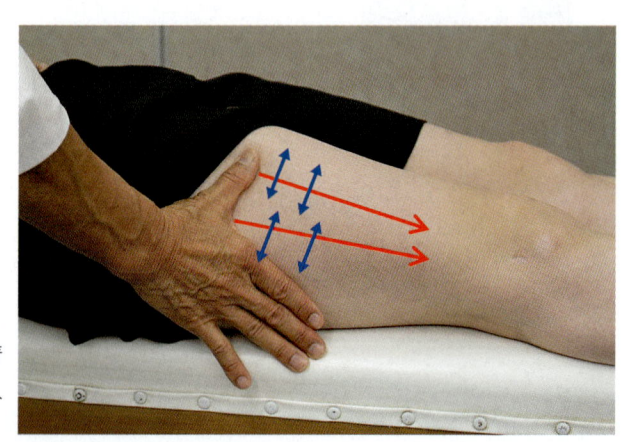

②大腿筋膜の伸張を行う.

補足説明　前課題では，大腿筋膜の外側肥厚部（腸脛靱帯）にストレッチを行った. ここでは大腿部外側を縦方向（赤色矢印）と横断方向（青色矢印）に筋膜伸張を行う. 大腿筋膜は筋間中隔となって筋内部に進入するため，短縮が大腿部におよぼす影響は大きいと言える.

参考資料
1) 寺田春水, 他：解剖実習の手びき. 改訂 11 版. pp 197-198, 南山堂. 2004.
2) 蒲田和芳：股関節　鼠径部拘縮症候群 (2). Sportmedicine. 40：43-46, 2002.
3) Donald A. Neumann：嶋田智明, 他：筋骨格系のキネシオロジー. 2 版, pp 532-533, 医歯薬出版. 2012.
4) 越智淳三訳：解剖学アトラス. p 127, 文光堂. 1989.
5) 北村清一郎　編集：局所解剖カラーアトラス. pp 105-106, 南江堂. 1998.

Point & Check up

1 大腿筋膜の構造

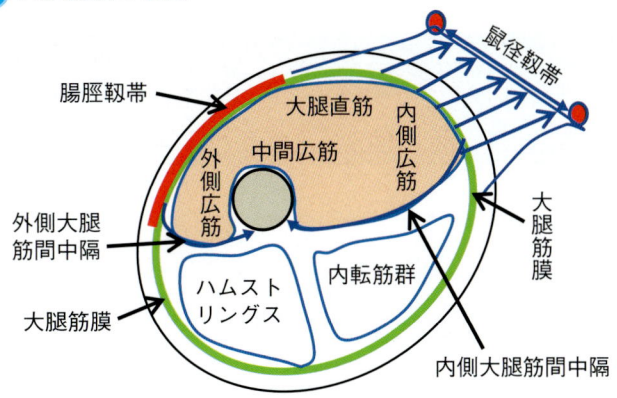

大腿筋膜は並行に走る結合組織の層であり外側で特に厚くなっている部分を腸脛靱帯（赤色ライン）と呼ぶ．筋間中隔は筋の起始部としての機能を併せ持ち筋膜の張力によって筋力は発揮できる．

2 鼠径靱帯の役割

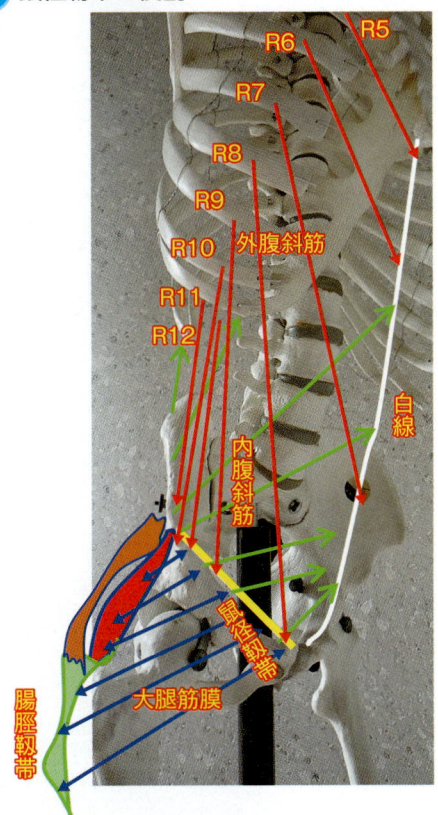

鼠径靱帯（黄色ライン）は体幹と下肢の境にあって上下からの筋膜を受けている．

体幹筋膜と大腿筋膜の過緊張や短縮は鼠径靱帯に力学的変化をもたらす．鼠径靱帯の左右差から緊張状態と硬さの変化を判断し潜在する原因を探る必要がある．

■ 本課題の目的

大腿筋膜は鼠径靱帯に線維を送っており，筋膜と靱帯が互いに影響しているかどうかを学ぶ．

■ 解 説

大腿筋膜張筋の裏側に大腿筋膜の深葉が入り込んでおり，大腿筋膜張筋は大腿筋膜によって前後から完全に包まれている．鼠径靱帯は周囲からの線維を受けており，その影響は，①大腿筋膜張筋は大腿筋膜張筋-腸脛靱帯として鼠径靱帯の外側への緊張を高め，②大腿筋膜は鼠径靱帯の下方への緊張を高め，③内・外腹斜筋，腹横筋は上方への緊張を高め，④長内転筋は恥骨結合上外側部に付くことから内側への緊張を高める等，が考えられる．鼠径靱帯は周囲から入り込む複合的な外力によってバランスを維持しており，鼠径靱帯の左右差を評価する意義はそこにあると考えている．

正誤 （月 日/ ○・×）	1 回		2 回		3 回	
	月	日	月	日	月	日

本題の意義 ＜手技＞

18. 体幹筋の自動運動は鼠径靱帯の硬さ（緊張）に影響をおよぼす？

＜課題：外腹斜筋の運動は鼠径靱帯の硬さを改善させるか？＞

① 鼠径靱帯の緊張を調べる

↓

② 外腹斜筋の自動運動を行う

↓

③ 自動運動後に鼠径靱帯の硬さ（緊張）は改善された？

外腹斜筋の自動運動は鼠径靱帯の硬さ（緊張）を改善させた？

Key words	体幹筋　　自動運動　　鼠径靱帯　　外腹斜筋

本課題は，必ずしも EBM に基づくものではなく，評価と手技の技術を深める目的で作成されています．

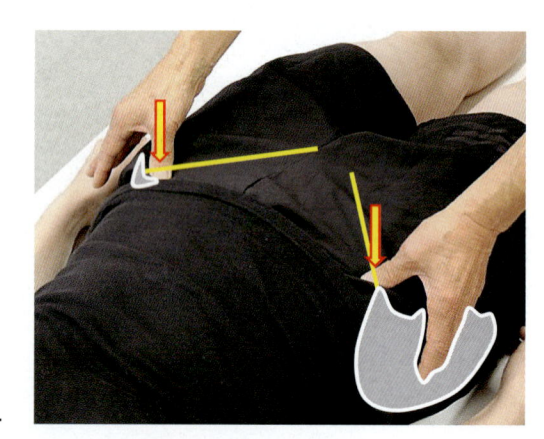

①鼠径靱帯の緊張を調べる．

補足説明 鼠径靱帯の緊張と肥厚の有無を調べる．

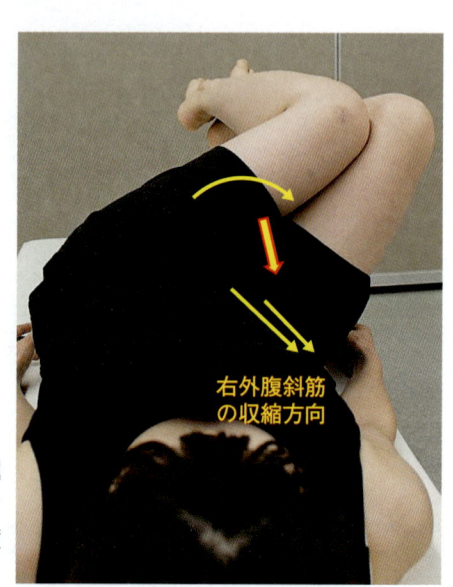

右外腹斜筋
の収縮方向

②緊張側の外腹斜筋の自動運動を 10 回繰り返す．

補足説明 右外腹斜筋を例に説明する．右外腹斜筋は骨盤を固定した場合，上半身を屈曲・左回旋させる．右鼠径靱帯が硬い場合，体幹を安定させた状態で下半身を右回旋させて（黄色矢印）骨盤を持ち上げる（赤枠矢印）．腰痛等があれば等尺性収縮を行う程度とする．

参考資料
1）寺田春水，他：解剖実習の手びき．改訂 11 版．pp 95-103．南山堂．2004.
2）北村清一郎　編集：局所解剖カラーアトラス．pp 60-61．南江堂．1998.
3）蒲田和芳：股関節　鼠径部拘縮症候群（3）．Sportmedicine. 41：42-45. 2002.

Point & Check up

1 外腹斜筋と鼠径靭帯

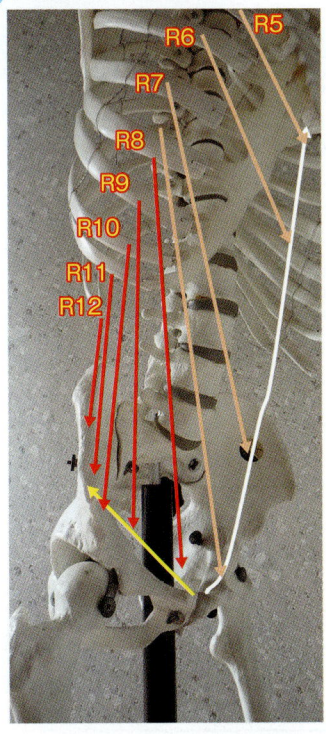

外腹斜筋は第5～12肋骨から内側前下方に向かい，腸骨稜，鼠径靭帯，前腹の腱膜（白線）に付く．第5～9肋骨間では前鋸筋の筋尖とかみ合い，第10～12肋骨は広背筋の筋尖とかみ合う．

外腹斜筋の線維のうち，白線に向かわない線維（赤色矢印）は鼠径靭帯に向かう．外腹斜筋は鼠径靭帯を上方に引き上げる（写真矢印）ため，大腿筋膜による下方への張力とバランスをとることになる．

2 内腹斜筋と鼠径靭帯

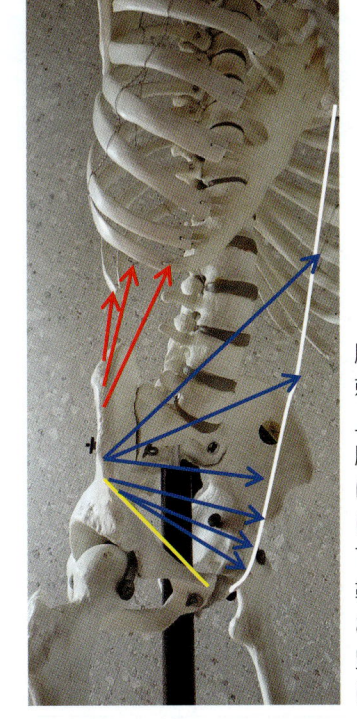

内腹斜筋は腸骨稜，胸腰筋膜の深葉，上前腸骨棘から上前方に向かう．上部の線維は下部3本の肋骨に（赤色矢印），残りは腹直筋鞘のもとで白線に癒合する（青色矢印）．下部の少数の線維は鼠径靭帯から出るが，少数であることから内腹斜筋が鼠径靭帯におよぼす影響は少ないといえる．

3 参考資料　腹壁の横断図

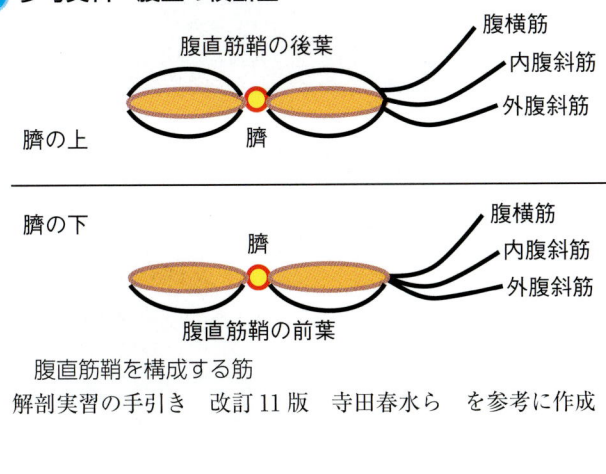

腹直筋鞘を構成する筋
解剖実習の手引き　改訂11版　寺田春水ら　を参考に作成

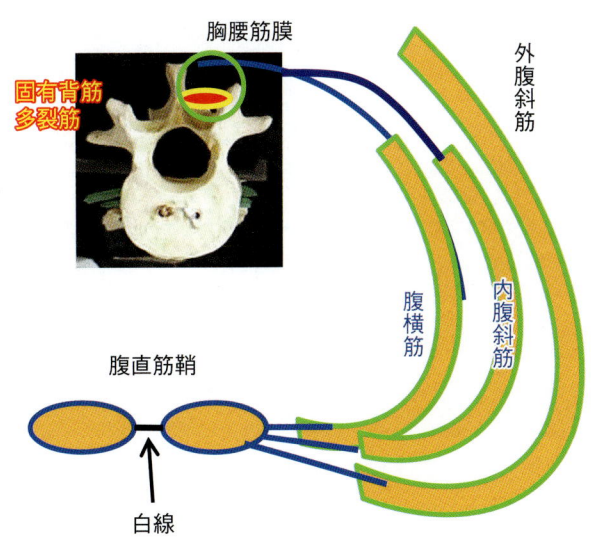

（説明は，課題8の❶❷を参照）

■ 本課題の目的

外腹斜筋腱膜は鼠径靭帯と密接に関係するため，外腹斜筋の自動運動が鼠径靭帯の緊張を緩和させるかどうかを学ぶ．

■ 解　説

鼠径靭帯は上前腸骨棘より生じて恥骨結合に至る索状物の線維である．外腹斜筋腱膜は下内側方に向かうに従って2分され，外側下方の線維束（外側脚）は主に鼠径靭帯に，内側の線維（内側脚）は恥骨結合，または腹直筋鞘に向かう．さらに，深層の内腹斜筋・腹横筋の起始部は鼠径靭帯外側部と癒合しており，いずれも鼠径靭帯との関連性をわずかに有している．内・外腹斜筋や腹横筋の過緊張や短縮は鼠径靭帯の緊張を高めると考えられる．本課題は，外腹斜筋を主とした自動運動が鼠径靭帯の緊張を緩和させるかどうかを検証する．

正誤	1回		2回		3回	
（ 月 日/ ○・× ）	月	日	月	日	月	日

本題の意義　＜評価＞

19. 筋付着部の圧痛は付着する筋へのアプローチにより改善される？
＜課題：筋付着部痛（enthesopathy）は筋のストレッチにより改善できるか？＞

① 上前腸骨棘の圧痛を調べる

② 大腿筋膜張筋のストレッチを行う

③ ストレッチ後，上前腸骨棘の圧痛は軽減した？

　筋付着部痛は筋のアプローチにより改善された？

Key words　　筋付着部痛　　圧痛　　アプローチ　　上前腸骨棘　　大腿筋膜張筋　　ストレッチ

①上前腸骨棘の圧痛を調べる．左右を比較して，圧痛の強いほうをストレッチの対象とする．

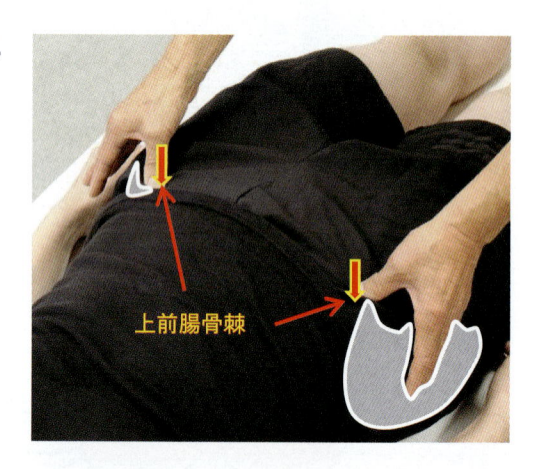

上前腸骨棘

②大腿筋膜張筋のストレッチを行う．

（補足説明）ストレッチ法は既に説明した．

　ポイントは骨盤を固定して代償動作をなくし，また膝関節を抱え込んで膝屈曲位で股関節を可及的内転させる．1回に20秒間で，ゆっくりと4～5回繰り返す．

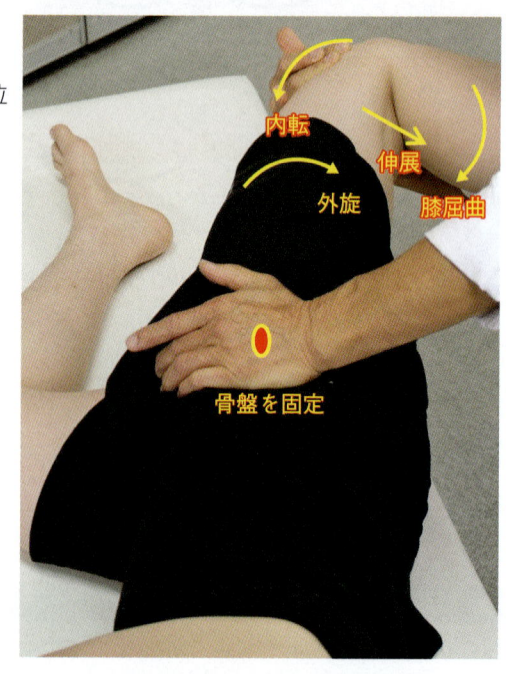

内転　伸展　外旋　膝屈曲　骨盤を固定

参考資料
1) 中澤理恵，他：中学生サッカー選手における筋腱付着部障害発生に関連する要因について．理学療法学．31（7）：391-396，2004.
2) 熊井司：腱・靱帯付着部障害の病態と治療法の選択．整・災外．48（5）：527-538，2005.
3) 澤口毅：骨盤・股関節のスポーツ障害．関節外科．27（12）：69-75，2008.

Point & Check up

❶ 大腿筋膜張筋と上前腸骨棘

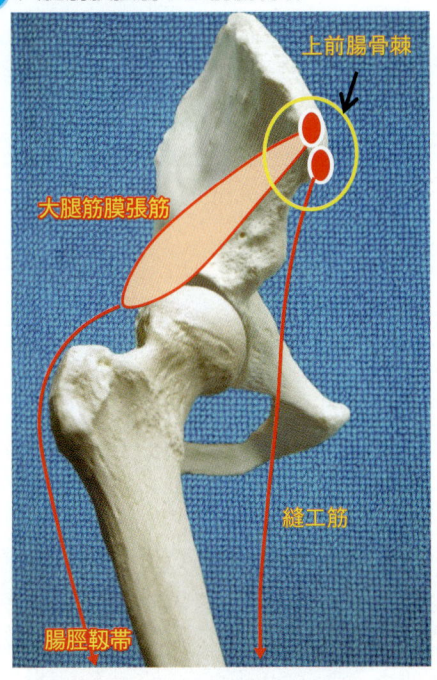

上前腸骨棘の内側に縫工筋，外側に大腿筋膜張筋が起始する．縫工筋の急激な筋収縮は上前腸骨棘に裂離骨折をもたらすことがある．大腿筋膜張筋に短縮があって過度の負荷が加わると ASIS に圧痛を発生させるリスクを高める．

❷ 筋緊張（短縮）と腱付着部炎

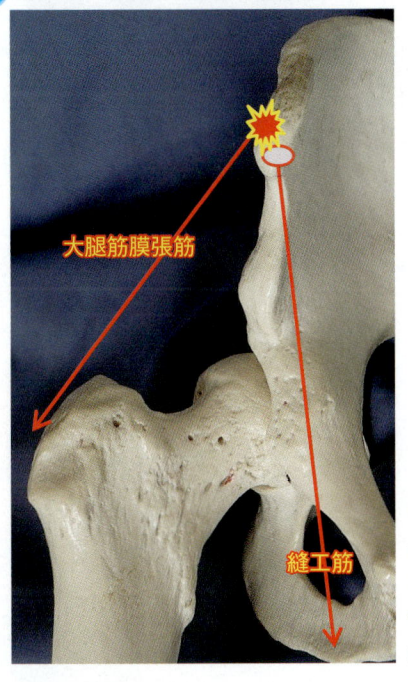

筋の急激な収縮，あるいは短縮を有する中での過度の運動は筋付着部に過剰な外力となって骨付着部炎（enthesopathy）を発症させる（☀）．一般的に難治性であり，予防策として安静とストレッチ等による筋緊張緩和が挙げられる．慢性的な筋短縮はマルアライメントをもたらして治癒をさらに遅らせる．

■ 本課題の目的

筋の短縮に過使用（overuse）が働いて生じた付着部炎はストレッチにより寛解するかどうかを学ぶ．

■ 解 説

靱帯（腱）付着部炎（enthesopathy）は過度の力学的負荷（使い過ぎ：overuse syndrome），または外傷性の刺激が原因となって生じる．解剖学的部位として筋・筋膜付着部が27％を占めており，要因として筋のタイトネスが挙げられる．ASIS には大腿筋膜張筋，縫工筋が起始しており，過負荷による障害の好発部位となっている．治療法に早期のストレッチングや筋力・筋持久力の獲得が挙げられ，予防的措置として運動前後の十分なストレッチングが不可欠である．

正誤 (月 日/ ○・×)	1回		2回		3回	
	月	日	月	日	月	日

本題の意義　＜評価＞

20. 筋の短縮は下肢アライメントに影響をおよぼす？

＜課題：大腿筋膜張筋の短縮は骨盤や下肢アライメントに影響をおよぼすか？＞

① 立位で骨盤の傾きを左右で比較し，さらに大腿脛骨角（Femoro-Tibial Angle：FTA）を調べる

↓

② 大腿筋膜張筋の短縮を左右で比較する（オーバーテスト：Ober's test）

↓

③ 短縮の強い側に影響がみられていた？

↓

大腿筋膜張筋の短縮は骨盤を含めた下肢アライメントに影響をおよぼしていた？

Key words 短縮　大腿筋膜張筋　骨盤　下肢アライメント　大腿脛骨角　オーバーテスト

①立位で前後・左右の骨盤の傾きと，左右の大腿脛骨角（Femoro-Tibial Angle：FTA）を調べる．

補足説明 立位で上前腸骨棘（ASIS）の高低差から骨盤前傾や側方傾斜を比較する（写真：左，中央）．併せて大腿脛骨角（正常：175°）を調べる（写真：右）．骨盤の拡がりはアウトフレア，インフレアを推測させる．大腿脛骨角以外にミクリッツ線（下肢機能軸）を用いても良い．正常でラインは膝中央のやや内側を通過する．

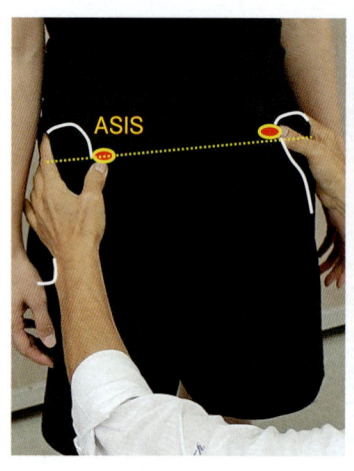
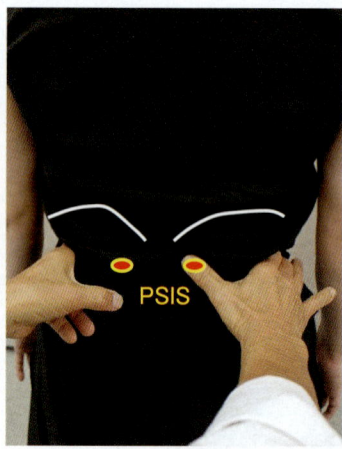
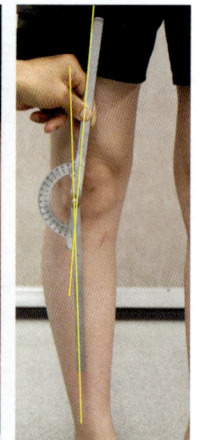

②大腿筋膜張筋の短縮はオーバーテスト（Ober's test）を用いる．

補足説明 詳細は既に述べており，左右で比較を行う．

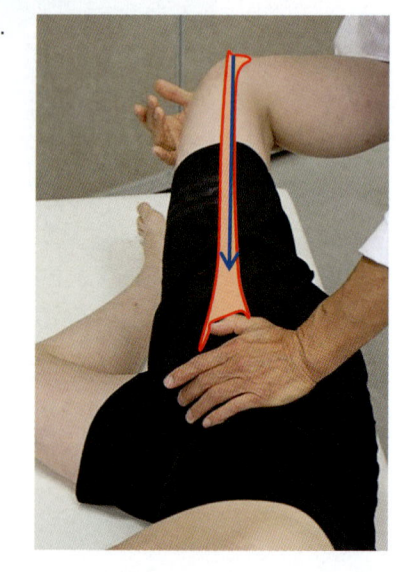

参考資料

1) デイビット J. マギー，陶山哲夫，他監訳：運動器リハビリテーションの機能評価 II 原著第 4 版．pp 151-152，エルゼビア・ジャパン．2006.
2) 冨山信次，他：腸脛靭帯が大腿骨外側上顆を乗り越える際の股関節と膝関節角度の変化．J of Athletic rehabilitation. 8：pp 21-23. 2011.
3) 山本宏茂，他：大腿筋膜張筋の筋活動．理学療法学．24：pp 14-17，1997.
4) 紺野愼一：運動器の計測線・計測値ハンドブック．pp 325-328，南江堂．2012.
5) Shirley A. Sahrmann：竹井仁，他：運動機能障害症候群のマネジメント．pp 136-137，医歯薬出版．2005.

Point & Check up

❶ 大腿筋膜張筋の影響

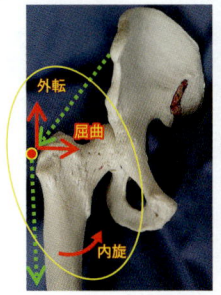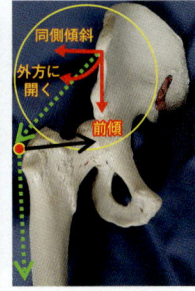

立位で上前腸骨棘は股関節の前方に位置しており，大腿筋膜張筋は股屈曲，内旋，外転に働く（写真：左）．逆の見方をすると，骨盤は前傾と同側に側屈して外方に開く（写真：右）．これは大腿筋膜張筋が短縮した時の立位肢位でもある．さらに，大腿筋膜張筋は上前腸骨棘から大転子の外側を通過するため，短縮は骨頭への圧迫力を強める（黒色矢印）．

❷ 大腿筋膜張筋と腸脛靱帯

（課題16 ❶参照）

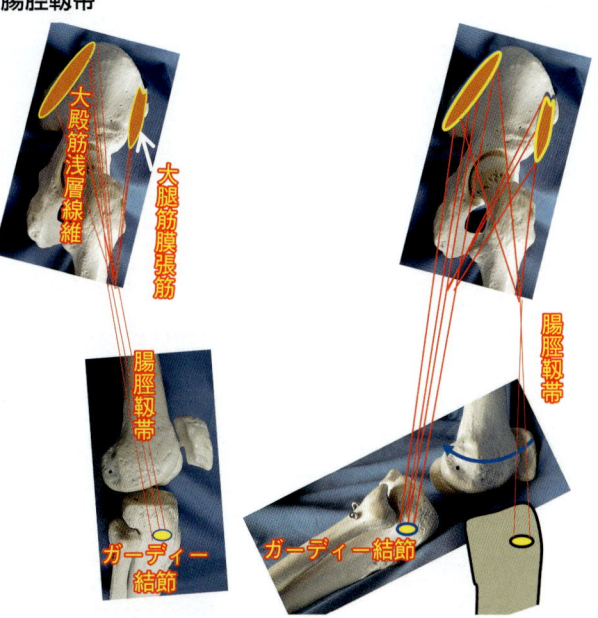

大腿筋膜張筋は上部の筋腹と大腿筋膜の外側肥厚部，さらに大殿筋浅層線維と合流して腸脛靱帯となって（大腿筋膜張筋―腸脛靱帯）ガーディ結節に付く（写真左）．また，腸脛靱帯は外側広筋膜や大腿二頭筋腱膜と線維結合している．大腿筋膜張筋は2関節筋として股屈曲・内旋・外転以外に膝伸展と下腿外旋に働き，機能的に下肢の外側部における動的スタビライザーとなっていることから，○脚ではランナーズニーを招きやすいといえる（写真：右）．

大腿筋膜張筋の短縮が常態化すると股外転・外旋位となって中殿筋の収縮力を減じ，股屈曲拘縮の発生要因となる．高齢者にみられる短縮は，高齢者特有の"前かがみ歩容"をもたらし開排位での歩行となる．大腿筋膜張筋のストレッチが極めて重要であることを理解する．

❸ 大腿筋膜張筋と骨盤

大腿筋膜張筋の短縮が骨盤の肢位におよぼす影響を考える（立位で足部を固定した場合）．

右足部を固定（右下肢を固定）した場合，骨盤は短縮側に傾斜（側屈）し，前傾と短縮側に骨盤が開く（アウトフレア）．腰椎は短縮側に凹カーブ（緑色点線）となって椎体は短縮側に回転する（赤色矢印）．さらに，短縮は大腿骨頭を関節面に圧迫力となるベクトルを働かせ（緑色矢印），骨頭の滑りを妨げて関節運動を低下させる．また，大転子直上の大転子下滑液包に滑液包炎をもたらして弾発股の原因となっている．

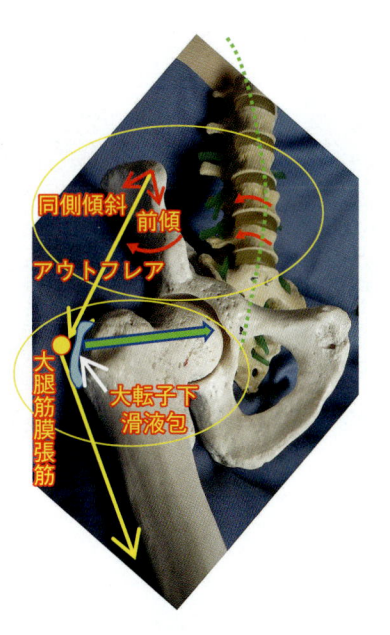

❹ 腸脛靱帯

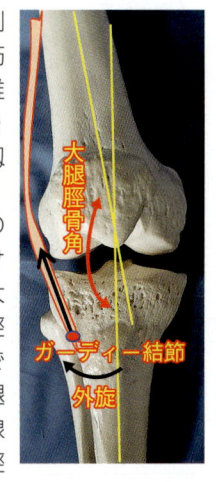

大腿筋膜の外側部は大腿筋膜張筋と大殿筋浅層線維（約80%を占める）と癒合して腸脛靱帯と名前を変える．腸脛靱帯は両筋の張力の影響を受けることになる．大腿筋膜張筋―腸脛靱帯として下部で外側広筋膜，大腿二頭筋腱膜とも線維結合して大腿脛骨角（FTA）や膝蓋骨の動きに影響をおよぼす．

■ 本課題の目的

大腿筋膜張筋の2関節筋としての役割を知り，骨盤と下肢アライメントにおよぼす影響を学ぶ．

■ 解　説

大腿筋膜張筋について既に多くの説明をした．基本的作用は股45°屈曲・内旋位からの外転である．一方で大腿筋膜外側部の肥厚部分として大腿筋膜張筋―腸脛靱帯としてトータル的な役割を考える必要がある．すなわち，大腿筋膜張筋―腸脛靱帯が骨盤，脛骨を介して腰椎，股関節，膝関節，下腿，足関節におよぼす影響を総合的に捉えることである．特に，大腿筋膜張筋―腸脛靱帯の短縮が骨盤，下肢におよぼす影響は無視できず，高齢者の股屈曲拘縮の発生要因が腸腰筋以外にあることを理解する．本課題は大腿筋膜張筋の短縮が大腿筋膜張筋―腸脛靱帯として多岐におよぶことを学ぶ．

正誤 (月 日/ ○・×)	1回 月　日	2回 月　日	3回 月　日

本題の意義　＜評価＞

21．腸骨稜と大腿骨大転子間の距離は頸体角を反映している？

＜課題：腸骨稜と大転子間の距離は頸体角を反映しているか？＞

① 腸骨稜と大転子間の距離を左右で比較する

↓

② 棘果長を左右で計測する

↓

③ 腸骨稜と大転子間が短い側は頸体角は小さかった？

↓

腸骨稜と大転子間の距離は頸体角を反映していた？

Key words　腸骨稜　　大腿骨大転子　　頸体角　　棘果長

①腸骨稜と大転子間の距離を左右で比較する.

補足説明 立位で腸骨稜上縁から大転子凸部までの距離を調べる. 距離が短い場合, 骨頭の傾き（頸体角）が小さい（内反股）か, 先天性股関節脱臼（先股脱）が考えられる. 症状から先股脱に該当しなければ内反股を疑う.

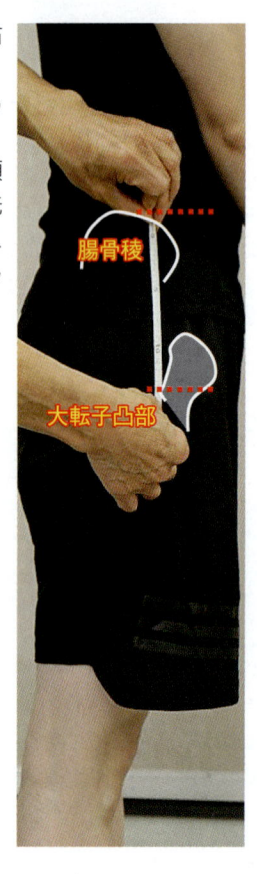

②棘果長を左右で比較する.

補足説明 仰臥位で骨盤の側方傾斜を除く. 上前腸骨棘から内果までの距離を調べ, 短いほうは内反股を疑う.

　転子果長も併せて調べ両者の意義を考える.

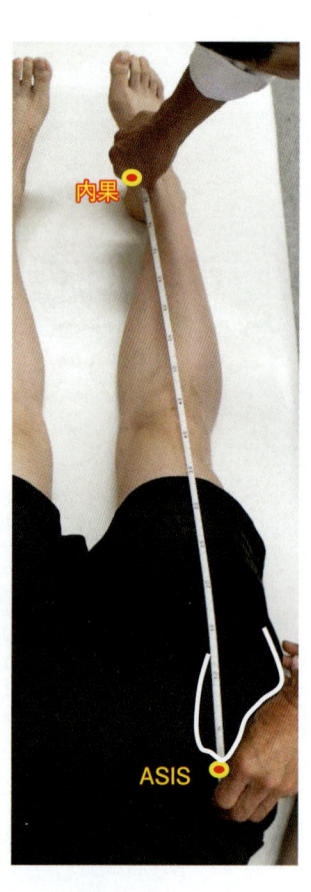

参考資料
1) 林典雄, 他：整形外科運動療法ナビゲーション. pp 14-17, MEDICAL VIEW 下肢・体幹. 2009.
2) デイビッド J. マギー. 陶山哲夫, 他　監訳：運動器リハビリテーションの機能評価II. 原著第4版. pp 129-131, エルゼビア・ジャパン. 2006.

Point & Check up

① 頸体角と骨盤-大転子間距離

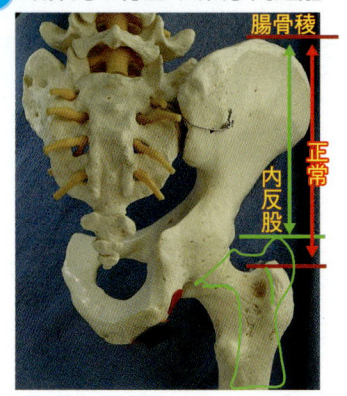

頸体角が正常（125°：赤色矢印）と内反股（緑色矢印）では腸骨稜-大転子間の距離は異なり，内反股で短くなる．一方，外反股では長くなる．

先股脱を除いて上記の評価は容易に行われ，ほぼ正確な結果が得られる．加えて棘果長を調べるとより正確な判断ができる．検査偏重の現在において，ビジュアルに体表から判断する機会が必要と考えている．

③ 内反股と歩容

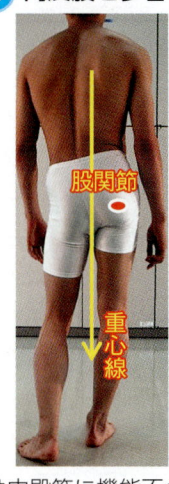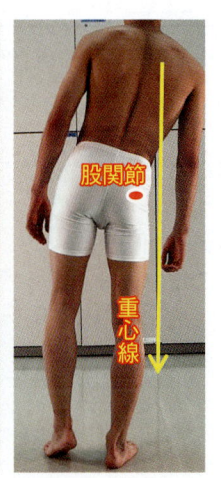

内反股は中殿筋に機能不全をもたらす．中殿筋歩行には2種類あり，トレンデレンブルグ歩行（写真左）とデュシェンヌ歩行（写真右）である．いずれも体幹を側方に傾けることで重心をコントロールしているが，前者は健側に重心を移動させるのに対して後者は患側に重心を移動させて重心線のコントロールを行っている．

② 棘果長と転子果長

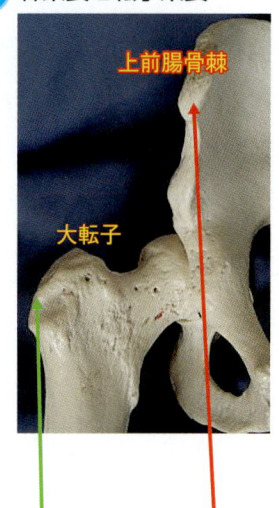

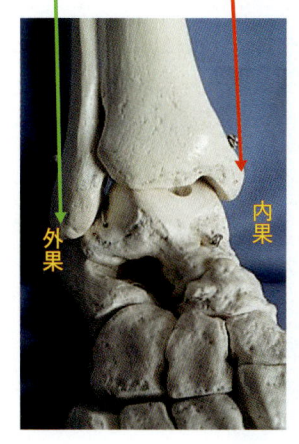

棘果長（赤ライン）から頸体角，先股脱，あるいは骨頭の扁平化を推測できる．一方で転子果長（緑ライン）は骨自体の長さの変化を推測させる．

■ 本課題の目的

体表からみた腸骨稜と大転子間距離は大腿骨頸体角を推測させる．骨格上の特徴を左右の比較から判断することで病態評価できるかどうかを学ぶ．

■ 解　説

股関節の内反・外反股は大腿骨頸体角（正常で約125°）に原因があり，X線像から診断される．X線像を用いずに体表から判断する手段として棘果長を用いるが，ここでは腸骨稜と大転子間の距離を調べた．距離の短いほうは内反股，長いほうが外反股となり，一方で腸骨稜-大転子間距離は中殿筋の長さ，すなわち股外転筋力を推測させる．当然，短いほうの筋力は弱いと判断できる．

機器の進化した現在，機器に頼らず骨格から観察する習慣は臨床能力を磨く上で不可欠といえる．簡易な評価で病態を推測することは可能であり，その機会をできるだけ臨床に応用しなければならない．多岐にわたる簡易な観察を組み合わせることで病態推測は可能となる．臨床能力は地味な観察を繰り返すことで培われると考えている．

正誤 (月 日/ ○・×)	1回 月　　日	2回 月　　日	3回 月　　日

本題の意義　＜評価＞

22. 大転子の位置で下肢の向き（回旋角）が判断できる？
＜課題：上前腸骨棘と大転子間の距離から下肢の向きを判断できるか？＞

① 上前腸骨棘と大転子間の距離を左右で調べる

② 椅坐位で股外旋角を左右で調べる

③ 距離の長いほうは股外旋角が大きい？

上前腸骨棘-大転子間の距離は下肢の向き（回旋角）を判断できた？

Key words　下肢の向き　大転子　上前腸骨棘　股外旋角

本課題は，必ずしも EBM に基づくものではなく，評価と手技の技術を深める目的で作成されています．

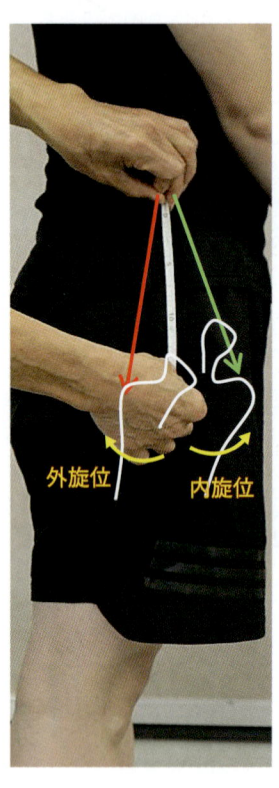

①上前腸骨棘（ASIS）と大転子間の距離を左右で比較する．

補足説明　ASIS と大転子（最も凸部分）間の距離を調べる．もともとASIS は大転子の前方に位置しており，股外旋位で ASIS と大転子間の距離は長く（赤色矢印），内旋位で短くなる（緑色矢印）．

外旋位　　内旋位

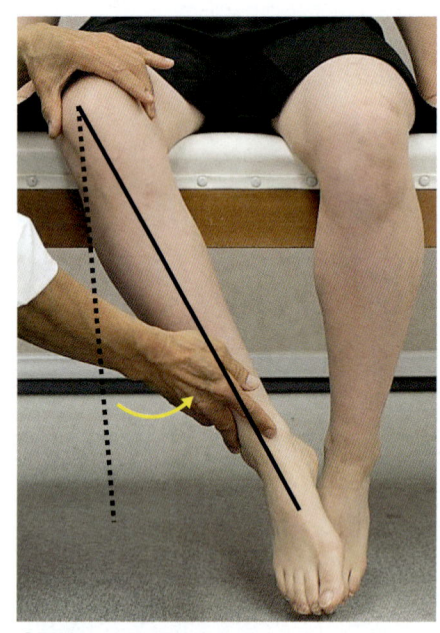

②椅坐位で股外旋角を左右で比較する．

補足説明　自動でも他動でも条件が同じであればよい．骨盤の代償（側方傾斜）や股関節の開排に注意する．

参考資料

1）デイビッド J. マギー．陶山哲夫，他　監訳：運動器リハビリテーションの機能評価Ⅱ．原著第 4 版．pp 142-144，エルゼビア・ジャパン 2006．

Point & Check up

① 上前腸骨棘と大転子間距離（1）

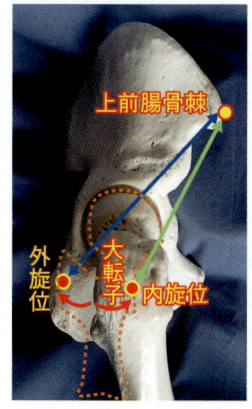

写真で示したように，上前腸骨棘は大転子の前方に位置する．よって上前腸骨棘と大転子間の距離は外旋位（青色矢印）で長く，内旋位（緑色矢印）で短くなる．すなわち，上前腸骨棘と大転子間距離は股関節の回旋角を推測できる．ただし，これは上前腸骨棘が大転子を通る垂線より前方に位置している場合に限られる．

② 上前腸骨棘と大転子間距離（2）

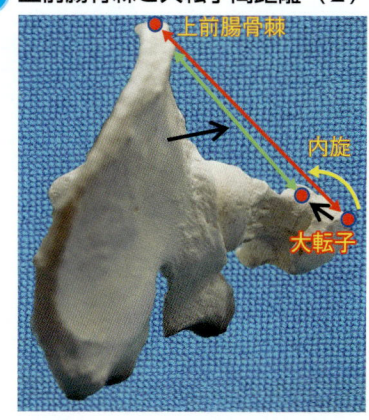

骨盤を上から見ている．上前腸骨棘と大転子間の距離は股関節内旋位（黄色矢印）で大転子が上前腸骨棘に近づくために距離は短くなる（緑色矢印）．一方で外旋は離れることから長くなる（赤色矢印）．骨のランドマークから得られる情報は病態を推測する上で大きなヒントを与えてくれる．

③ 外旋と内旋に関わる筋

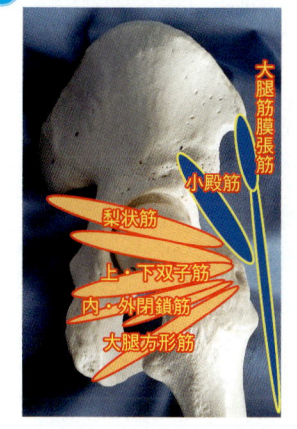

インナーマッスルとしての股外旋筋は6筋あって短縮は下肢を外旋位に向ける．一方，内旋筋である小殿筋の短縮は下肢を内旋位にする．両者の筋バランスに加えて大殿筋，中殿筋（前部・後部線維），大腿筋膜張筋，ハムストリングス等，の筋力や短縮の影響によって下肢のアライメントがつくられている．

④ 股外旋・内旋位における大転子の形態

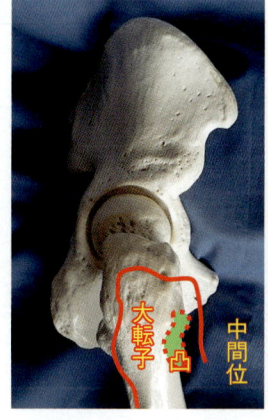

股関節を中間位（写真左）と内旋位（写真右）で外側からみている．立位で大転子の隆起（凸形態）は肢位によって異なり，股内旋位で凸部分は前額面上に位置して大きく感じられ，股外旋位では後方に移動することから小さく，またはやや平坦な形状として触れることになる．

⑤ 大転子の位置

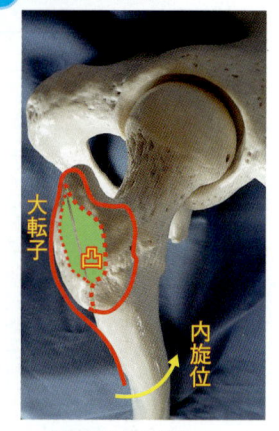

（課題14参照）

股90°屈曲・内旋位を外上方から見ている．大転子の凸形状は股内旋位で前額面上に位置する（クレイグテストの応用）．

■ 本課題の目的

骨盤の定点（例えば，ASIS）と大転子間の距離は下肢の肢位（向き）を推測できるかどうかを学ぶ．

■ 解　説

上前腸骨棘と大転子間の距離は何を意味するであろうか？　先股脱がないと仮定すると，①頸体角と前捻角の大小を推測させる，②股関節の内旋位，外旋位を推測させる等，がとりあえず考えられる．例えば，大腿骨前捻角が強いと股関節は内旋位となり上前腸骨棘-大転子間距離は短くなる．すなわち，前捻角が強い⇒股内旋位⇒上前腸骨棘-大転子間距離は短い，の図式が成り立つ．逆に上前腸骨棘-大転子間距離が短い⇒股内旋位⇒前捻角が強い，と判断される．

前課題と同様，一定の条件のもとでは骨盤の定点から大転子までの距離は下肢の肢位を推測するのに役立つ．すなわち，大転子の位置，あるいは形態（凸隆起部の大小）は大腿骨頸体角，または前捻角を推測させる．ちなみに，大転子の凸部分の触知により前捻角を推測する手段としてクレイグテストが用いられており，臨床上，できるだけ簡易な評価でより正確な結果が得られる手段を持ち合わせることが必要と考えている．

正誤 (月 日/ ○・×)	1 回 月　　日	2 回 月　　日	3 回 月　　日

本題の意義　＜評価＞

23. 骨盤の傾斜角は股屈曲角に影響をおよぼす？

＜課題：側方からみた骨盤の傾斜角は股屈曲角に影響するか？＞

① 側方から上前腸骨棘と上後腸骨棘の高低差を求める

② 仰臥位で，他動的股屈曲角を調べる

③ 高低差の小さい（後傾）側は股屈曲角が小さかった？

骨盤の傾斜角は股屈曲角に影響していた？

Key words　　骨盤　　傾斜角　　上前腸骨棘　　上後腸骨棘　　股屈曲角

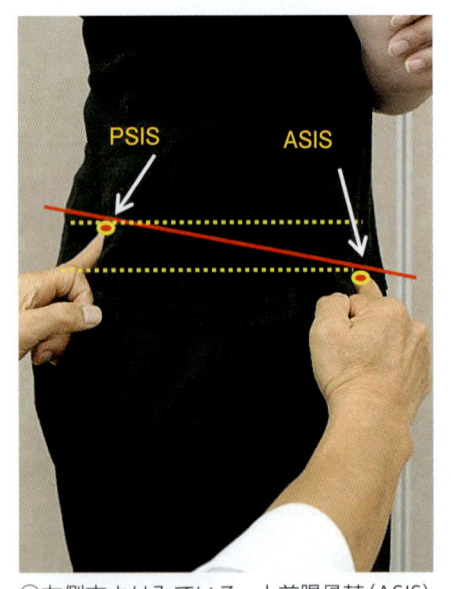

①右側方よりみている．上前腸骨棘（ASIS）
と上後腸骨棘（PSIS）の高低差を調べる．
補足説明　ASIS と PSIS の高低差は骨盤傾
斜角を示している．通常は ASIS は PSIS よ
り低く骨盤は前傾している．この場合の高
低差は 2 横指程度であり，逆に差が小さい
場合は骨盤後傾と判断できる．

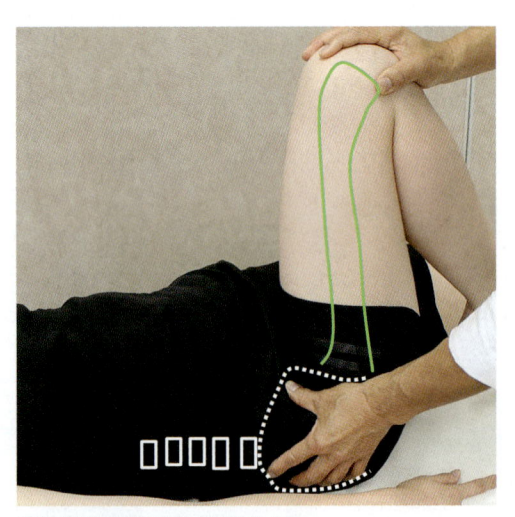

②他動的に股屈曲角を調べる．
補足説明　股屈曲角は骨盤の後傾が入らないよ
うにする．これは股関節のみの屈曲角となり，そ
の角度は 80〜90°と言われている．最終可動域
での end feel を確認する．

参考資料
1) 加藤浩，他：変形性股関節症に対する姿勢・動作の臨床的視点と理学療法．PT ジャーナル．40（3）：179-191．2006．
2) 土井口祐一，他：骨盤傾斜異常と股関節症進展メカニズム．関節外科．23（4）：36-44，2004．
3) 永井聡：運動器疾患の下肢疼痛を理解する．PT ジャーナル．47（5）：445-452，2013．
4) 福井勉：腰痛予防のコンディショニング．臨床スポーツ医学．24（12）：1285-1290，2007．
5) デイビット J. マギー著，陶山哲夫，他　監訳：運動器リハビリテーションの機能評価Ⅱ．原著第 4 版．pp 16-20，エルゼビ
ア・ジャパン．2006．

Point & Check up

❶ 大腿骨頭と臼蓋の位置関係

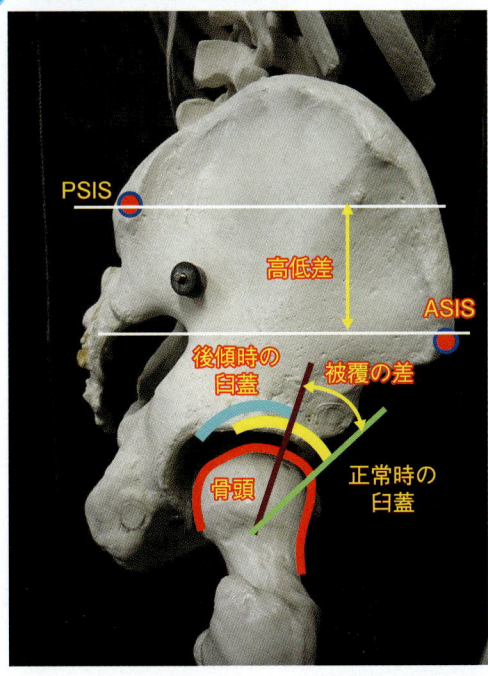

骨盤の傾きは個人差があり，前傾，または後傾をとっている．骨盤の傾きにより関節窩と骨頭間(赤色ライン)の被覆率は異なってくる．前傾（黄色ライン）は骨頭の被覆率が大きくなり，後傾（水色ライン）では小さくなる．後傾の場合，臼蓋が後方に位置して骨頭との適合性は低くなる．骨頭の被覆率は骨頭への荷重負荷率，あるいは関節の安定性と股屈曲可動域に影響をおよぼすことになる．

❷ 骨盤の位置と骨頭の被覆率

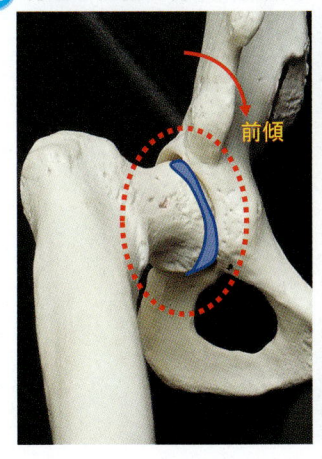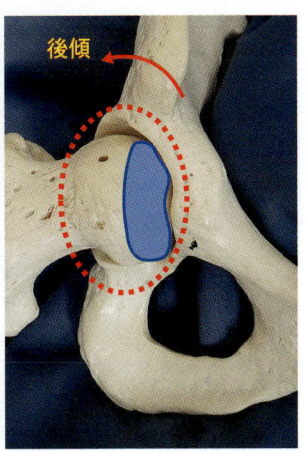

骨盤前傾時，関節窩と骨頭の被覆率は高まって適合性がよくなり関節は安定する（写真左）．一方で，後傾時は骨頭の前方部分が被覆されずにむき出しとなって適合性は悪く（写真右），骨頭が受ける単位面積当たりの荷重率は高くなる．この場合，股屈曲角は減少しスムーズな動きが妨げられる．

■ 本課題の目的

骨盤前傾は臼蓋と骨頭の適合性を高め，また，股内旋位となって骨頭の後方滑りに都合がよいことから股屈曲角は適正化する．骨盤の傾斜角が股屈曲角に影響しているかどうかを学ぶ．

■ 解　説

骨盤の傾斜角（前傾・後傾）と股関節の屈曲・伸展角は相互に強い関連性を有している．骨盤前傾位は関節窩と骨頭間の適合性を高め，また，股内旋位となって骨頭の後方への滑りをスムーズにする．一方で，骨盤後傾は骨頭との適合性が悪くなり，股外旋位とすることから股屈曲時にインピンジメントのリスクを高める．骨盤の傾斜角を判断する方法に上前腸骨棘（ASIS）－上後腸骨棘（PSIS）の高低差を用いるが，通常は ASIS は PSIS よりも低い位置にあって（前傾位）その差は 2 横指程度である．差が 3 横指以上は前傾が強く（前傾タイプ）股関節は屈曲位となる．他方，高低差が 1〜2 横指までは後傾タイプとなって股屈曲制限を生じやすくなる．

本課題は，骨盤の傾斜角が股屈曲角に影響をおよぼすかどうかを検証する．

正誤 （ 月 日/ ○・× ）	1回 月　　日	2回 月　　日	3回 月　　日

本題の意義　＜評価＞

24. 関節包（関節包靱帯）の緊張は関節可動域に影響する？
＜課題：関節包の緊張は関節可動域に影響をおよぼすか？＞

① 椅坐位（A）と仰臥位（B）の両者で股外旋角と内旋角の和をとり両者の差（A-B）を求める

② 腹臥位で膝屈曲位での股伸展角を調べる（他動）

③ 両者の差（A-B)の大きいほうは股関節可動域が少ない

　関節包の緊張は股関節の動きに影響していた？

Key words　関節包靱帯　　緊張　　関節可動域　　椅坐位　　仰臥位

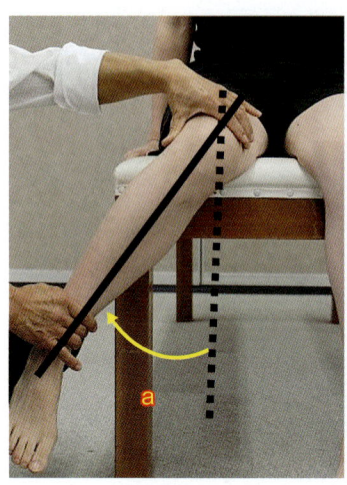 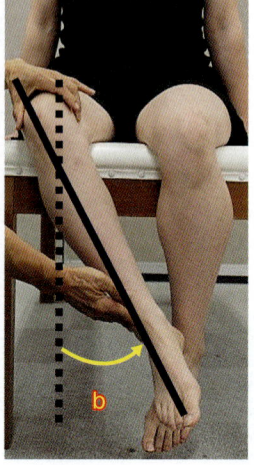 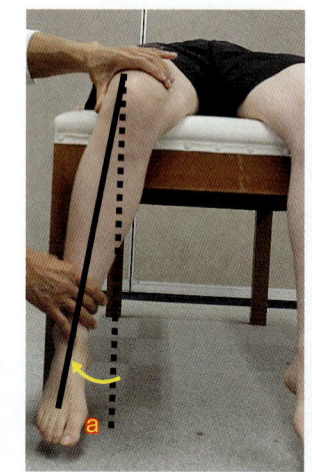 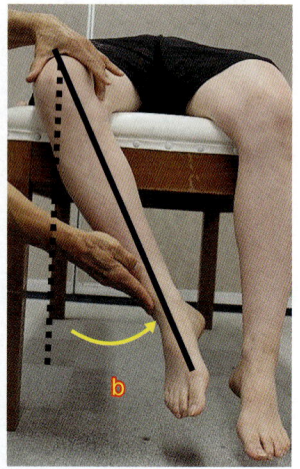

椅坐位（A）の内旋（a）と外旋（b）　　　　　　　　仰臥位（B）の内旋（a）と外旋（b）

①股外旋角と内旋角の和をとって，椅坐位と仰臥位での差を求める（他動）.

補足説明 まず，椅坐位（股屈曲位）で股外旋角と内旋角の和を求める（写真左2葉）. 次に，仰臥位（股伸展位）で同様に和を求めて（写真右2葉）両者間の差を求める.

②腹臥位で膝屈曲位での股伸展角を調べる（他動）.

補足説明 腹臥位で調べる理由は，関節包靱帯の緊張の影響が出やすいからである.

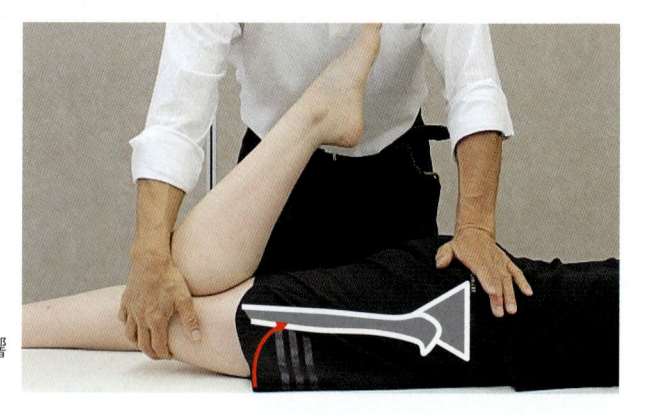

参考資料
1）日高恵喜, 他：腸骨大腿靭帯のストレッチング肢位の検討：未固定遺体標本を用いた定量的分析. 理学療法学. 35（7）：325-330, 2008.
2）Kapandji IA, 荻島秀男監訳, 嶋田智明訳：カパンディ関節の生理学. 下肢. pp 26-35, 医歯薬出版, 1989.

Point & Check up

① 股関節の肢位と関節包靱帯

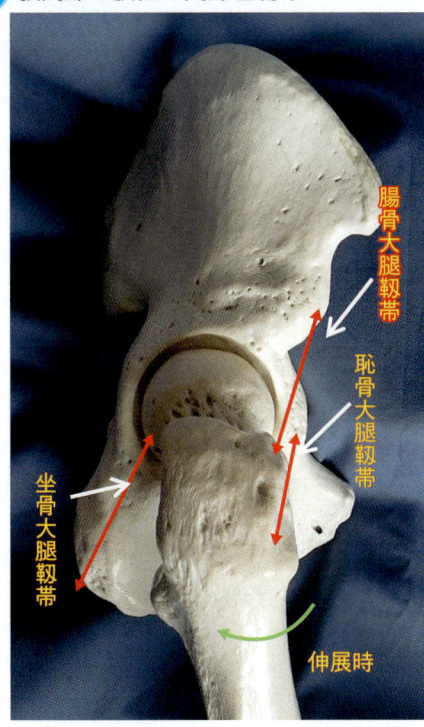

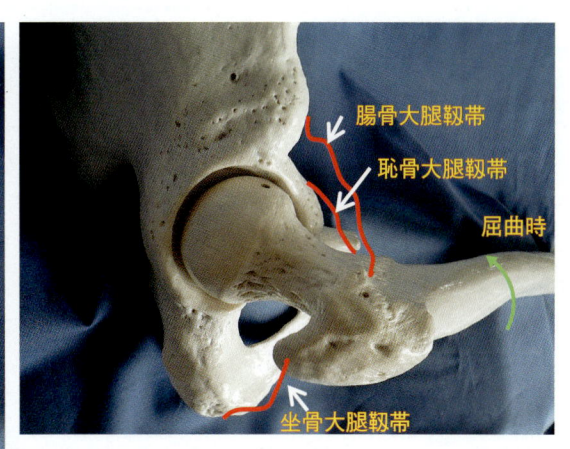

股関節の関節包は肥厚部分が前後に3か所あってこの部分を靱帯（関節包靱帯）と呼んでいる．前上方に腸骨大腿靱帯，前下方に恥骨大腿靱帯，後下方に坐骨大腿靱帯が位置する．股伸展位で全ての靱帯が緊張し，屈曲位で全てが弛緩する．椅坐位は股屈曲位となって靱帯は緩むため股内旋・外旋角（の和）は大きくなる．一方，仰臥位は股伸展位となり，靱帯短縮の影響を受けることから股内旋・外旋角（の和）は小さくなる．

本課題は肢位から関節包の緊張度を推測する．仰臥位で（内旋・外旋の）和は小さくなり，椅坐位で大きくなることから，両者の差の大きいほうは関節包が硬いと判断できる．

■ 本課題の目的

股関節の関節包は股伸展位で緊張し屈曲位で弛緩する．股伸展位で内旋・外旋運動は制限され，股屈曲位では制限を受けにくくなることを学ぶ．

■ 解　説

股関節の関節包は腸骨大腿・恥骨大腿・坐骨大腿靱帯で補強されている．この靱帯は関節包靱帯の性格を有しており関節包の緊張に強く関わっている．すなわち，靱帯の緊張や短縮は股伸展位での内旋・外旋を強く制限し，屈曲位ではその影響は消失する．今回，股内旋・外旋角の和を股屈曲位と伸展位で求めて両者間の差を比較することで関節包靱帯の短縮の程度を検証する．

例えば，Aさんは椅坐位で内旋角40°，外旋角55°，仰臥位で内旋角30°，外旋角35°とすると，両者の差は95°−65°＝30°となる．一方で，Bさんの差が15°であったとすると，Bさんのほうの差が小さいことになる．これはAさんよりBさんのほうが関節包が柔らかいと判断できる．その理由は，仰臥位では関節包靱帯（腸骨・恥骨・坐骨大腿靱帯）の全てが緊張していて回旋角は制限される．一方，椅坐位では全ての靱帯が弛緩して股回旋角は大きくなる．関節包靱帯に緊張があれば仰臥位での和が小さくなり，両者の差は大きくなることが分かる．すなわち，両者間の差が大きいほど関節包は硬い（緊張している）ことになる．

正誤 （ 月 日/ ○・× ）	1 回		2 回		3 回	
	月	日	月	日	月	日

本題の意義　＜評価＞

25. 梨状筋の短縮は下肢の肢位に影響をおよぼす？

＜課題：梨状筋の短縮は立位での下肢の向きに影響をおよぼすか？＞

① 梨状筋の短縮を左右で比較する（梨状筋短縮テスト：Piriformis test）

② 立位での両下肢の向きを調べる

③ 梨状筋の短縮側は下肢が外旋位となっていた？

梨状筋の短縮は下肢の向きに影響を与えていた？

Key words	梨状筋　　短縮　　梨状筋短縮テスト　　外旋位

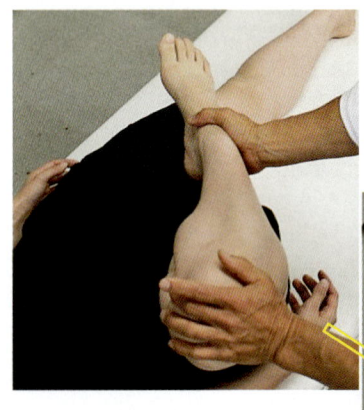
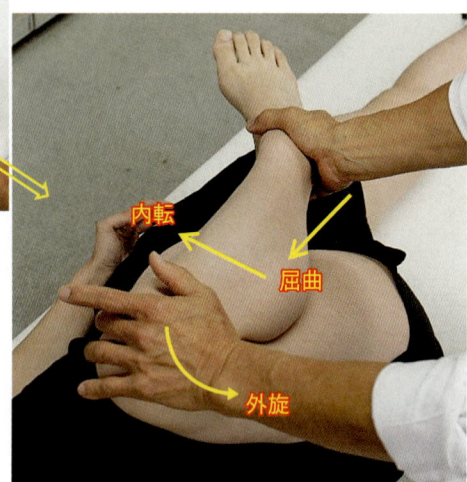

①梨状筋の短縮（または，硬さ）を左右で調べる．

補足説明 梨状筋短縮テスト（Piriformis test）を用いる．方法はいくつかあるが，股屈曲 60°以上で梨状筋は内旋作用に逆転することから，仰臥位で股屈曲・外旋位で内転していく（写真左→右へ）．左右の相対的比較から可動性の低いほう，または抵抗感の強いほうを短縮と判断する．梨状筋のストレッチは上記と同様の方法で行う．

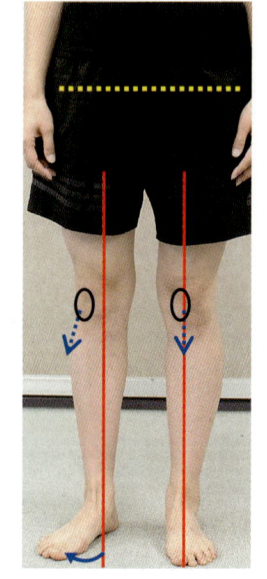

②立位で両大腿部の向き（内旋位か外旋位）を調べる．

補足説明 立位時の膝蓋骨の向き，あるいは足部の向きを調べる．

参考資料

1) Neumann DA，嶋田智明，他監訳：筋骨格筋のキネシオロジー．pp 546-548，医歯薬出版．2005.

2) Kapandji IA，荻島秀男監訳，嶋田智明訳：カパンディ関節の生理学．下肢．pp 56-63，医歯薬出版，1989.

3) 建内宏重：股関節の機能解剖と臨床応用．PT ジャーナル．46（5）：451-460，2012.

4) 斉藤貴徳：梨状筋症候群の診断と治療．MB Orthop，24（5）：63-74，2011.

5) デイビット J. マギー著，陶山哲夫，他　監訳：運動器リハビリテーションの機能評価Ⅱ．原著第 4 版．p 153，エルゼビア・ジャパン．2006.

Point & Check up

❶ 梨状筋の作用

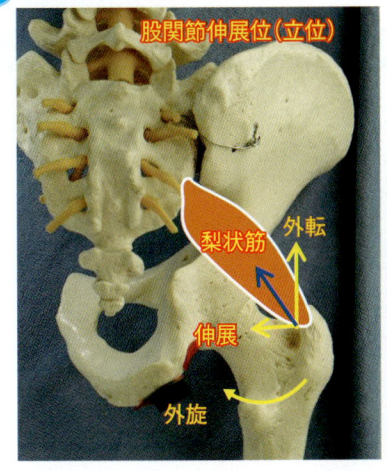
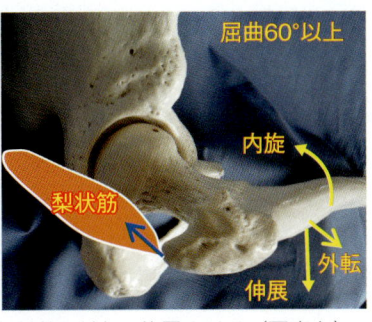

股伸展位（立位）で梨状筋は股関節を外旋・外転・伸展させる（写真左）．一方で，股屈曲60°以降では作用ベクトルが変化して股関節を内旋・外転・伸展させる（写真右）．

ちなみに，屈曲60°位は梨状筋の作用ベクトルと大腿骨長軸が一致することから股関節は水平外転（開排）に作用する．

❷ 梨状筋のストレッチ

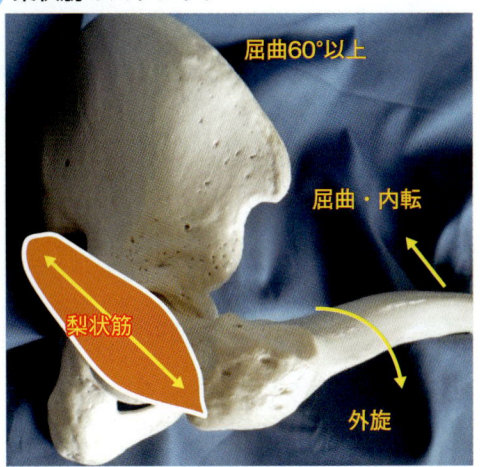

梨状筋のストレッチは2通り考えられている．
①股伸展位で股内旋位からの内転を強制する（写真省略）．
②股屈曲60°以上で股屈曲・外旋位からの内転強制を行う（梨状筋テストに類似）．
②については，高齢者の場合，大腿骨頸部骨折のリスクが高くなり慎重に行う必要がある．

❸ 股関節の肢位と梨状筋

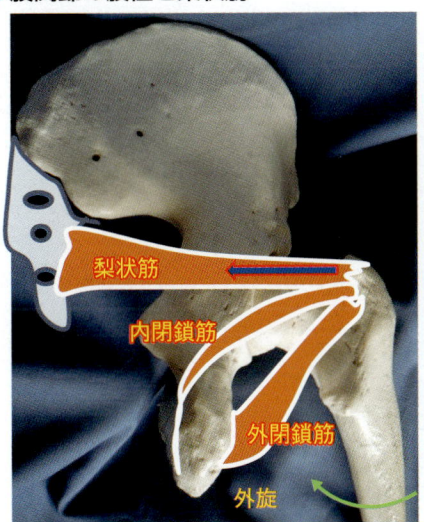
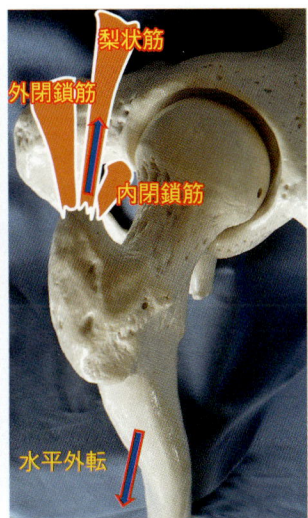
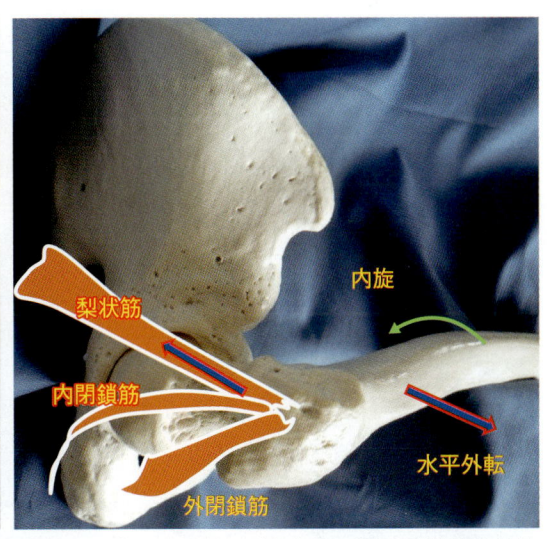

梨状筋は骨盤後方にあって仙骨から大転子尖端に付くため，股関節の肢位で作用は大きく異なる（文中①〜③）．梨状筋は前仙骨孔外縁と大坐骨切痕縁から大坐骨孔を通って大転子尖端に停止する．その作用は，①股伸展位では（写真左）外転・外旋・伸展，②股45°〜60°付近では（写真中央）梨状筋の走行が大腿骨長軸と一致するため中間位となって水平外転，③股60°屈曲以降は（写真右）水平外転以外に内旋作用が挙げられる．外旋6筋（写真は内・外閉鎖筋のみ示す）は股関節の肢位に関係なく骨頭後方に位置しており，短縮によって股屈曲時に骨頭の後方すべり制限がもたらされて鼠径部痛を発症する一因となっている．

■ 本課題の目的

梨状筋の作用は解剖学的肢位で外旋筋であり短縮時に下肢は外旋位となる．しかし，臨床上は関連筋群（大腿筋膜張筋，小殿筋，中殿筋等）の影響があるため総合的に判断する．

■ 解　説

梨状筋は股関節の外旋筋であるがこれは股屈曲60°までの話である．股屈曲60°以降は筋の作用するベクトルは逆転して内旋方向に向く．これを"習慣的機能の転倒"と呼んでおり，可動域の大きい関節ではよくみられることである．

今回，梨状筋を用いたが，長内転筋についても同様のことが言え，筋の作用は常に関節に対する筋の起始部と停止部の位置関係で決まることを理解する．

正誤 （月 日／○・×）	1回		2回		3回	
	月	日	月	日	月	日

本題の意義　＜手技＞

26. ストレッチは関節可動域を改善させる？
＜課題：梨状筋へのストレッチは股関節の動きを改善させるか？＞

① 股関節の他動的屈曲・外旋位での内転角を計測する

② 梨状筋にストレッチを行う，または梨状筋の直上に圧迫刺激を加える

③ ストレッチ後，股屈曲・外旋位での内転角は改善された？

梨状筋のストレッチは股関節の動きを改善させた？

Key words　ストレッチ　関節可動域　梨状筋　圧迫刺激

①椅坐位で，股外旋位での内転角を調べる．

補足説明 梨状筋は屈曲60°以降，内旋作用に転じる．短縮があると椅坐位での外旋角（写真①）と外旋位での内転可動域（②）は減少する．

　①，②の可動域に左右差がみられれば制限側に梨状筋の短縮ありと判断できる．

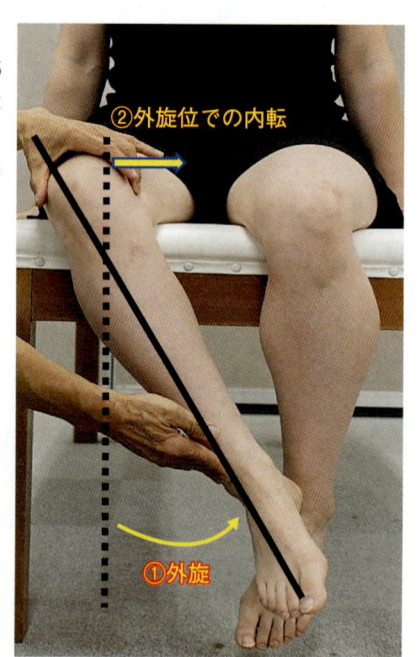

②梨状筋のストレッチ，または梨状筋直上に圧迫刺激を加える．

補足説明 梨状筋は股伸展～屈曲60°までは外旋作用が，股屈曲60°以降では内旋に働く．梨状筋のストレッチは股屈曲60°以降は仰臥位で股屈曲・外旋位からの内転を強制する（写真上）．一方，梨状筋への直圧は仙骨外側縁と大転子尖端部間（写真下左）の中央部を目安に行う（写真下右：赤色ライン）．他の触知法としては，上後腸骨棘（PSIS）と尾骨を結ぶラインの中点に梨状筋上縁が位置している（写真下右：緑色ライン）．

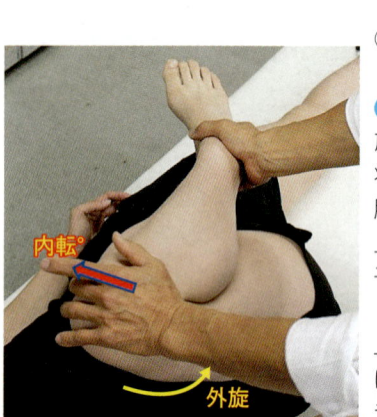

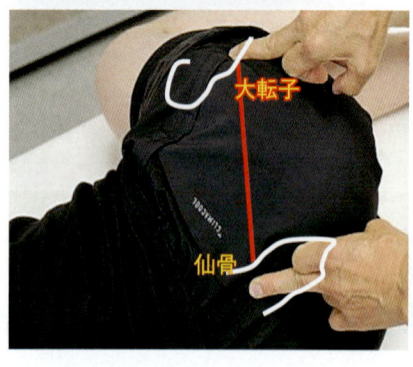

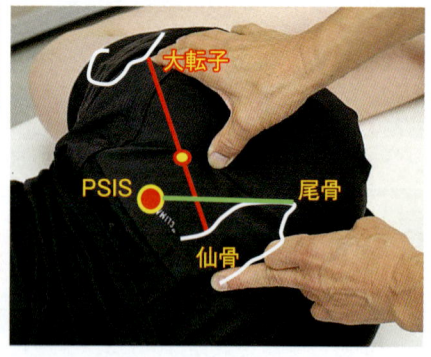

参考資料
1) 近藤淳, 他：健常成人における計算式に基づく大腿骨頸部前捻角と股関節回旋可動域との関係の予備的検討. PT ジャーナル. 45 (1)：81-84, 2011.
2) 市橋則明：股関節の動きを運動学的視点から考える. 理学療法学. 38 (8)：613-614, 2011.
3) 建内宏重：股関節の機能解剖と臨床応用. PT ジャーナル. 46 (5)：451-460, 2012.
4) Shirley A. Sahrmann：竹井仁, 他：運動機能障害症候群のマネジメント. pp 137-138, 医歯薬出版. 2005.

Point & Check up

❶ 梨状筋の触知

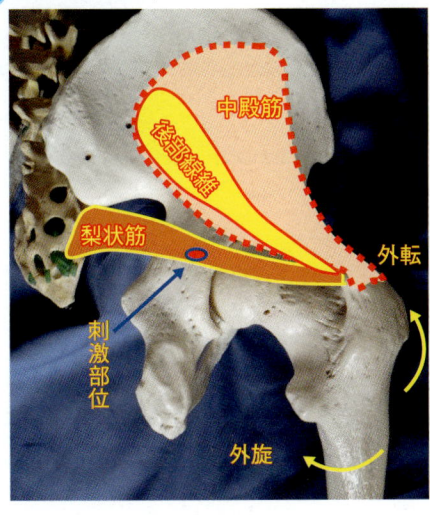

梨状筋は骨盤後方で前仙骨孔外側と大坐骨切痕の縁から起始し大坐骨孔を通過後に骨頭後方を横切って大転子尖端内側面に停止する．触知の際は仙骨孔外側と大転子を目安に探る．梨状筋は股伸展位では外転・外旋・伸展に働くことから中殿筋後部線維（黄色塗り）と似た作用となる．

❷ 股屈曲制限と梨状筋

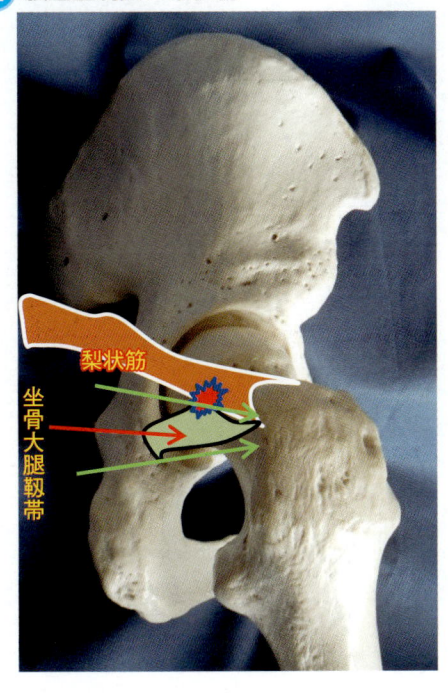

股屈曲制限がある場合，骨頭の後方滑りが障害されている（💥）可能性がある．原因に関節包後部線維（坐骨大腿靱帯（赤色矢印）：関節包靱帯）の拘縮や外旋6筋の過緊張，短縮が挙げられる．特に，梨状筋，上下双子筋（緑色矢印）は股屈曲時に骨頭の真後ろを横走しており，その影響は大きいと言える．

■ 本課題の目的

　梨状筋のストレッチ法は股屈曲・外旋位での内転を強制する．ここでは梨状筋のストレッチが股関節の動きに影響をおよぼすかどうかを学ぶ.

■ 解　説

　梨状筋は骨盤後方で大坐骨孔を二分して骨頭の後方を横断し転子間稜上部（大転子尖端）に停止する．よって，梨状筋（外旋6筋）に短縮があると，①股屈曲・外旋位での内転を制限する，②インナーマッスルとしての骨頭の向きをコントロールできなくなる，③アウターマッスルの機能を低下させる，④股屈曲時に関節後方の緊張を強めて骨頭の動きを制限する，⑤股屈曲制限に伴って股前方でインピンジメントを生じさせて鼠径部痛の原因となる等，が危惧される．梨状筋のストレッチは上記のリスクを改善する上で効果的といえる．

正誤 (月 日/ ○・×)	1回		2回		3回	
	月 日		月 日		月 日	

本題の意義　＜評価＞

27. 筋の硬さは関節可動域に影響をおよぼす？
＜課題：筋の硬さは関節可動域を制限するか？＞

① 中殿筋の過緊張（硬さ）を左右で比較する.

② 股関節の他動的内転角を左右で比較する

③ 中殿筋の過緊張（硬い）側の股内転角は小さかった？

中殿筋の過緊張（硬さ）は股内転角に影響を与えていた？

Key words　筋の硬さ　関節可動域　中殿筋　他動的内転角

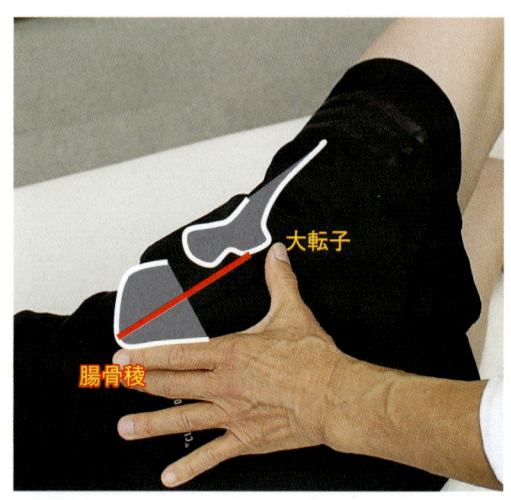
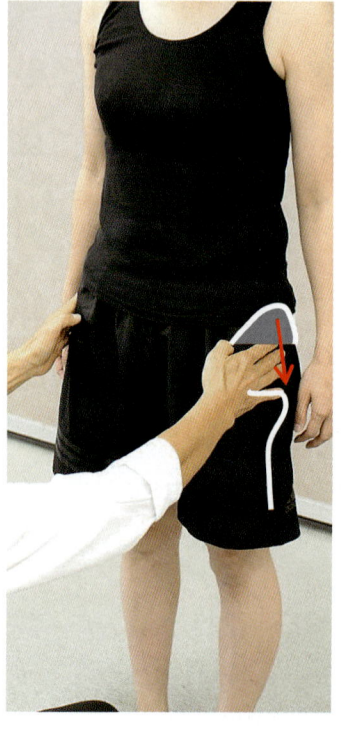
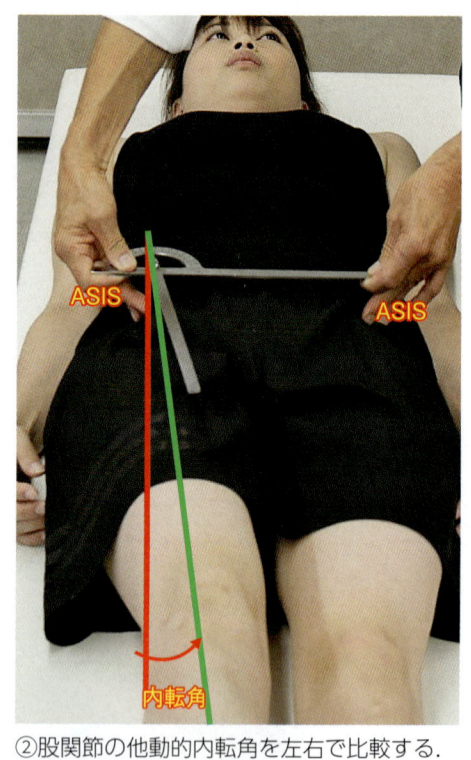

①中殿筋を触知して，筋の硬さを左右で比較する.

補足説明 中殿筋を正確に触知する（写真左）. 側臥位で腸骨稜と大転子間に手掌を当てて外転時の筋収縮を確認する. 位置が確認できれば中殿筋の全長に指を押し込んで筋緊張を調べる.

さらに，荷重時の（写真右）中殿筋の前部・中部・後部線維について左右で比較する.

②股関節の他動的内転角を左右で比較する.

補足説明 仰臥位で両上前腸骨棘（ASIS）を結んだラインに直角のライン（赤色ライン）からの内転角（緑色ライン）を他動的に求める.

中殿筋は前後に一定の幅をもつ単関節筋であり，短縮は股内転角に影響をおよぼす. 計測にあたって骨盤の側方傾斜を見逃さないようにする.

参考資料
1) 大谷卓也, 他：変形性股関節症における関節拘縮と筋解離術による治療. MB Orthop. 15（10）：64-70, 2002.
2) 加藤浩, 他：股関節疾患患者における股関節中殿筋の組織学的・筋電図学的特徴. 理学療法学. 29（6）：178-184, 2002.
3) 南角学, 他：変形性股関節症に対する理学療法とバイオメカニクス. PT ジャーナル. 42（10）：829-836, 2008.
4) 遠藤敦司, 他：健常成人男性における非荷重位および荷重位での中殿筋前・中・後部線維の作用比較. 理学療法学. 45（2）：67-74, 2018.
5) Shirley A. Sahrmann：竹井仁, 他：運動機能障害症候群のマネジメント. pp 136-137, 医歯薬出版. 2005.

Point & Check up

① 中殿筋の3つの機能

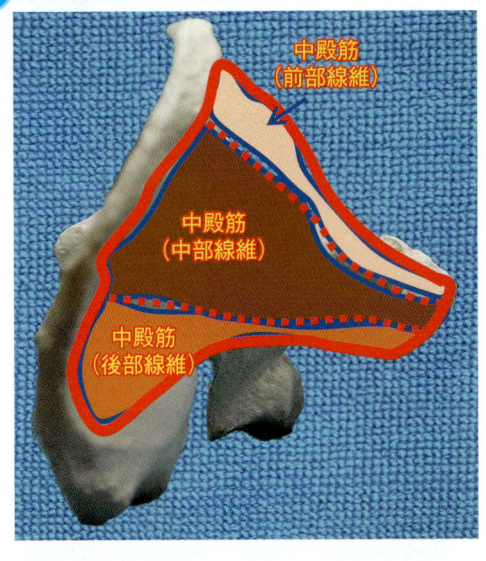

右骨盤を上から見ている．中殿筋は前殿筋線と後殿筋線間の殿筋面と腸骨稜の筋膜から大転子に向かい，大転子上部全体に覆いかぶさるように停止する．股外転が主な作用であるが，機能的に前部線維は屈曲・内旋を，中部線維は外転を，後部線維は伸展・外旋作用を併せ持つ．ストレッチの際はこの点を考慮しながら短縮部位をストレッチするように心がける．

② 中殿筋後部線維のストレッチ

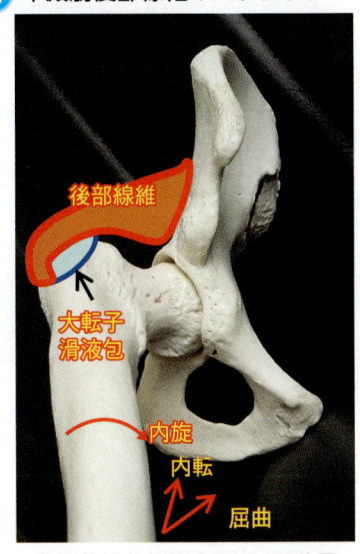

中殿筋後部線維の作用は股伸展・外旋位から外転する．よって，後部線維のストレッチは股軽度屈曲・内旋位からの内転を行う．前部線維は股屈曲・外旋位からの内転を行う．

③ 中殿筋の短縮と骨盤の位置

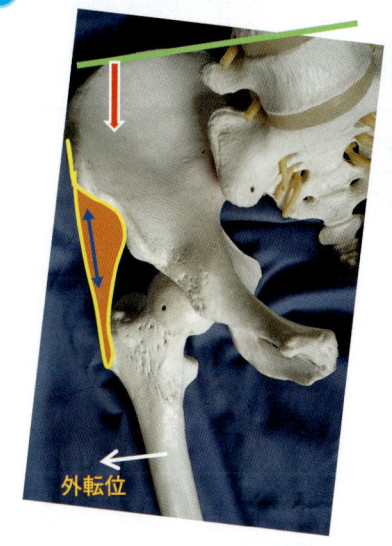 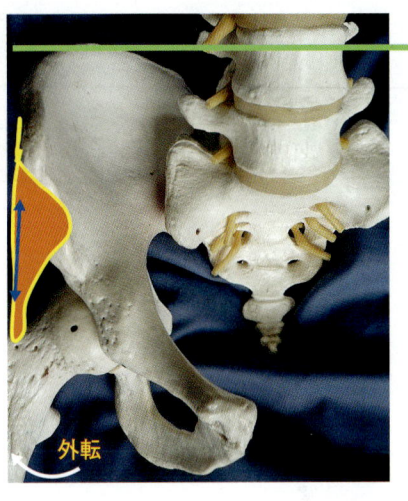

中殿筋に短縮がある場合（写真左），立位時に腸骨稜は短縮側に下がり（写真左：緑色ラインと赤色矢印），股外転位となる（写真左：白色矢印）．これは中殿筋の短縮によって腸骨稜と大転子間を引き寄せた結果といえる．一方で，下肢を外転すると短縮の影響はなくなり左右の腸骨稜は同じライン（写真右：緑色ライン）に戻る（写真右：股関節外転位；白色矢印）．この動きは中殿筋歩行を考える上での基本となる．

参考までに，中殿筋の弱化は逆に骨盤が健側に傾き，いわゆる"中殿筋歩行"を呈する．

■ **本課題の目的**

筋の過緊張，または短縮は関節の動きを制限して代償動作をもたらすかどうかを学ぶ．

■ **解　説**

中殿筋は単関節筋であるが筋の過緊張や短縮は股内転可動域を減少させる．中殿筋は前後に幅があり，機能的に前部・中部・後部線維の3つに分割できる．すなわち，股外転以外に前部線維は股屈曲と内旋，後部線維は伸展と外旋に働き，中部線維は純粋に外転のみの作用となる．中殿筋の短縮は股内転制限以外に上記の逆方向の制限を受けることになる．一方で，骨盤に目を向ければ，中殿筋の短縮は骨盤を同側に下降させ（❸左），代償動作として股関節に外転の動きが生じる（❸右）．筋短縮の影響は隣接関節の代償動作によって打ち消される中で見かけ上のバランスを保つことになる．

本課題は，中殿筋（単関節筋）の短縮が股関節に内転制限をもたらす以外に骨盤に対してどのような影響をおよぼすかを検証する．参考までに，組織科学的見地から中殿筋は赤筋タイプ（抗重力筋）であり不動による廃用性筋萎縮を生じやすい．同時に加齢の影響から筋短縮に陥りやすく，常にチェックの必要な筋と理解すべきである．

正誤	1回		2回		3回	
(月 日/ ○・×)	月	日	月	日	月	日

本題の意義　＜手技＞

28．拮抗筋の自動運動は主動筋の筋収縮を改善させる？

＜課題：拮抗筋の自動運動は主動筋の筋収縮能，または筋力を改善させるか？＞

① 股内転筋群の筋力をみる

　↓

② 同側の股外転運動を 10 回行わせる

　↓

③ 股内転筋群の筋力に変化がみられた？

　↓

　中殿筋の自動運動は拮抗筋である股内転筋群の筋力に影響をもたらした？

Key words 　拮抗筋　　自動運動　　主動筋　　筋力　　股外転運動療法　　中殿筋

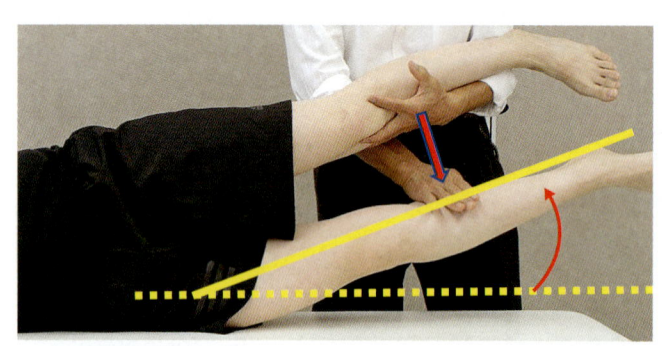

①股内転筋群の筋力を調べる．

補足説明 内転筋群の筋力は，側臥位で一方の下肢を術者の手で保持し，検査する下肢を下にして内転（挙上）させる．この時，抵抗を加えて筋力を評価する．

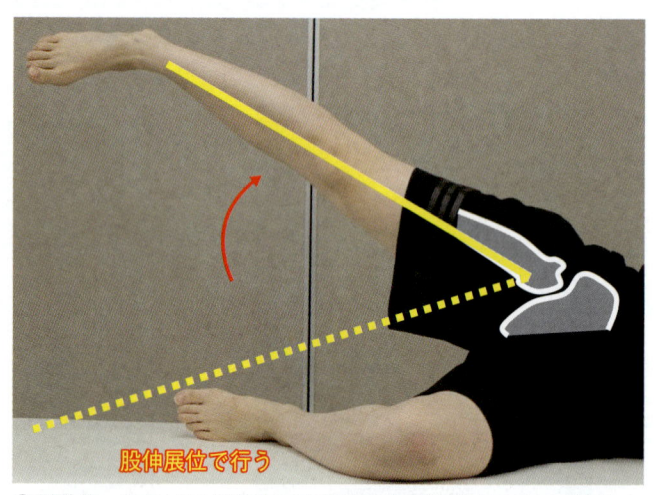

股伸展位で行う

②側臥位，あるいは仰臥位で中殿筋の収縮運動を 10 回（疲れない程度）行わせる．

補足説明 筋力に自信のない場合は仰臥位で行う．通常は側臥位（抗重力位）での外転運動となり，外転時，下肢は体幹延長線上で行い，股屈曲位とならないように注意する．また，骨盤引上げによる代償動作に注意する．本来，中殿筋は股関節をやや伸展位で外転を行わせると効果的である．

参考資料
1）田仲勝一：変形性股関節症に対する筋力増強の指導法．PT ジャーナル．46（4）：349-355，2012．
2）大谷卓也，他：変形性股関節症における関節拘縮と筋離解術による治療．MB Orthop. 15（10）：64-70，2002．
3）南角学，他：変形性股関節症に対する理学療法とバイオメカニクス．PT ジャーナル．42（10）：829-836，2008．

Point & Check up

① 主動筋と拮抗筋の意義

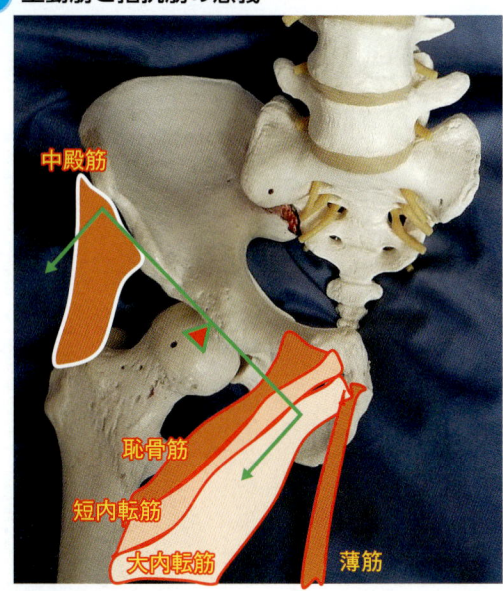

　骨盤を前方からみると内転筋群と外転筋は股関節を挟んで内外側に対峙してバランスを保っている（グリーン色矢印）．外転筋（中殿筋）と内転筋群間は相反性神経支配によりコントロールされており，また，中殿筋の収縮時に内転筋群には遠心性収縮が生じている．中殿筋の自動運動は内転筋群の弛緩とともに必要に応じた筋収縮を誘発することになり，動筋の自動運動は拮抗筋に適度の弛緩と筋収縮をもたらして筋収縮能を改善させるといえる．

② 遠心性収縮の効果

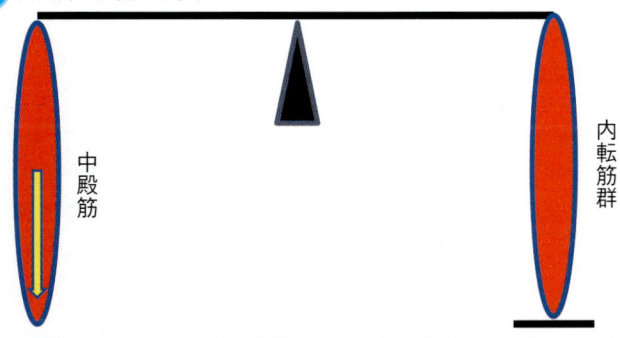

　図左に示す中殿筋を機械的に収縮させると右の内転筋群は遠心性収縮を強いられる．内転筋群に筋力低下があれば中殿筋は持てる筋力を十分に発揮できない．一方で，中殿筋の適度の運動は内転筋群に遠心性収縮を生じさせて筋機能を高めることになる．

■ 本課題の目的

　主動筋と拮抗筋の協調（バランス）は相互に見合った筋力を保障する．筋力は主動筋と拮抗筋の筋バランスの上に成り立っているかどうかを学ぶ．

■ 解　説

　筋力トレーニングにおいて，主動作筋と拮抗筋の関係を考慮して行う必要がある．例えば，股内転筋群に筋緊張や筋力低下があると外転において，①外転可動域が減少する，②可動域制限により筋力低下が生じる，③外転筋力の低下が慢性化して外転筋の過緊張と短縮が生じる等，の負のサイクルが構築される．主動筋と拮抗筋の相互におよぼす影響を示唆している．即ち，筋活動は主動筋と拮抗筋の双方のバランス上に成り立っており，変形性股関節症にみられる中殿筋の筋力低下は内転筋群に筋スパズムと過緊張をもたらして痛みを誘発させる．一方で中殿筋への運動介入は内転筋群を弛緩させて除痛と可動域改善をもたらす．適度の運動は神経回路を復活させて筋スパズムを低下させて，筋力の回復に効果的手段となる．

腰椎・仙腸関節・股関節

＜課題：仙腸関節への手技は股関節の ROM（ファダーフ：Fadirf) に影響をおよぼすか？＞

①股関節の ROM（他動で Fadirf）を調べる.

補足説明 股関節の可動性を Fadirf（他動）で確認する. Fadirf は股関節屈曲・内転・内旋の動きであり, ちなみに Fadirf は Flexion, adduction, internal rotation, flexion を意味している. Fadirf の最終可動域で抵抗感, 引っかかり感を確認すること. 制限要因として, ①股関節自体の骨性制限, ②股関節周囲の関節包・靱帯・筋の短縮, ③仙腸関節の機能異常等, が挙げられる.

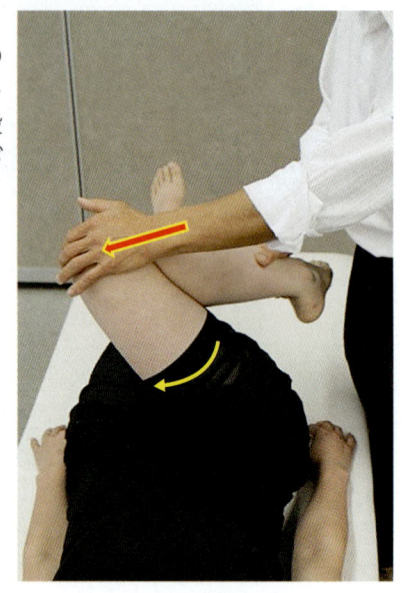

②仙腸関節の前傾と骨盤のインフレアを同時に行う.

補足説明 仙腸関節の手技は多いが, 仙骨に前傾を加えるケースが多いことからまずは慣れることである. 前傾は, "骨盤に対する仙骨の屈曲"を意味しているが手で確認できるほどの動きはない. 後仙腸靱帯を伸張する程度の強さを目安として暴力的手技は行わない. 後仙腸靱帯の伸張を目的に行い, 骨盤のインフレアを同時に加えることができればよい.

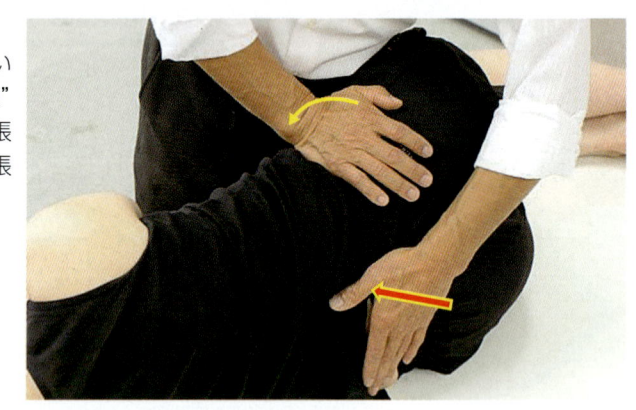

■ 本課題の目的

　股関節の可動制限（Fadirf）は仙腸関節のアプローチで改善されるかどうかを学ぶ.

■ 解　説

　仙腸関節へのアプローチは, ①仙腸関節の歪み（ひずみ）を修正する, ②後仙腸靱帯（Ⅲ群：Aδ 支配）が外的ストレスを受けて生じた過緊張や捻じれを弛緩させる等, が目的となる. 50 歳以上では仙腸関節はほぼ強直しており, 後仙腸靱帯の伸張が目的となる. 一方, 変股症により ROM 制限が生じて仙腸関節にストレスが加わっているケースでは適応外とする. いずれにしても仙腸関節へのアプローチは腰痛や股関節痛（鼠径部痛）, あるいは下肢痛を寛解させて ROM 拡大と除痛をもたらす. 仙腸関節の感覚神経線維はⅢ群（Aδ）であり, 侵害刺激を受けることが疼痛の発生源といえる. 股関節の ROM 制限を診る上でファダーフ肢位（Fadirf：股関節屈曲・内転・内旋を強制）が用いられるが, 仙腸関節へのアプローチが Fadirf に影響をおよぼすかどうかを検証する. ちなみに, 手技後の評価で痛みが残存している場合, 他に原因（股関節の骨性原因, 腰仙関節, 椎間関節等）を求める必要がある.

参考資料
1) 片田重彦：腰痛の保存的治療；最新の話題. 臨整外. 39（4）：423-429, 2004.
2) 斉藤昭, 他：変形性股関節症が仙腸関節に与える影響. 臨整外. 37（3）：231-236, 2002.
3) 神戸晃男, 他：股関節に関連して. PT ジャーナル. 37（3）：239-245, 2003.
4) Shirley A. Sahrmann：竹井仁, 他：運動機能障害症候群のマネジメント. pp 106-107, 医歯薬出版. 2005.

腰椎・仙腸関節・股関節

補足課題　8　＜評価＞
＜課題：大腿骨頭が前方に位置している場合，股関節の屈曲力は低下しているか？＞

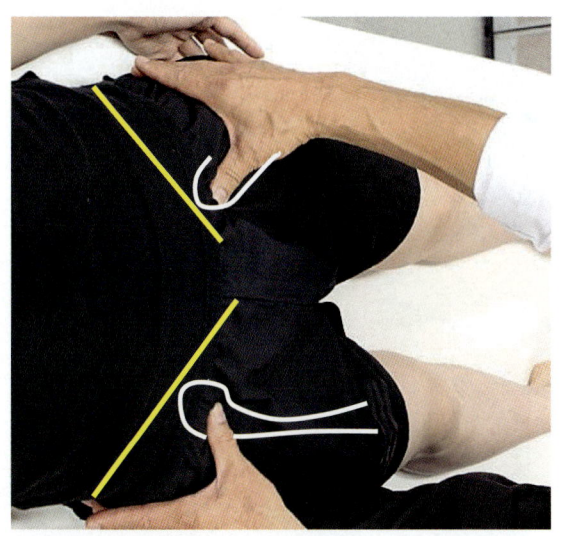

①仰臥位で骨頭を前方から触知し左右を比較する.

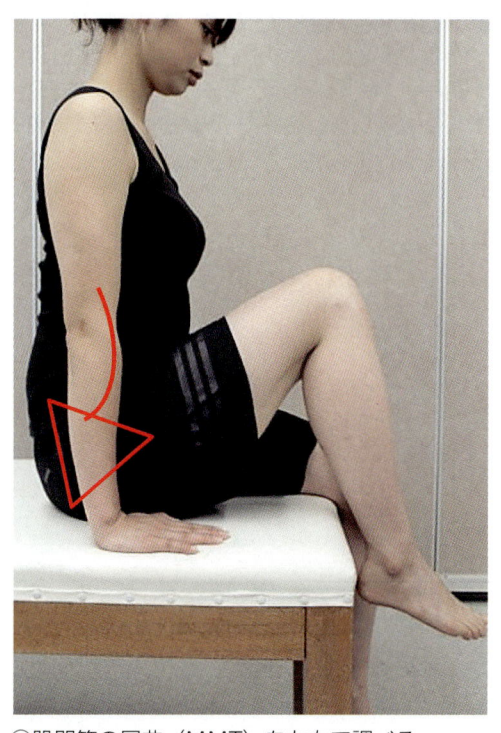

②股関節の屈曲（MMT）を左右で調べる.

補足説明 MMT は既に説明した. 大腿骨頭が前方に位置しているほうは，股関節の屈曲力が低下しているかどうかを確認する.

■ 本課題の目的

　大腿骨頭を前方に触れる場合，股関節の屈曲力に影響がおよぶかどうかを学ぶ.

■ 解　説

　既に述べたが，関節窩に対する骨頭の位置は股関節の可動域と筋力に影響をもたらすと考えられる. 左右の比較から骨頭を前方に触れたほうは股屈曲時に骨頭が後方に滑っておらず，関節面の適合性低下と可動域制限，さらに筋力弱化が疑われる. すなわち，股屈曲・伸展可動域，あるいは屈曲・伸展筋力は低下していると考えられる. この場合，大腿骨頭の適合性を高めるアプローチが必要となる.

参考資料
1）建内宏重：股関節の機能解剖と臨床応用. PT ジャーナル. 46（5）：451-460，2012.
2）中村泰祐，他：腰椎・股関節 X 線形態像の相関. Hip Joint. 23：321-325，1997.
3）土井口祐一，他：骨盤傾斜異常と股関節症進展メカニズム. 関節外科. 23（4）：36-44，2004.
4）加藤浩，他：変形性股関節症に対する姿勢・動作の臨床的視点と理学療法. PT ジャーナル. 40（3）：179-191，2006.
5）永井聡：運動器疾患の下肢疼痛を理解する. PT ジャーナル. 47（5）：445-452，2013.

腰椎・仙腸関節・股関節

＜課題：仙結節靱帯の緊張（硬さ）は自動的 SLR に影響をおよぼすか？＞

①仙結節靱帯の硬さを左右で比較する.

補足説明 仙結節靱帯の触知は腹臥位，または側臥位で股軽度屈曲とする．まずは坐骨結節を触り，次に坐骨結節から仙骨下端，尾骨に向けてラインを想定し（写真上），その中央辺りで索状物を直圧する(写真下)．坐骨結節から指 1～2 横指上を目安に指で押し込んで硬さを確認するとよい.

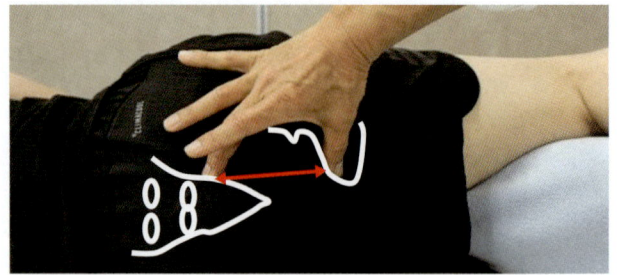

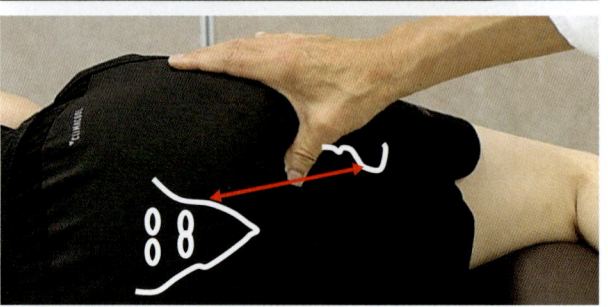

②股関節の自動的 SLR を調べる.

補足説明 骨盤の代償動作に注意する．仙結節靱帯の硬いほうは自動的 SLR 角が少ないかどうかを確認する.

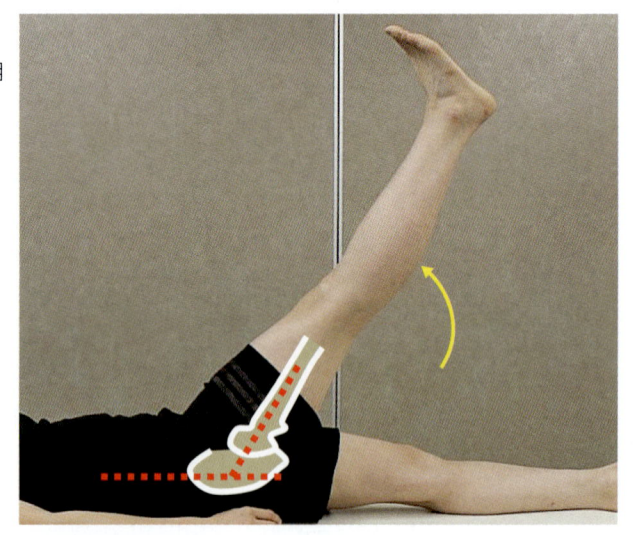

■ **本課題の目的**

　仙結節靱帯，後仙腸靱帯は直接・間接的に股伸筋群と線維結合しており，相互に影響をおよぼすかどうかを学ぶ.

■ **解　説**

　骨盤後方を構成する筋や靱帯の多くは線維結合しており，筋の過緊張や短縮は靱帯に，靱帯の硬さは筋収縮に影響をおよぼす．例えば，後仙腸靱帯や仙結節靱帯の短縮は仙骨をカウンターニューテーションに向かわせる．一方で，後仙腸靱帯は仙結節靱帯と線維結合しており，仙結節靱帯は大腿二頭筋と結合していることから大腿二頭筋におよんだ短縮は股関節を外旋位とし内旋位での SLR を減少させる．さらに，後仙腸靱帯は多裂筋とも連結していて仙骨のカウンターニューテーションが多裂筋や仙結節靱帯におよぼす影響も無視できず，複合的影響がおよんでいることを考える必要がある.

参考資料
1) 藤井康成，他：マルアライメント症候群の予防. 臨床スポーツ医学. 24（12）：1301-1307，2007.
2) デイビット J. マギー著，陶山哲夫，他　監訳：運動器リハビリテーションの機能評価II．原著第4版. pp 107-115，エルゼビア・ジャパン．2006.

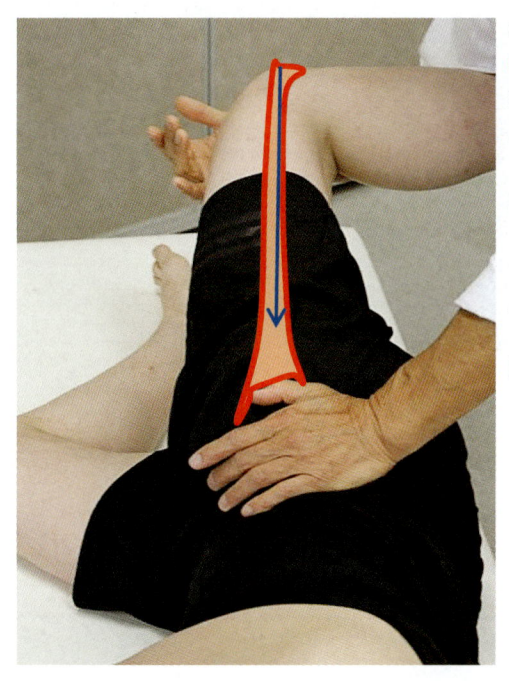

①大腿筋膜張筋の短縮を左右で比較する.

補足説明　大腿筋膜張筋は上前腸骨棘から脛骨のガーディ結節に向かう. 途中で大殿筋表在線維が合流している. 作用は股屈曲・内旋・外転と膝伸展, 脛骨の外旋である.

　側臥位で骨盤を固定し膝屈曲位で股伸展・外旋位からの内転制限がみられれば短縮ありと判断する.

　筋名の如く, 大腿筋膜の外側に位置する肥厚部分であり, 大腿筋膜に一定の張力（緊張）を与える役割がある. 足部が固定された場合, 骨盤を同側に側屈・前傾・アウトフレアさせる. この筋は大腿筋膜を介して体幹筋（内・外腹斜筋等）, 骨盤, 股・膝関節に影響をもたらす.

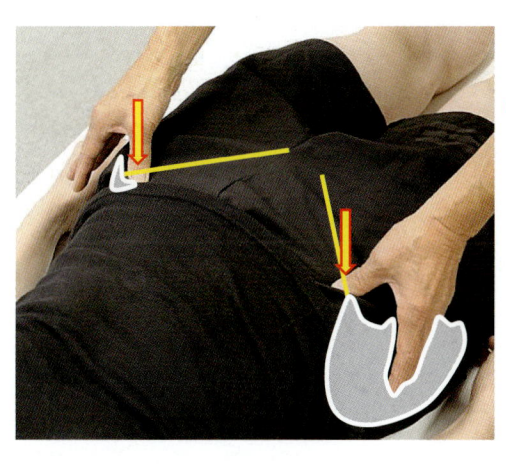

②鼠径靱帯の硬さを左右で比較する. 左右の比較により判断が可能となる.

補足説明　大腿筋膜張筋の短縮側で鼠径靱帯の硬さが強いかどうかを確認する.

■ 本課題の目的

　鼠径靱帯は大腿筋膜の線維を受けている. 大腿筋膜張筋は大腿筋膜の外側を占める強靱な線維束であり, これらの線維束は大腿筋膜張筋-腸脛靱帯となって鼠径靱帯の性状（緊張）に影響をおよぼすかどうかを学ぶ.

■ 解　説

　大腿筋膜張筋は縫工筋と並んで腸骨稜と上前腸骨棘に起始しており, 結合組織層である大腿筋膜の外側部を占める線維束は腸脛靱帯となって脛骨のガーディ結節につく. 鼠径靱帯の硬さ（緊張）は下腹部を含めて股関節周囲筋群の過緊張や弱化の影響を受けており, 大腿筋膜の線維束は鼠径靱帯と線維結合していて大腿筋膜張筋の短縮は大腿筋膜を介して鼠径靱帯に影響をおよぼすといえる.

参考資料
　1）蒲田和芳：股関節　鼠径部拘縮症候群（2）. Sportsmedicine. 40：43-46, 2002.
　2）越智淳三訳：解剖学アトラス. pp 126-127, 文光堂. 1989.

腰椎・仙腸関節・股関節

補足課題　11　＜評価＞
＜課題：筋短縮は筋付着部に圧痛を生じさせるか？＞

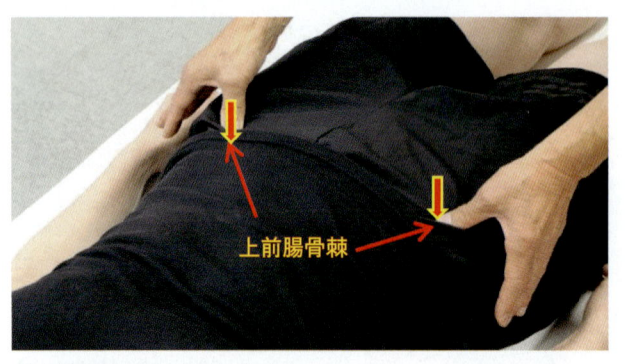

上前腸骨棘

①上前腸骨棘の圧痛を調べる.
補足説明　仰臥位で左右の上前腸骨棘（ASIS）に母指を押し当て，同時に圧して圧痛を比較する.

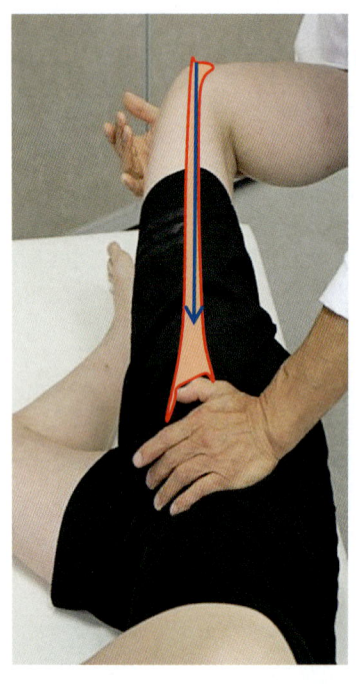

②大腿筋膜張筋の短縮を左右で比較する.
補足説明　オーバーテストを用いて左右を比較する. 骨盤の位置に注意する. 圧痛側に筋短縮がみられるかどうかを確認する.

■ 本課題の目的

　過緊張，または短縮があると筋腱付着部に過剰な負荷が加わって筋付着部痛（圧痛）を生じやすくなるかどうかを学ぶ.

■ 解　説

　筋の器質的変化から生じた筋短縮は筋腱付着部に過剰な負荷をもたらして骨膜に痛みを発症させる. また，筋の使い過ぎ（overuse syndrome）は筋腱付着部に微小断裂，あるいは炎症を生じさせて付着部症（enthesopathy）をもたらす. 大腿筋膜張筋—腸脛靱帯に短縮があると ASIS に圧痛を生じさせるかどうかを検証する.

参考資料
1）中村耕三：整形外科クルズス改訂第4版. p 215, 南江堂, 2003.
2）越智淳三訳：解剖学アトラス. p 127, 文光堂. 1989.

補足課題　12　＜手技＞
＜課題：大腿筋膜張筋のストレッチは骨盤の位置に影響をおよぼすか？＞

①大腿筋膜張筋の短縮と立位での骨盤の位置（左右の ASIS）を調べる.

補足説明　短縮の調べ方は既に説明した. 立位で骨盤の傾き（前傾・側屈）と骨盤の開きを左右で比較する.

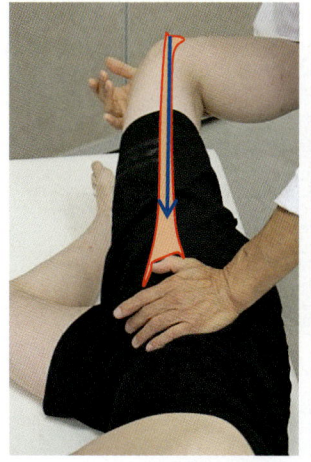
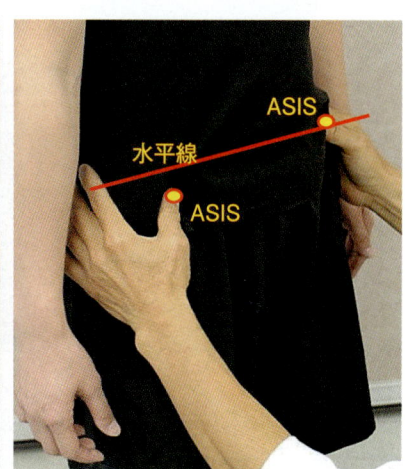

②短縮のある大腿筋膜張筋にストレッチを行う.

補足説明　骨盤の代償動作に注意する. ストレッチ後に再度骨盤の位置（傾き等）を調べ，変化がみられるかどうかを確認する.

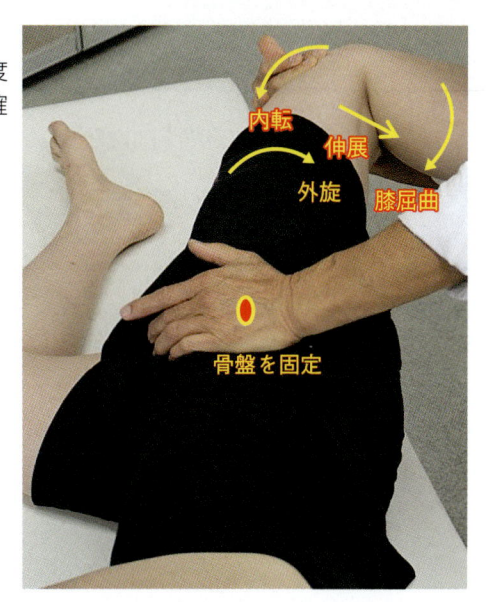

■ 本課題の目的

大腿筋膜張筋のストレッチが骨盤にどのような影響をもたらすかを学ぶ.

■ 解　説

大腿筋膜張筋は 2 関節筋であって骨盤，股関節，膝関節を介して腰椎，足部にまで影響をもたらす. 足部を固定して考えた場合，骨盤への影響は極めて大きく，日頃からのストレッチの必要性を感じている. 大腿筋膜張筋のストレッチ法は，側臥位で股伸展・外旋位，膝屈曲位で股関節の内転を強制する（オーバーテスト：Ober test の応用）. または，仰臥位で他側の下肢を持ち上げて，股伸展・外旋，膝関節伸展位で股関節を内転を強制する（写真省略）. 大腿筋膜張筋は大腿筋膜張筋—腸脛靱帯として大腿外側で膜状となった極めて緊張性の高い線維束であり，ストレッチに当たってはゆっくりと時間をかけて行うことが重要である.

参考資料
1) 冨山信次，他：腸脛靱帯が大腿骨外側上顆を乗り越える際の股関節と膝関節角度の変化. J of Athletic Rehabilitation. 8：21-23, 2011.
2) 山本宏茂，他：大腿筋膜張筋の筋活動. 理学療法学. 24：14-17, 1997.

腰椎・仙腸関節・股関節

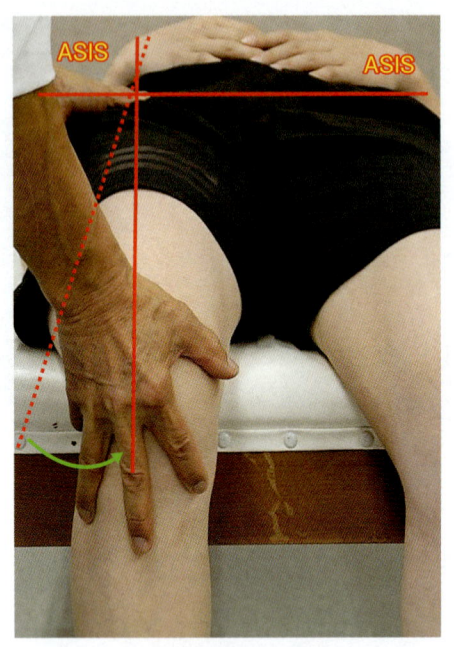

①股伸展・膝90°屈曲位で股関節の他動的内転角を調べる.

補足説明　大腿筋膜張筋は股・膝関節の肢位によって股内転角に影響をおよぼす. 短縮は股伸展・膝屈曲位での股内転を制限するため, 股伸展・膝90°屈曲位での股関節の他動的内転角を調べる（緑色矢印）.

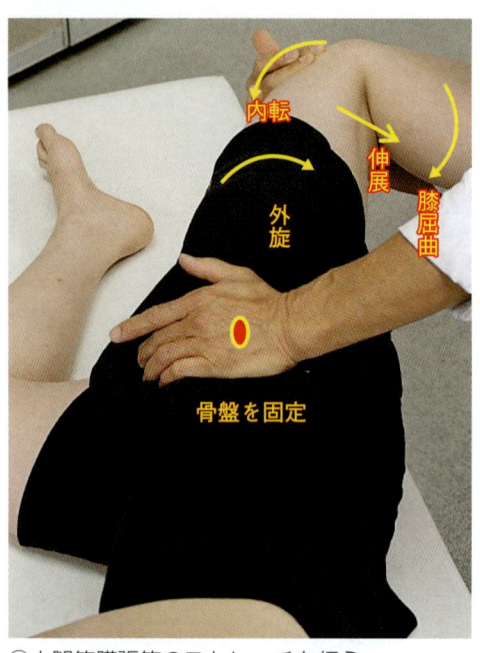

②大腿筋膜張筋のストレッチを行う.

補足説明　ストレッチ後に, 股伸展・膝90°屈曲位での他動的内転角に変化がみられるかどうかを確認する.

■ 本課題の目的

ストレッチの目的の一つに関節可動域の改善があるかどうかを学ぶ.

■ 解　説

　大腿筋膜張筋は2関節筋として下肢のアライメントに影響をおよぼし, 特に大腿筋膜張筋—腸脛靱帯の一連の動きの中で短縮しやすい環境に置かれているといえる. 大腿筋膜張筋—腸脛靱帯に生じる短縮は骨盤の肢位, あるいは下肢のアライメントに影響をおよぼし, 前者では骨盤前傾と同側側屈とアウトフレアを, 後者では股屈曲・外転・内旋位をもたらして開排肢位をもたらす要因の一つになっている. 大腿筋膜張筋—腸脛靱帯のストレッチは上記の症状を改善させることが期待されている.

参考資料
　1) Hazel M. clarkson. 山野慶樹　監修：関節の動きと筋力の診かた. pp 274-275, 医道の日本社. 2000.

腰椎・仙腸関節・股関節

補足課題 14 ＜手技＞
＜課題：体表からみる大転子の形状は股回旋筋の短縮を推測させるか？＞

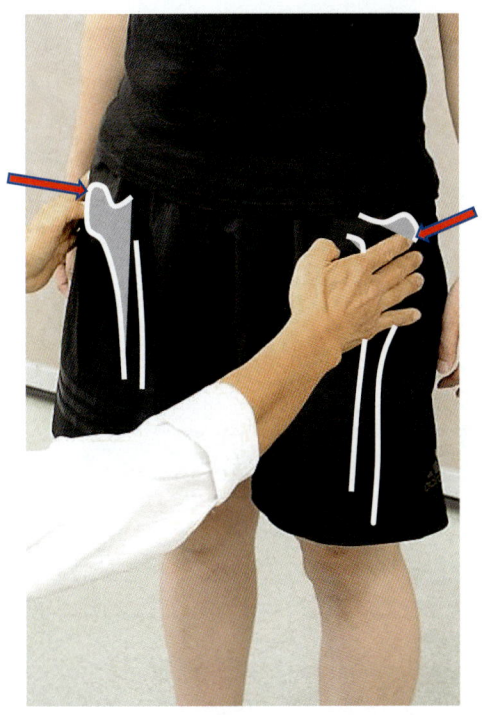

①立位での大転子凸形状の大小を左右で比較する.

補足説明 大転子の触知は，骨盤側方に両手掌を当てて上下，左右に滑らせ隆起を触れる. さらに手掌，あるいは示指・中指で強く触って隆起の大小を凸形状から判断する.

　ちなみに，大転子の凸形状が強く感じられるときは股内旋位であり，弱い場合は外旋位と推測できる.

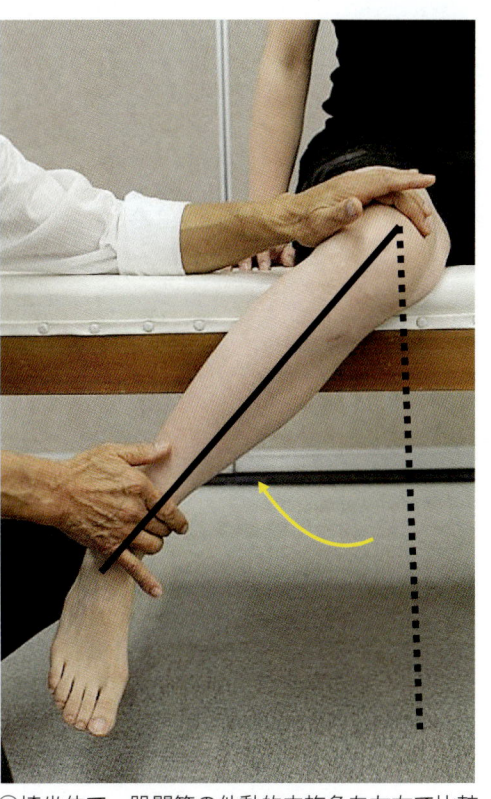

②椅坐位で，股関節の他動的内旋角を左右で比較する.

補足説明 計測時に骨盤の代償が出ないように注意する. 大転子の凸形状が大きく感じられたほうは，股内旋角が大きいかどうかを確認する.

■ 本課題の目的

骨盤の定点に対して大転子をどのように触れるかで下肢の肢位（向き）が推測できるかどうかを学ぶ.

■ 解　説

　骨盤や股関節のアプローチに当たって下肢の肢位を左右差から簡易に把握することができる. 手段として大転子の形状（凸部分）を観察し，凸形状を強く触れるか否かで股内旋・外旋位が推測できる. これは左右の比較から可能となり，片側のみでは判断できない. 例えば，前額面で右大転子の凸形状を強く触れた場合，右下肢は内旋傾向と判断できる. この場合，中殿筋（前部線維），小殿筋，大腿筋膜張筋の短縮，または外旋筋の筋力低下が疑われる. 逆の場合は外旋6筋や大殿筋の短縮を疑う. ただし，下肢の向きは大腿骨前捻角によって異なるため総合的鑑別が必要となる.

参考資料
1) 対馬永輝：股関節屈曲・伸展位における股関節回旋角度の違いが股関節外転筋力に及ぼす影響. 理学療法学. 29（1）：14-18, 2002.
2) 阿江通良：骨盤をうまく使うと何が変わるのか. Training journal December：pp 12-15, 2005.
3) Shirley A. Sahrmann：竹井仁, 他：運動機能障害症候群のマネジメント. pp 124-128, 医歯薬出版. 2005.

腰椎・仙腸関節・股関節

＜課題：梨状筋のストレッチは大腿の向きを変化させるか？＞

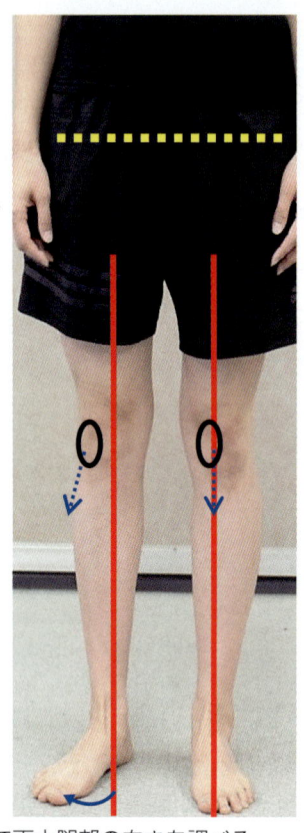

①立位で両大腿部の向きを調べる.

補足説明 自然体で立位をとり，膝蓋骨の向き，あるいは大転子の向き，または足部の向きから肢位を判断する.骨盤は必ず前額面上（黄色点線）にあることを確認した上で下肢の向きを評価すること.

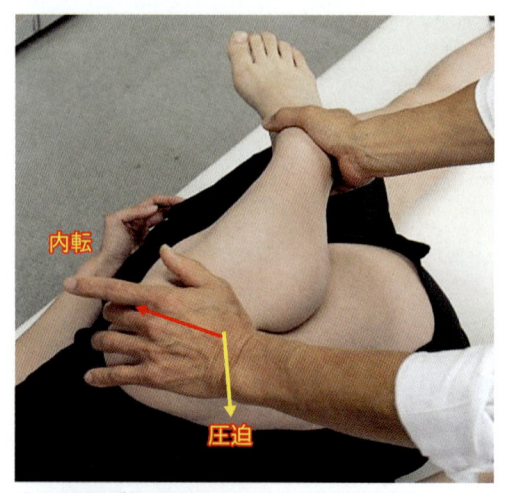

②大腿部が外側を向いている側の梨状筋をストレッチする.

補足説明 梨状筋のストレッチは骨盤の動きが代償動作として加わることから骨盤の固定が重要となる.

　写真の左手は内転方向に向ける（赤色矢印）と同時に下方に押し込んでおり（黄色矢印），この時，骨盤は固定された状態となっている.ストレッチ後に再度立位での大腿部の向きを調べて，変化がみられるかどうかを確認する.

■ 本課題の目的

梨状筋のストレッチにより下肢の向きが変化するかどうかを学ぶ.

■ 解　説

　梨状筋の短縮は下肢を外旋位にする.下肢の外旋位は左右の相対的な比較から判断でき，外旋しているほうに梨状筋短縮テストを行って確認する.

　本課題は梨状筋にストレッチを加えて立位時の大腿の向きが変化するかどうかを検証する.臨床家は目の前にある現象を機能解剖学的視点で単純に捉えることが重要である.そこに治療を加えることで生じる結果を確認しながら作業を繰り返すことが必要となる.

参考資料
1) 近藤淳, 他：健常成人における計算式に基づく大腿骨頸部前捻角と股関節回旋可動域との関係の予備的検討. PTジャーナル. 45（1）：81-84, 2011.
2) 市橋則明：股関節の動きを運動学的視点から考える. 理学療法学. 38（8）：613-614, 2011.
3) 建内宏重：股関節の機能解剖と臨床応用. PTジャーナル. 46（5）：451-460, 2012.
4) 斉藤貴徳：梨状筋症候群の診断と治療. MB Orthop. 24（5）：63-74, 2011.

膝関節

補足課題 16 ＜手技＞
＜課題：内側ハムストリングスのストレッチは膝伸展角を拡大させるか？＞

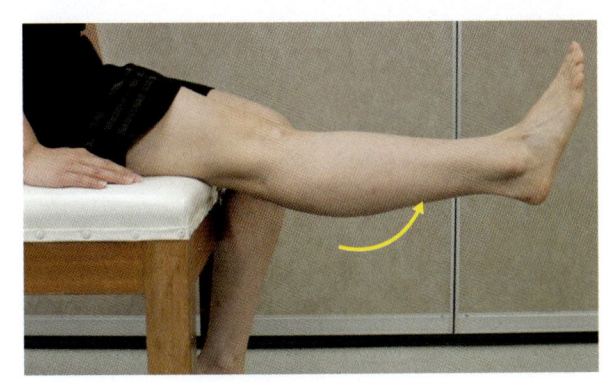

①椅坐位で左右の膝伸展角を調べる.
[補足説明] 椅坐位はハムストリングスの短縮の影響を評価しやすい.

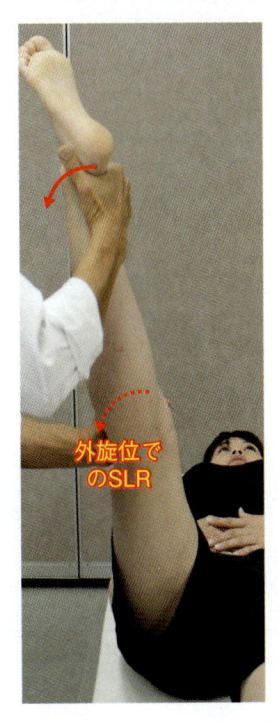

外旋位でのSLR

②伸展角の少ない側の内側ハムストリングスをストレッチする.
[補足説明] 内側ハムストリングスのストレッチは，下肢外旋位でを行い，約20秒間その肢位を維持する．骨盤の代償に注意する.
ストレッチ後に，再び膝伸展角を調べて改善しているかどうかを確認する.

■ 本課題の目的

内側ハムストリングスのストレッチは下腿の外旋を改善させて膝完全伸展を可能にするかどうかを学ぶ.

■ 解 説

膝屈筋であるハムストリングスに下腿の回旋作用があることは説明した．変形性膝関節症（OA）では荷重応答期から立脚中期で下腿の外旋角速度が低下しており，外旋運動が生じにくいと報告されている．大西らは，下腿中間位での膝屈曲時に大腿二頭筋短頭が，下腿内旋位では半膜様筋が，下腿外旋位では大腿二頭筋長頭が最も強く作用すると報告している．このように下腿の回旋肢位により内側・外側ハムストリングスの筋活動量は異なり，日常生活での片寄った動きは筋短縮につながるといえる．今回，内側ハムストリングスのストレッチが下腿の外旋可動域を改善して膝完全伸展を可能にさせるかどうかを検証する．ストレッチ法は，SLRの要領で下肢を外旋位として挙上，坐骨結節と鵞足間の距離を引き離す方向に挙上する．痛みの出ない範囲で抵抗感を感じた肢位で約20秒間保持する．報告では，筋膜の伸張は90秒間，別の報告では約2分程度のストレッチが必要と言われている.

参考資料
1) 徳田一貫，他：内側型変形性膝関節症における歩行立脚時の関節角度および大腿・下腿回旋運動の評価．理学療法学．39（2）：118-119，2012.
2) 八木秀典：関節可動域エクササイズに必要な膝関節機能解剖．Sportsmedicine. 133：21-31，2011.
3) 大西秀明，他：最大等尺性膝屈曲運動時のハムストリングスの筋活動について．理学療法学．26（2）：62-67，1999.

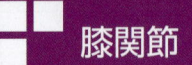
正誤 （月 日/ ○・×）	1回		2回		3回	
	月　　日		月　　日		月　　日	

本題の意義　＜評価＞

1．ハムストリングスの短縮は膝伸展角に影響をおよぼす？

＜課題：内側・外側ハムストリングス，いずれの短縮が膝完全伸展に影響をおよぼすか？＞

① 内側・外側ハムストリングス，それぞれに SLR を調べる

② 椅坐位で膝伸展角を調べる

③ 内側ハムストリングスの短縮側に膝完全伸展角の減少がみられた？

　内側ハムストリングスの短縮は膝完全伸展角に影響を与えていた？

Key words　内側・外側ハムストリングス　　短縮　　膝伸展角　　SLR

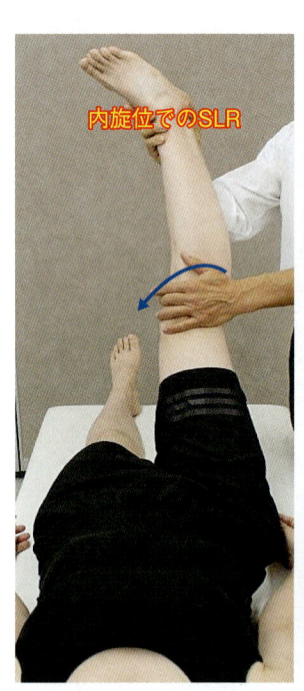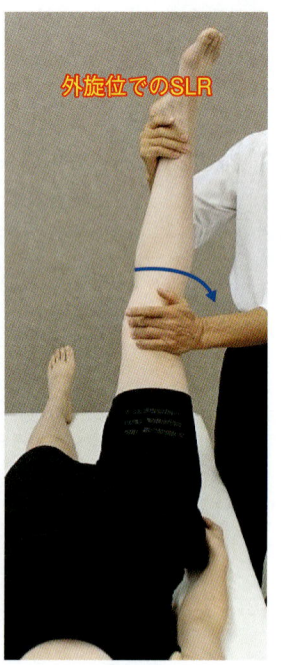

内旋位でのSLR　　　外旋位でのSLR

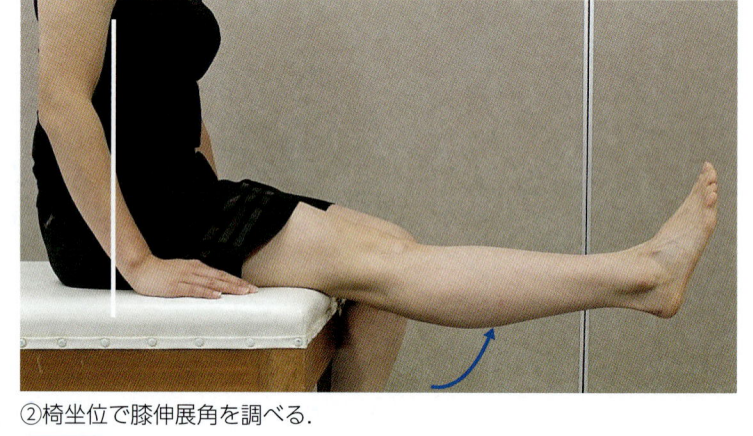

②椅坐位で膝伸展角を調べる．

補足説明　内側ハムストリングスに短縮があると椅坐位での膝完全伸展は制限されやすくなる．すなわち，下腿の外旋制限は膝の完全伸展を不可能にする．

①仰臥位で内側と外側ハムストリングスに特化した SLR を行う．

補足説明　SLR を行う場合，内側ハムストリングスは下肢外旋位で，外側ハムストリングスは下肢内旋位で行う．肢位により SLR 角は異なるため挙上時の抵抗感を含めて判断する．ちなみに，大腿二頭筋短頭は総腓骨神経支配を受けており，それ以外は脛骨神経支配となるため内側と外側ハムストリングスで筋緊張，あるいは短縮の生じ方は異なると考えられる．

参考資料

1）山本隆博，他：膝屈曲時における脛骨内旋角度の調査．日本臨床バイオメカニクス学会誌．22：279-283，2001．

2）大西秀明，他：最大等尺性膝屈曲運動時のハムストリングスの筋活動について．理学療法学．26（2）：62-67，1999．

3）Shirley A. Sahrmann：竹井仁，他：運動機能障害症候群のマネジメント．pp 138-139，医歯薬出版．2005．

Point & Check up

① ハムストリングスの作用

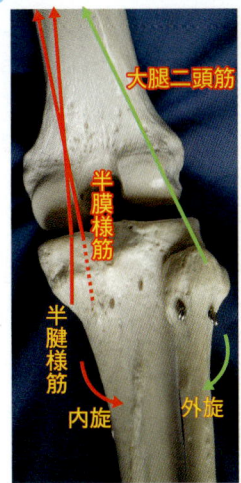
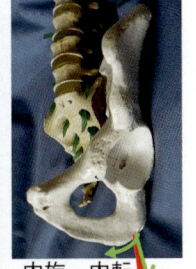
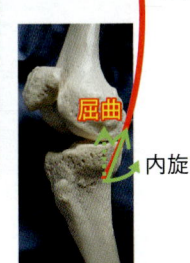

内側ハムストリングス

大腿二頭筋は膝屈曲時に下腿を外旋させる（写真左：緑色矢印）. 一方，内側ハムストリングスは下腿を内旋させる（写真左：赤色矢印）. 内側ハムストリングスは2関節筋として股関節と膝関節に作用する（写真右）が，短縮は膝伸展時に下腿外旋を制限して完全伸展を不可能とする（スクリュウ・ホーム・ムーブメントの障害）.

② 膝の屈曲・伸展と下腿の回旋

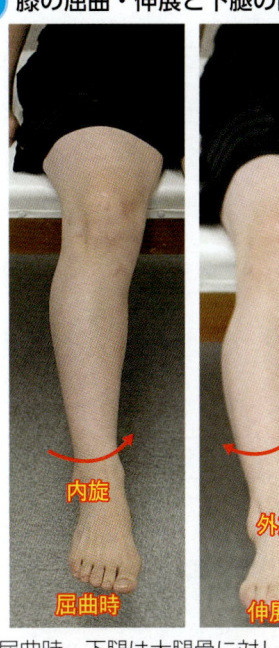
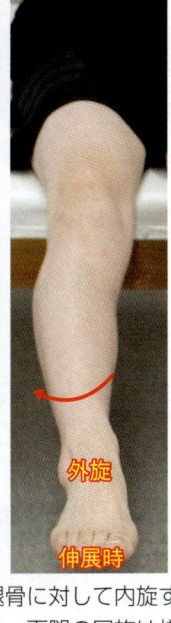

膝屈曲時，下腿は大腿骨に対して内旋する. 一方，伸展時は外旋する. 下腿の回旋は様々な原因で制限されるが，特に，内側ハムストリングスの短縮は最終伸展時に下腿の外旋を制限して膝完全伸展角を減じることになる. これはスクリュウ・ホーム・ムーブメント（screw home movement）の破綻であり，下腿の外旋障害がもたらされる.

③ 脛骨の外旋制限

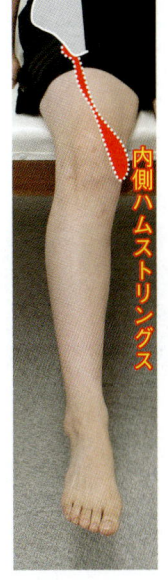

膝伸展時，脛骨の外旋を妨げる要因として，①内側・外側側副靱帯の短縮，②内側ハムストリングスの短縮，過緊張，③鵞足筋群の短縮，④半月の形状等，が挙げられる. 特に，半膜・半腱様筋の短縮は膝伸展時の脛骨外旋を制限することから内側ハムストリングスのストレッチは膝の完全伸展に有効な手段となる.

■ 本課題の目的

　内側・外側ハムストリングスは膝屈曲，股伸展以外に下腿の回旋に働く. 下腿の回旋制限は膝屈曲・伸展角に影響をおよぼすかどうかを学ぶ.

■ 解　説

　ハムストリングスは内側・外側ハムストリングスで構成される. 前者は半膜・半腱様筋があり，股伸展と内旋，および膝屈曲と下腿の内旋に作用する（❶右）. ちなみに膝屈曲90°位までの内旋は半膜様筋が，90°以降は半腱様筋が主に作用する. 股関節の内旋は小殿筋，大腿筋膜張筋が主であり，内側ハムストリングスは協同筋となる. 一方で，後者には大腿二頭筋があり，股伸展と外旋，および膝屈曲と外旋に作用する. 下腿の回旋に影響する他の要因として，①関節面の形状，②半月板の形状と滑りの程度，③関節周囲の靱帯の影響，④足部に生じたアライメントの影響等，が挙げられる. ハムストリングスの支配神経は，内側ハムストリングスと大腿二頭筋長頭は脛骨神経，大腿二頭筋短頭は総腓骨神経支配であり，支配神経の違いは筋緊張や短縮の発生に影響を与える.

　本課題は，内側ハムストリングスの短縮がスクリュウ・ホーム・ムーブメント（screw home movement）に影響して膝の完全伸展を不可能にするかどうかを検証する. ちなみに，スクリュウ・ホーム・ムーブメントとは，包内運動の一環として膝伸展最終域で下腿が外旋することで完全伸展を保障し，関節の適合性を高めて安定させることを意味する.

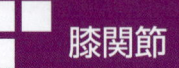

正誤 （ 月 日/ ○・× ）	1回		2回		3回	
	月	日	月	日	月	日

本題の意義　＜評価＞

2. 膝の後外側回旋不安定性はラテラルスラストを発生させるか？

＜課題：ラテラルスラストは後外側回旋不安定性を反映しているか？＞

① 膝関節の外側動揺（ラテラルスラスト）の有無を左右で比較する

↓

② ダイヤルテスト（Dial test）を左右で比較する

↓

③ ダイヤルテスト陽性の側にラテラルスラストがみられた？

ラテラルスラストは膝後外側回旋不安定性を反映していた？

Key words　外側動揺（ラテラルスラスト）　　後外側回旋不安定性　　ダイヤルテスト

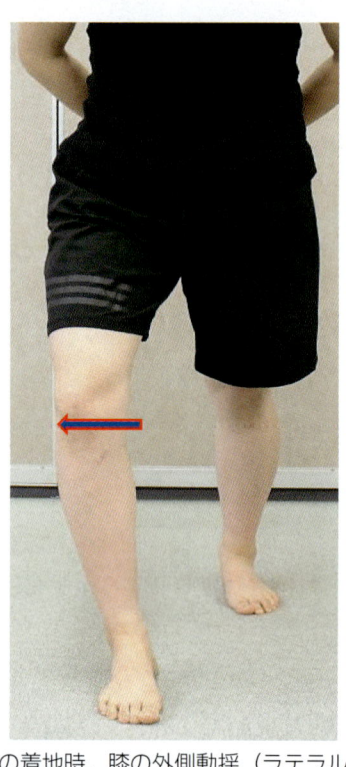

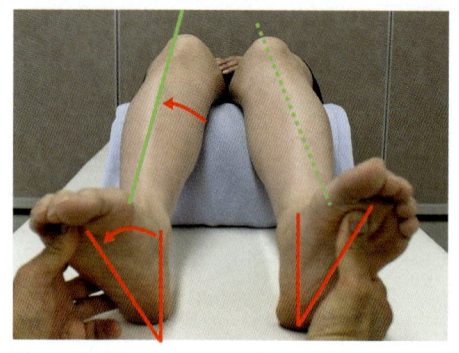

②-1　仰臥位でのテスト法

②-2　腹臥位でのテスト法

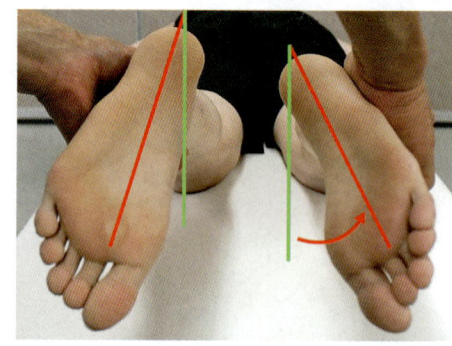

①足の着地時，膝の外側動揺（ラテラルスラスト）を左右で比較する.

補足説明　ヒールコンタクトから足底接地時に膝関節が外側に動揺するかどうかを調べる．被験者の後方，あるいは前方から足底接地後の荷重肢位を観察する．他側も同様に調べる.

②ダイヤルテスト（Dial test）を左右で比較する.

補足説明　ダイヤルテストは膝後外側回旋不安定性を調べるテストである．仰臥位（写真上：膝軽度屈曲位，または90°屈曲位），または腹臥位（写真下：膝90°屈曲位）で他動的に下腿外旋角（量）を調べる.

後外側構成体（Post. Lateral Structure：PLS）の損傷，あるいは弛緩は下腿外旋を許して膝の不安定性を高める．このケースでは下腿の内旋筋である膝窩筋に過度の負担を強いるため，膝窩部痛を発症しやすくなる.

参考資料

1）加藤浩，他：変形性関節症の機能評価. MB Orthop. 25（6）：14-24, 2012.

2）佐々木茂，他：膝後外側支持機構損傷に対する保存的治療法. MB Orthop. 20（5）：61-66, 2007.

3）田中創，他：変形性膝関節症の理学療法における足底挿板の活用. 理学療法. 28（3）：443-458, 2011.

4）デイビット J. マギー著，陶山哲夫，他監訳：運動器リハビリテーションの機能評価　原著第4版. pp 220-234, エルゼビア・ジャパン. 2006.

Point & Check up

① 脛骨の外旋不安定のメカニズム

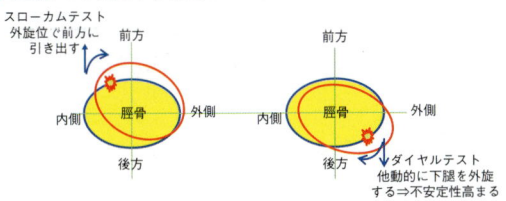

大腿骨に対する脛骨の外旋不安定は，①後外側回旋不安定性，②前内側回旋不安定性の2つのタイプが挙げられる．いずれも脛骨の外旋不安定を生じて足底接地時に膝外側が開く（内反膝）．着地時にこのサインが陽性の場合，ラテラルスラスト陽性と判断する．

①，②を調べるテストとして，①はダイヤルテストを，②はスローカムテストがある．ともに，脛骨外旋角の増大とエンドフィール（end feel）の脆弱性を観察する．

② 脛骨を上から見た解剖

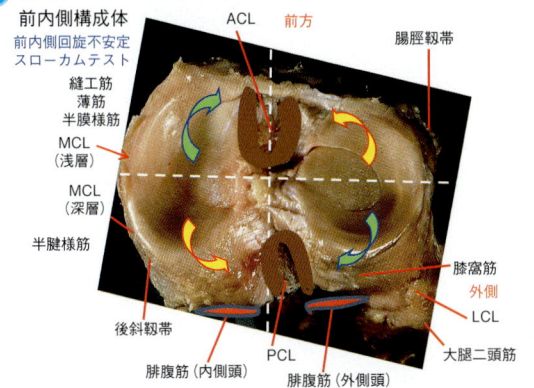

	脛骨外旋角が増大する要因
後外側回旋不安定の要因	後外側構成体の不安定 ①前・後十字靱帯損傷 ②弓状靱帯損傷 ③外側側副靱帯損傷 ④後外側関節包損傷 ⑤大腿二頭筋損傷・弱化 ⑥膝窩筋損傷・関連筋の萎縮
前内側回旋不安定の要因	前内側構成体の不安定 ①内側・外側側副靱帯（深層）損傷 ②縫工筋，薄筋，半腱・半膜様筋の損傷と筋萎縮

脛骨を上から4分割している．写真上が前方，右が外側を表している．後外側には外側側副靱帯，ファベラ腓骨靱帯，弓状靱帯，斜膝窩靱帯，膝窩筋等が存在して後外側部の安定性に貢献している．この部分の損傷は後外側1/4の領域を不安定とさせ脛骨の外旋角を大きく（不安定に）する．この時，膝窩筋（❸ 参照）に過度の負荷が加わって膝窩部痛を発生させる要因となる．一方で，前内方1/4領域の構成体は前内側構成体と呼び，この部分の損傷は脛骨の外旋を許して同様に外旋不安定を生じさせる．前者はダイヤルテストで，後者はスローカムテストで判断する．

③ 膝関節後方の解剖

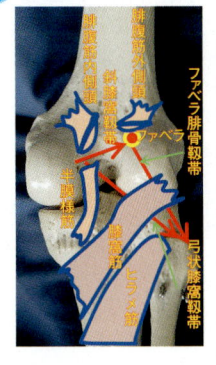

膝関節は平坦な2つの凹面（脛骨）に2つの凸面（大腿骨）が乗っかる極めて不安定な構造となっている．不安定な構造物を安全に動かすため，前方は膝蓋骨と関連する筋肉によって，後方（膝窩部）は多方向に向かう複数の靱帯（赤色矢印）と，上下から強力な筋・腱が交叉している．後方構成体の損傷は下腿の外旋可動域は増大させて不安定となり，着地時に外側動揺（ラテラルスラスト）を発生させる．

④ 骨盤-下肢の運動連鎖

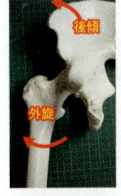
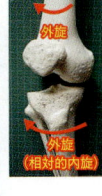
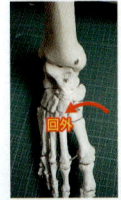

ラテラルスラストは立脚期の骨盤-下肢のアライメント異常に影響される．骨盤後傾は腰椎後弯と股外旋・外転，膝内反（相対的）・内旋，足部の回外を生じさせてアライメントに影響をおよぼす．原因に，①膝関節の不適合，②内側・外側側副靱帯の弛緩，または不全断裂，③膝窩部にある靱帯の弛緩・不全断裂，④膝周囲筋群の筋力低下，⑤下腿の外旋不安定性等，が挙げられる．

膝OAにおいては大腿の外旋が下腿の外旋よりも大きくなると相対的に下腿は内旋位として評価される．

■ 本課題の目的

後外側回旋不安定性はラテラルスラストを発生させるかどうかを学ぶ．

■ 解 説

膝OA患者の異常歩行として膝外側動揺（ラテラルスラスト）が挙げられる．その原因に後外側回旋不安定性（Post. Lateral rotatory instability：PLRI）と前内側回旋不安定性（Ant. Medial rotatory instability：AMRI）の存在がある．ラテラルスラスト（lateral thrust）は膝の外反動揺性を意味しており，大腿脛骨関節由来の歩行時痛を発症させる．下腿の内旋抑制機構が破綻し大腿脛骨角に拡大が生じて発生する．後外側回旋不安定性の評価はダイヤルテスト（Dial test），別名，脛骨外旋テストが用いられ，一方で前内側回旋不安定性にはスローカムテスト（Slocum test）が用いられる．前者が陽性の場合，膝外側構成体（Post. Lateral Structure：PLS）の損傷が疑われ，前・後十字靱帯，弓状靱帯，膝窩靱帯，外側側副靱帯，後外側関節包の損傷や複合体損傷が疑われる．一方，後者は内側側副靱帯や鵞足筋群（縫工筋，薄筋，半膜・半腱様筋）の損傷や筋力低下が考えられる．

ダイヤルテストは仰臥位，腹臥位のどちらでも可能だが，腹臥位では膝30°および90°位で両下腿に外旋トルクを加えて外旋角を左右で比較し健側との差が10°以上を陽性と判断する．スローカムテスト（Slocum test）は仰臥位で膝屈曲位として足部を固定したまま下腿を最大外旋位（約20°）で前方引き出しを行う．いずれもラテラルスラスト（lateral thrust）の原因を評価するのに用いられる．

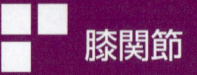

正誤 (月 日/ ○・×)	1回 月　　日	2回 月　　日	3回 月　　日

本題の意義　＜評価＞

3. 筋短縮は関節可動域に影響をおよぼす？

＜課題：大腿直筋の短縮は腹臥位での膝屈曲角に影響をおよぼすか？＞

① 大腿直筋の短縮を左右で比較する（参考：エリーテスト：Ely's test 使用）

⬇

② 腹臥位で膝屈曲角を左右で比較する

⬇

③ 大腿直筋の短縮側は膝屈曲角が小さい？

大腿直筋の短縮は膝屈曲角に影響を与えていた？

Key words　筋短縮　　関節可動域　　大腿直筋　　エリーテスト

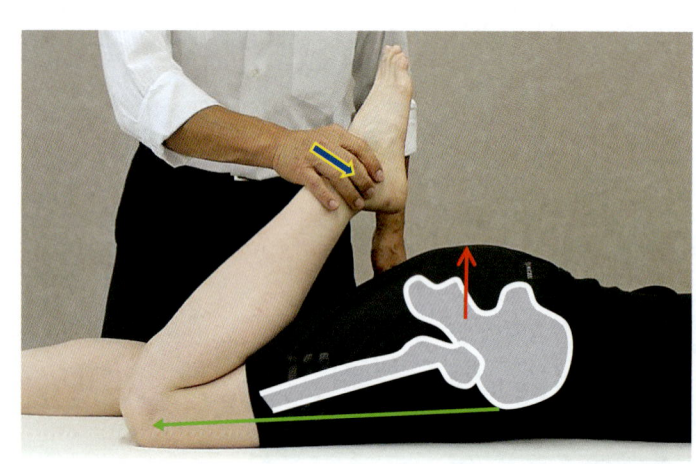

①大腿直筋の短縮を左右で比較する.

（補足説明）腹臥位で膝関節を屈曲すると殿部が次第に挙がってくるかどうかを調べる（エリーテスト：Ely's test）. エリーテストは別名，大腿直筋短縮テストと言われ，短縮があると膝屈曲が制限されるため代償動作として殿部が挙上（股屈曲）してくる.

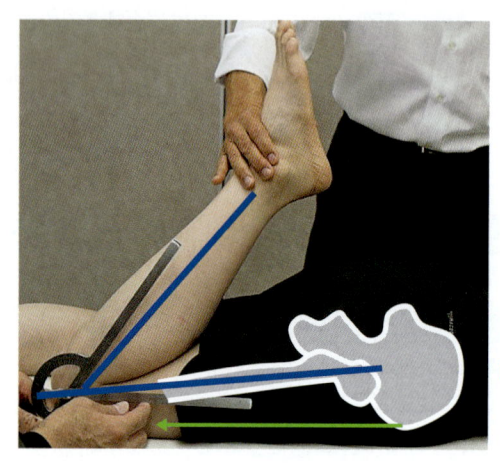

②腹臥位で膝屈曲角を左右で比較する.

（補足説明）膝屈曲角は自動，他動の何れを用いても良い. 殿部が挙上する直前の膝屈曲角を計測する. 殿部の挙上により膝屈曲角は見かけ上拡大するからである.

参考資料

1）石井慎一郎：下肢の変形性関節症の変形・拘縮と ADL. PT ジャーナル. 39（5）：447-457，2005.
2）デイビット J. マギー著，陶山哲夫，他　監訳：運動器リハビリテーションの機能評価Ⅱ　原著第 4 版. pp 151-152，エルゼビア・ジャパン. 2006.

Point & Check up

1 大腿直筋の短縮とエリーテスト

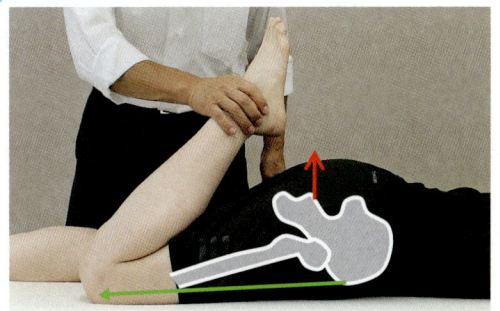

エリーテスト(大腿直筋の短縮テスト)

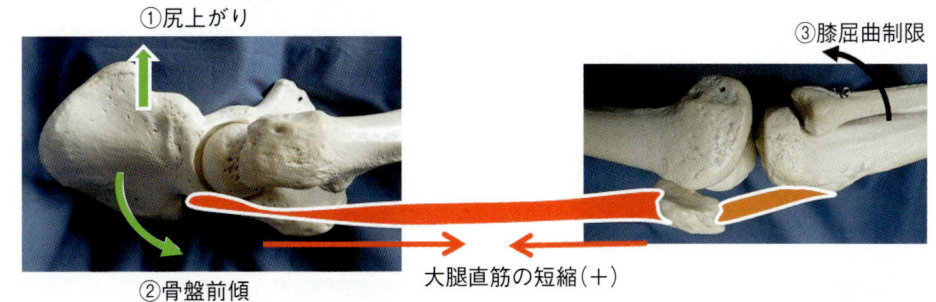

①尻上がり

②骨盤前傾

③膝屈曲制限

大腿直筋の短縮(＋)

エリーテストは，大腿直筋の短縮により膝屈曲時に殿部が挙上する現象をいう(写真上)．さらに，膝屈曲を強めていくと骨盤は前傾を強めて股屈曲角は大きくなる(写真下左①②：尻上がり現象)．殿部の挙上を止めると膝の屈曲角は小さくなる(写真下右③：膝屈曲制限)．

2 大腿直筋と外側広筋

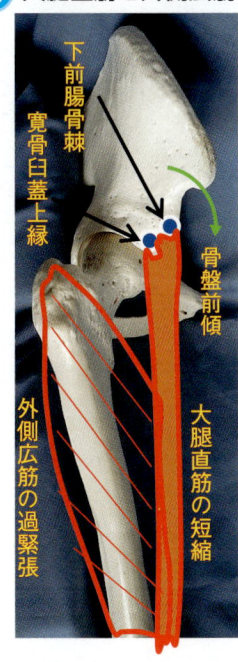

下前腸骨棘
寛骨臼蓋上縁
骨盤前傾
外側広筋の過緊張
大腿直筋の短縮

大腿直筋は下前腸骨棘と寛骨臼上縁の2頭から起始しており，短縮は骨盤前傾と股屈曲をもたらす(エリーテスト陽性)．一方で，大腿直筋膜は外側広筋膜と線維結合しており，その短縮は外側広筋におよぶ．

3 ストレッチの効果

膝蓋靱帯と大腿骨間の滑膜表層細胞	2週間ギプス固定後に観察	固定除去後2週間のストレッチ後に観察
滑膜細胞と脂肪細胞	萎縮	萎縮の回復
滑膜下層の線維	線維増生	線維の正常化
微小血管	拡張とうっ血	拡張とうっ血の消失

武村らはラットを用いた病理組織学的観察でギプス固定後の変化とその後のストレッチの効果を報告している．ストレッチにより，滑膜細胞の回復と滑膜下層線維の増生がみられている．また，筋線維束間の間隙が拡大して結合組織間の架橋結合が切れることで結合織が疎になったことを挙げている．

■ 本課題の目的

大腿直筋の短縮は膝屈曲可動域に影響をおよぼすかどうかを学ぶ．

■ 解 説

大腿直筋は下前腸骨棘から膝蓋骨上縁，さらに膝蓋靱帯を経て脛骨粗面に付着，股屈曲，膝伸展以外に骨盤を前傾させる．筋短縮は股屈曲拘縮に影響をおよぼし，また，膝屈曲時に膝蓋骨の下方移動を制限して膝屈曲角を減少させる．大腿直筋の短縮の評価にはエリーテスト(Ely's test)が用いられる．

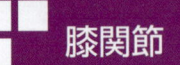

正誤 (月 日/ ○・×)	1回	2回	3回
	月　日	月　日	月　日

本題の意義　＜評価＞

4.　膝蓋靱帯の短縮は膝伸展筋力に影響する？

＜課題：膝蓋靱帯の短縮は膝伸展筋力に影響をおよぼすか？＞

① 膝蓋靱帯の短縮（硬さ）を左右で比較する

② 大腿四頭筋の筋力を調べる

③ 膝蓋靱帯の短縮側は膝伸展筋力が弱かった？

膝蓋靱帯の短縮は膝伸展筋力に影響をおよぼしていた？

Key words　膝蓋靱帯　　短縮　　膝伸展筋力　　大腿四頭筋

本課題は，必ずしも EBM に基づくものではなく，評価と手技の技術を深める目的で作成されています．

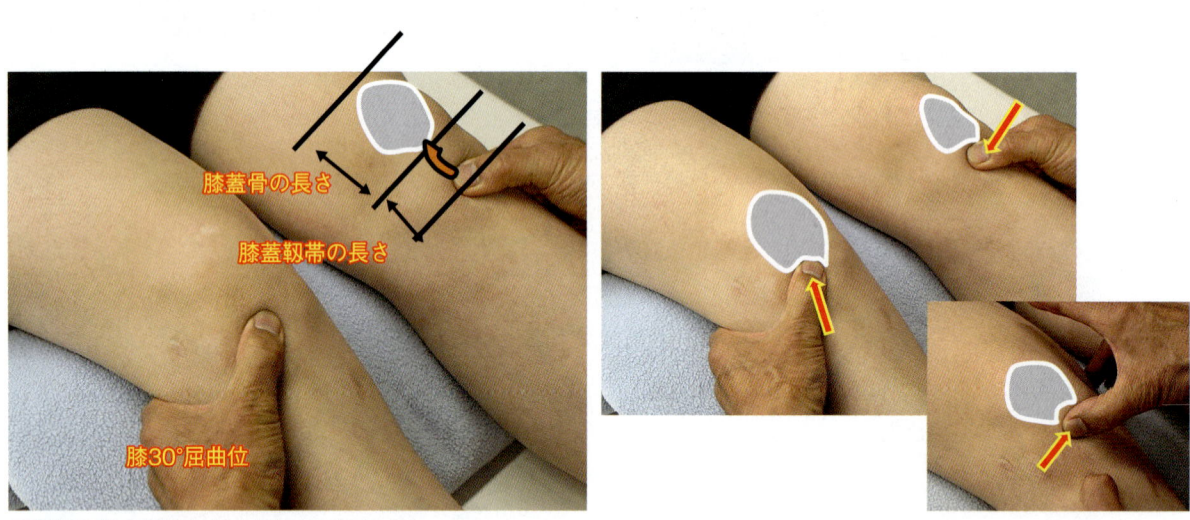

膝蓋骨の長さ
膝蓋靱帯の長さ
膝30°屈曲位

①膝蓋靱帯の短縮と硬さを左右で比較する.

補足説明　膝蓋靱帯の短縮は，膝蓋靱帯／膝蓋骨の比（Insall-Salvati 法）を応用している（写真左）．Insall-Salvati 法は膝蓋骨高位を評価する方法であり，膝 30° 屈曲位を計測肢位とする．値が小さければ（比が 0.8 以下）膝蓋靱帯は相対的に短い（膝蓋骨低位の可能性あり）とみなされ，比が 1.2 以上は膝蓋骨高位と判断される．膝蓋靱帯の硬さは膝蓋骨下端から脛骨粗面間で直圧して弾性と粘性を比較する（写真右上）．さらに，内側から外側，外側から内側に指を押し込んで調べる必要がある（写真右下）．

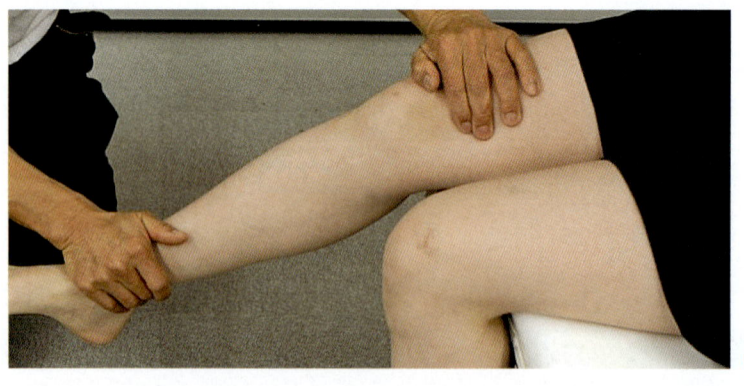

②大腿四頭筋の筋力を左右で比較する.
補足説明　代償動作に注意すること.

参考資料
1) 宗田大：疼痛機序を基盤とした変形性膝関節症の保存的治療. 整形外科. 56 (8)：1019-1028, 2005.
2) 宗田大：Anterior knee pain に対する保存治療. 整・災外. 53：1153-1160, 2010.
3) 紺野愼一：運動器の計測線・計測値ハンドブック. pp 374-375, 南江堂. 2012.

Point & Check up

① 膝蓋靱帯/膝蓋骨比

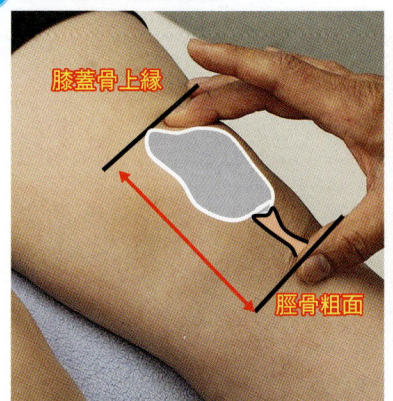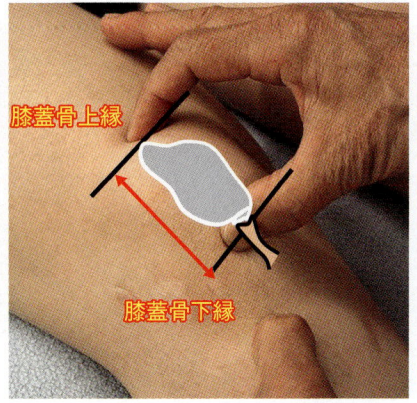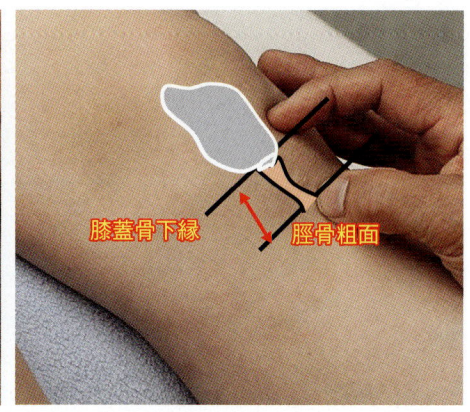

膝蓋骨高位は，膝 30°屈曲位で膝蓋靱帯の長さ/膝蓋骨の長さの比を求める．膝蓋靱帯の膝蓋骨に対する左右の相対的比較から判断できるが，あくまでも便法として用いている．しかし，膝蓋骨高位が必ずしも膝蓋靱帯の長短を決める材料にはならない．

② Insall-Salvati 法

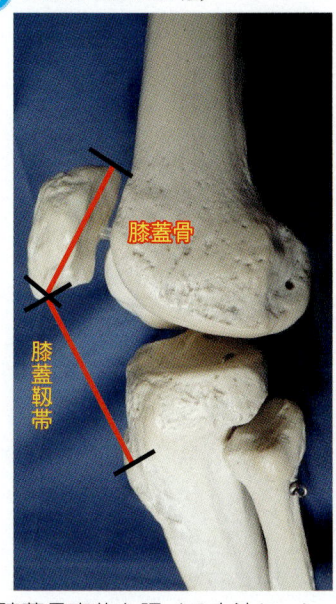

膝蓋骨高位を調べる方法に，Insall-Salvati 法がある．膝屈曲 30°位の X 線側面像で比を求める．比が 1.2 以上を膝蓋骨高位とし，0.8 以下を低位としている．相対的な位置関係を特定することで膝蓋大腿関節症の発症との関連性を判断する材料として用いられている．

③ 膝蓋靱帯の構成

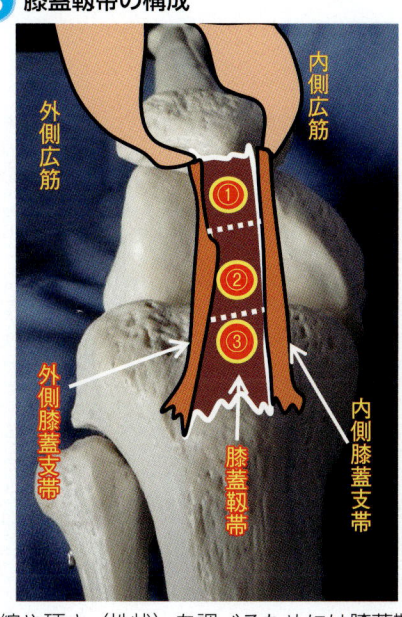

膝蓋靱帯の短縮や硬さ（性状）を調べるためには膝蓋靱帯の構成体を理解する必要がある．大腿直筋は膝蓋骨上縁に，外側広筋膜は外側膝蓋支帯となって膝蓋靱帯に至る．一方で，内側広筋膜からは内側膝蓋支帯となって膝蓋靱帯内側に合流する．膝蓋靱帯の硬さは靱帯の外側から内側，または内側から外側に向けて指を横断的に押し込み弾性，粘性を観察する．ちなみに，弾性は押し込み時の線維の抵抗を，粘性は押し込んだ後の戻りを調べることになる．膝蓋靱帯を直圧する場合，靱帯を縦方向に 3 分割して（白点線），個々の領域（写真の①，②，③）を調べる必要がある．

■ 本課題の目的

膝蓋靱帯の短縮は膝蓋骨の滑りを低下させてマルアライメントの発生に影響する．膝蓋靱帯の肥厚と短縮が大腿四頭筋の筋力に影響をもたらすかどうかを学ぶ．

■ 解　説

膝蓋靱帯の硬さには個人差がみられ，靱帯の弾性と粘性を左右で比較して判断する．膝蓋靱帯の硬さは全長に等しく存在するのではなく，靱帯の内側，外側，あるいは上部，下部と限局して存在していることが多い．よって，膝蓋靱帯上を直圧する際には膝関節の角度を変化させながら圧迫方向を変えて調べると分かりやすい．

靱帯の硬さは，①膝蓋骨骨膜の痛み，②膝蓋靱帯付着部炎の後遺症，③膝蓋下脂肪体炎後に生じる変性，④内側・外側膝蓋支帯の短縮と変性，⑤膝蓋骨の不動（可動性低下）等，に影響される．短縮に対する手技は，短縮部や疼痛部を指でゆっくりと圧迫する（宗田は 5 kg 圧で 5 秒間）方法が一般的である．

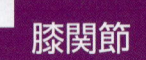
正誤 （ 月 日/ ○・× ）	1回		2回		3回	
	月 日		月 日		月 日	

本題の意義　＜評価＞

5. 膝蓋骨の機能障害は膝関節の動きに影響する？
＜課題：膝蓋骨の動きは膝屈曲角に影響をおよぼすか？＞

① 仰臥位で膝蓋骨の動きを左右で比較する

② 仰臥位で膝屈曲角を比較する

③ 膝蓋骨の動きの悪い側は膝屈曲角が減少していた？

膝蓋骨の動きは膝屈曲角に影響を与えていた？

Key words　膝蓋骨　機能障害　膝屈曲角

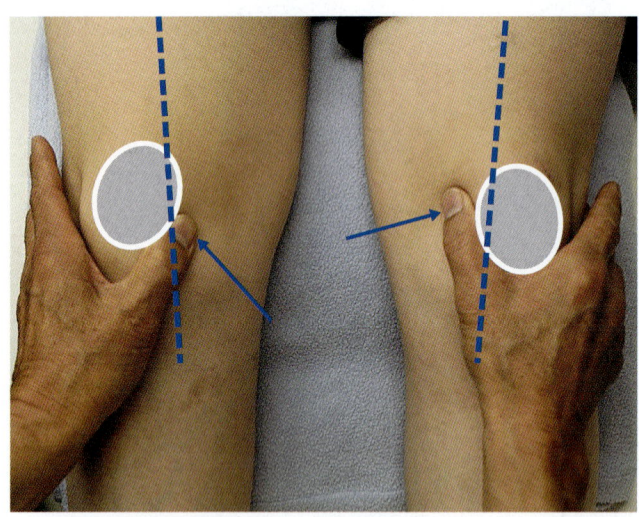

①仰臥位で膝軽度屈曲位として膝蓋骨の動きを左右で比較する.
補足説明 膝蓋骨は基本的に大腿骨膝蓋面を上下・左右・軸回旋等, あらゆる方向に滑っている. 動きが制限されると膝屈曲角は減少し, 場合によって膝前部痛（anterior knee pain：AKP）を発生させる. 制限要因は, ①膝周囲の滑液包の癒着, ②関節包の短縮・拘縮, ③膝周囲の靱帯（内側・外側膝蓋大腿靱帯など）の短縮, ④大腿直筋, 外側広筋の過緊張等, が挙げられる.

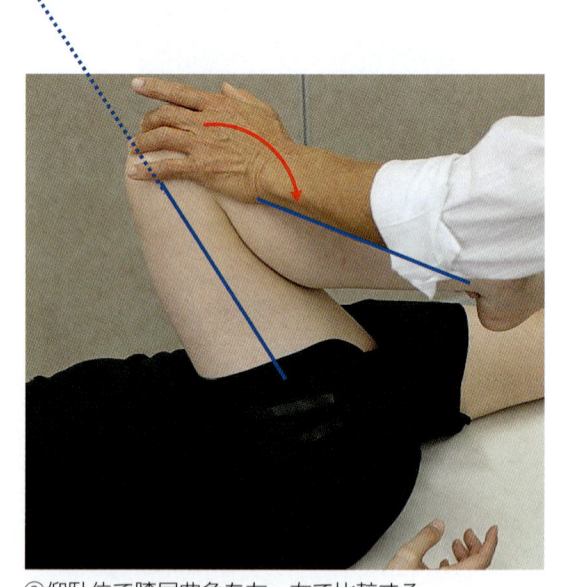

②仰臥位で膝屈曲角を左・右で比較する.
補足説明 大腿四頭筋を緩めるため, 仰臥位での膝屈曲角を調べる.

参考資料
1）岡徹, 他：反復性膝蓋骨脱臼に対する内側膝蓋大腿靱帯再建術後の理学療法の経験―筋力強化とROM運動についての検討. PTジャーナル. 43（12）：1067-1071, 2009.
2）宗田大：Anterior knee painに対する保存治療. 整・災外. 53：1153-1160, 2010.
3）高原康弘, 他：Anterior knee painに対する外側支帯解離術. 整・災外. 53：1161-1166, 2010.
4）松本秀男：膝蓋大腿関節の解剖・機能解剖. MB Orthop. 13（1）：1-6, 2000.

Point & Check up

① 膝蓋骨の動き

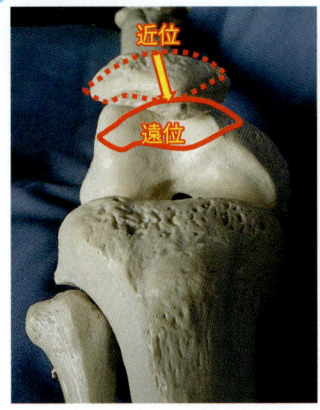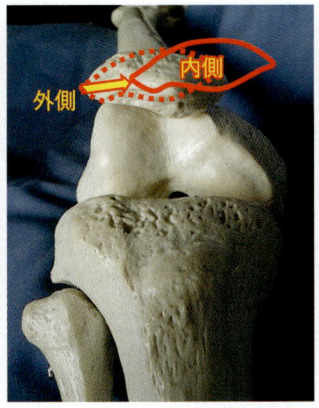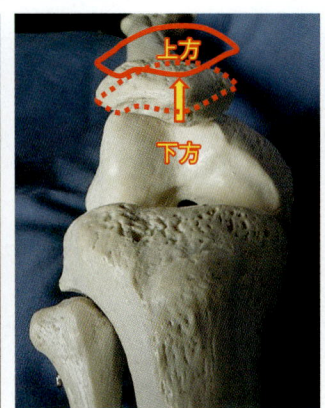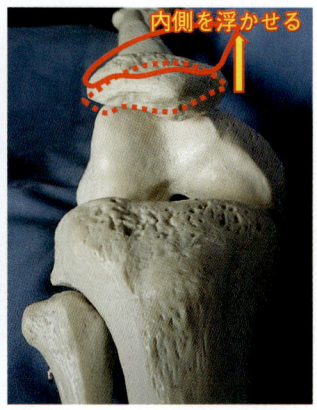

　膝蓋骨を動かす場合，頭の中でイメージしながら練習を繰り返す必要がある．写真左は膝蓋骨を遠位（下方）に押し下げており，ケースによっては上方に押し上げることもある．写真中央左は膝蓋骨を外側から内側に滑らせており，必要に応じて内側から外側に滑らせる．写真中央右は膝蓋骨全体をつまんで上方に引き上げており，すなわち内側・外側の両端を指でつまんで上方に引き上げを行っている．写真右は膝蓋骨に回転（coronary rotation）を加えている．すなわち，内方関節間隙に指を突っ込んで内側縁を浮かせるような操作を行っている．これら4通りの動きを適宜，必要と思われる方向に加えていく．膝屈曲角を変えながら行うとより効果的である．

② 膝蓋骨の動きと靭帯

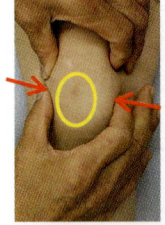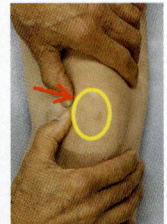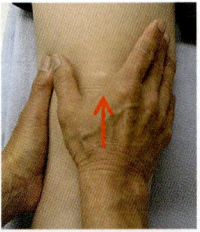

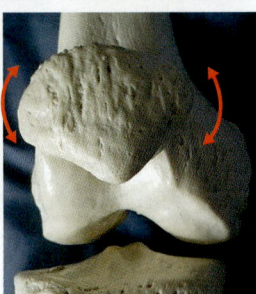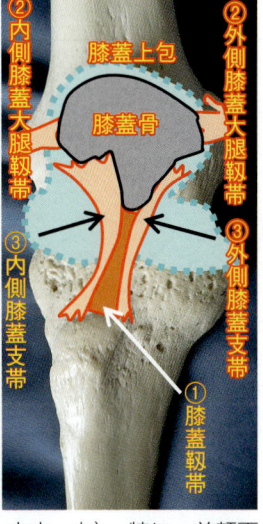

　膝蓋骨は3次元での動きが生じている（写真上の左・中央・右）．特に，前額面（矢状軸）での回転（frontal rotation）と水平面（垂直軸）での回転（coronary rotation）が重要である（写真下左・右）．膝蓋骨の機能障害の一つに靭帯短縮の影響があり，主なものに，①膝蓋靭帯，②内側・外側膝蓋大腿靭帯，③内側・外側膝蓋支帯がある（写真右）．また，関節包の伸張性低下や膝蓋下脂肪体炎の後遺症等も制限因子となり，特に膝蓋上包の癒着は拘縮膝として予後は極めて悪くなる．

③ 写真②を外側から見る

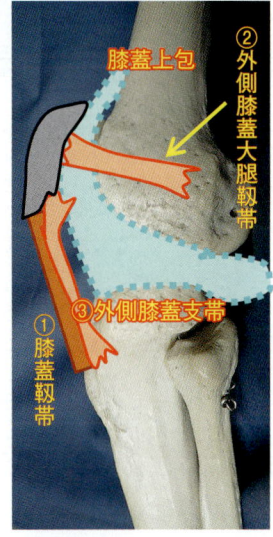

　膝蓋骨は周囲の靭帯にコントロールされて動きが安定している．一方で，靭帯の短縮は膝蓋骨の動きを制限して膝屈曲角に影響をおよぼし，膝の前方に痛みをもたらす原因となる．

■ 本課題の目的

膝蓋骨の滑り（3方向）が悪いと膝関節の動きに影響が出るかどうかを学ぶ．

■ 解　説

　膝関節は膝蓋大腿関節と大腿脛骨関節で構成され，どの関節が障害されても可動域制限と痛みが発生する．膝屈曲時に膝蓋骨は大腿骨膝蓋面を下方に滑って顆間窩の陥凹にはまり込んで安定するが，この間，膝蓋骨には，①下方移動，②側方すべり，③回旋（縦軸と横軸）が生じており，いずれの動きが障害されても膝の可動域は減少する．一方で，膝蓋大腿関節障害の原因は膝蓋骨周辺にあり，①膝蓋靭帯の変性と短縮，②内側・外側膝蓋大腿靭帯の短縮，③内側・外側膝蓋支帯の短縮，④膝蓋下脂肪体炎後に生じる癒着，⑤関節包，滑液包炎後の癒着等，が関わっている．すなわち，膝蓋骨周囲の軟部組織の機能低下は膝蓋骨を介して膝関節に屈曲・伸展制限をもたらす（膝蓋骨圧迫サイン：patella compression sign）．ちなみに，膝蓋大腿関節に用いる膝蓋骨圧迫サインは仰臥位で膝蓋骨を圧迫しながら左右に動かすことで痛みを訴えるサインであり，陽性の場合は膝蓋大腿関節炎を疑う．

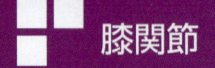

正誤 (月 日/ ○・×)	1回		2回		3回	
	月　日		月　日		月　日	

本題の意義　＜評価＞

6.　筋の過緊張は膝蓋骨の動きに影響する？

＜課題：外側広筋の過緊張は膝蓋骨の動きに影響をおよぼすか？＞

① 　外側広筋の緊張を左・右で比較する

↓

② 　膝蓋骨の動きを調べる

↓

③ 　外側広筋の緊張側は膝蓋骨の動きが制限されていた？

↓

　　外側広筋の過緊張は膝蓋骨の動きに影響を与えていた？

Key words　筋の過緊張　　膝蓋骨　　外側広筋

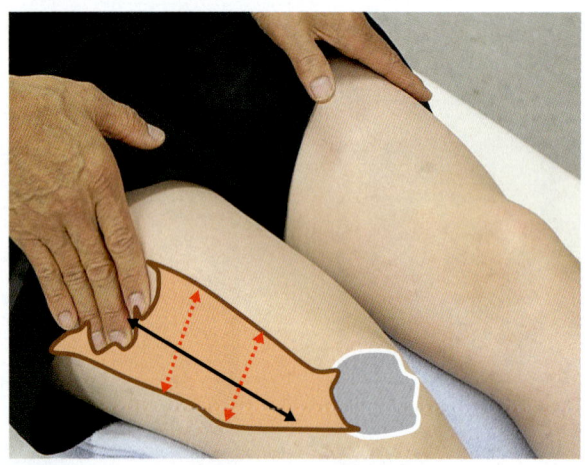

①外側広筋の緊張・硬さを左・右で比較する.

補足説明 外側広筋に中指，小指球，あるいは母指の指腹を当てて上下に滑らせ筋緊張を確認する（黒色矢印）．また，筋線維に対して直角に指を滑らせて局所における緊張と硬さを調べる（赤色点線矢印）．圧迫することで生じる圧痛に左右差があるかどうかを確認しておく.

　ちなみに，外側広筋というより外側広筋膜を対象としていることになる.

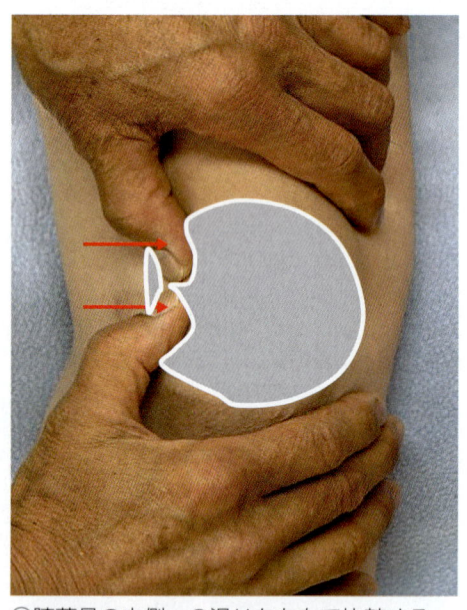

②膝蓋骨の内側への滑りを左右で比較する.

補足説明 膝蓋骨の動きは上下，左右，垂直軸での回転（膝蓋骨外側・内側の浮き上がり），矢状軸での回転が考えられる．ここでは内側への滑りを慎重に調べる．外側広筋に過緊張，あるいは短縮が生じる理由として，①大腿骨は外側凸の形状（オイラーの法則）から常に外方への張力が加わりやすい，②腸脛靱帯や大腿二頭筋との線維結合により筋短縮を生じやすい等が考えられる.

参考資料

1）国分正一編集，他：今日の整形外科治療指針　第6版．pp 746-748，医学書院，2010.

2）宗田大：Anterior knee pain に対する保存治療．整・災外．53：1153-1160，2010.

3）井上隆之，他：ヒト関節拘縮病態の解剖学的観察，解析方法の検討―解剖学実習体による検討―．理学療法学．38（3）：173-179，2011.

4）デイビット J. マギー著，陶山哲夫，他　監訳：運動器リハビリテーションの機能評価Ⅱ　原著第4版．pp 241-246，エルゼビア・ジャパン．2006.

5）竹井仁：軟部組織に対する徒手理学療法．理学療法学．39（4）：269-272，2012.

Point & Check up

① 外側広筋の位置

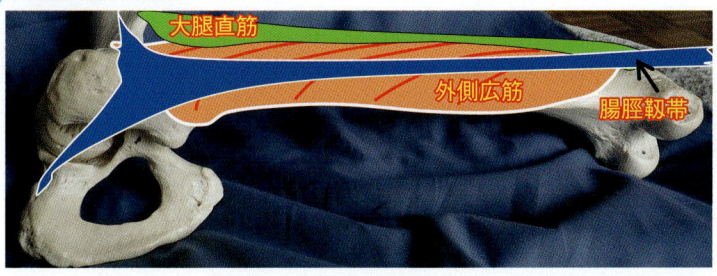

外側広筋（オレンジ色）は大腿外側のほとんどを占める大きな筋である。大腿骨転子間線を含めて大腿骨粗線外側唇から起始しており，外側広筋膜は大腿直筋膜（緑ライン）と線維結合して一部は外側膝蓋支帯に移行する。外側広筋膜の緊張は広範囲にわたって調べる必要があり，腸脛靱帯（青色ライン）との線維結合も含めて慎重に調べていく。

② 膝蓋骨の動き

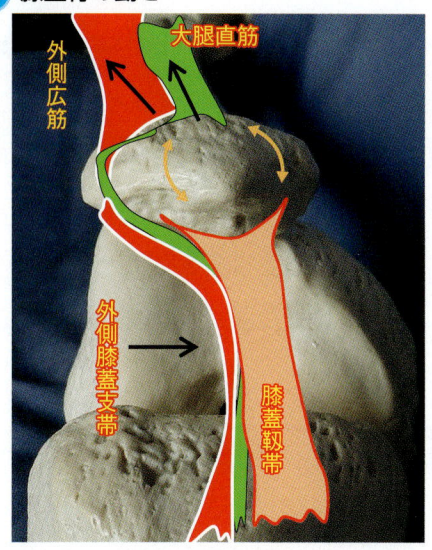

膝蓋骨には上下・左右・膝蓋骨垂直軸での回転（coronary rotation：黄色矢印）が生じている。膝蓋骨の動きは関節包，膝蓋靱帯，大腿四頭筋，内側・外側膝蓋大腿靱帯，外側・内側膝蓋支帯などの影響を受け，特に，外側広筋膜の過緊張・短縮は膝蓋骨を上外方に牽引して内方への滑りを妨げる。

③ 外側広筋と膝蓋骨

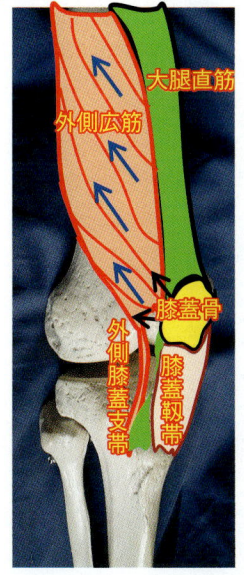

外側広筋は大転子外側，転子間線，粗線から起始して中間広筋，大腿直筋（緑色）と合して共同腱となり膝蓋骨上外側に付く。

外側広筋深部の腱線維は大腿直筋の一部の腱とともに外側膝蓋支帯となって脛骨外側顆に付く。

④ 外側広筋の伸張

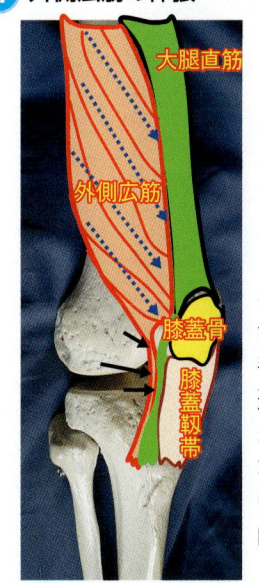

外側広筋の線維は大腿直筋（緑ライン）の線維に向かって斜め下方（青色点線矢印）に走っている。よって手技はこのラインに沿って表面を圧迫しながら滑らせる。特に圧痛を訴える部位は慎重に時間をかけておこなう。また，外側膝蓋支帯に対しても膝蓋骨をリラックスさせた状態で内・外側に押し込んで伸張させる（黒矢印）。

■ 本課題の目的

外側広筋は大きな筋であり，線維を受ける大腿筋膜張筋-腸脛靱帯の影響を強く受けている。外側広筋の過緊張・短縮は膝蓋骨を上外側に向かわせ内側への滑りを妨げるかどうかを学ぶ。

■ 解　説

膝蓋骨上縁は大腿四頭筋を構成する4筋が付着しており，それぞれに筋萎縮や短縮がみられる。個々の特徴として，①内側広筋は発生学的に最も新しい筋肉（立位をとることで発達した筋）であることから萎縮を生じやすい，②中間広筋は膝蓋下包と癒着するリスクが高く，膝屈曲障害を招きやすい，③外側広筋は大腿骨が外方凸の彎曲（オイラーの法則）をしていることから筋膜は過緊張となりやすく，また，大腿筋膜張筋-腸脛靱帯や大腿二頭筋と線維結合していて影響を受けやすい，④大腿直筋は2関節筋であり上下関節における筋付着部での炎症や短縮を来たしやすい等，が挙げられる。以上のように4筋はそれぞれ独立した機能をもっていると考えるべきであり，大腿四頭筋を一塊で扱うことはできない。

参考までに，有痛性分裂膝蓋骨Ⅲ型（Saupe-Schaer）は外側広筋の牽引力が影響して発生する代表的疾患といえる。本課題は，外側広筋（筋膜）の過緊張が膝蓋骨の動きに影響するかどうかを検証する。

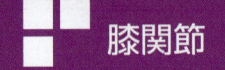

正誤 （月 日/ ○・×）	1 回		2 回		3 回	
	月	日	月	日	月	日

本題の意義 ＜評価＞

7. 下腿踵骨角は膝のアライメントに影響をおよぼす？

＜課題：下腿踵骨角は膝のアライメントに影響をおよぼすか？＞

① 下腿踵骨角を左右で調べる

② 立位で大腿脛骨角を比較する

③ 下腿踵骨角は膝のアライメントに影響していた？

膝のアライメントは下腿踵骨角の影響を受けていた？

Key words 　下腿踵骨角　　膝のアライメント　　大腿脛骨角　　踵骨の傾き

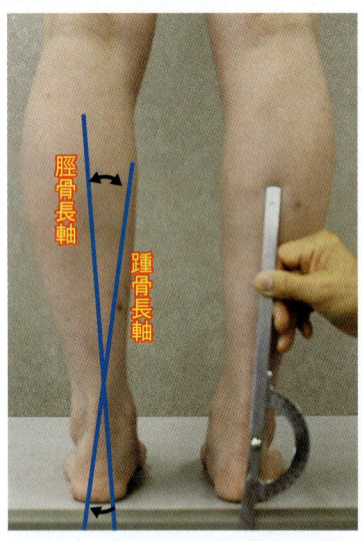

①下腿踵骨角（脛骨踵骨軸写角）を左右で比較する.

補足説明 脛骨長軸と踵骨長軸のなす角を求める. 後足部のアライメント, すなわち, 荷重に対する踵骨の傾きを調べることになり, 正常で約 2.0°である.

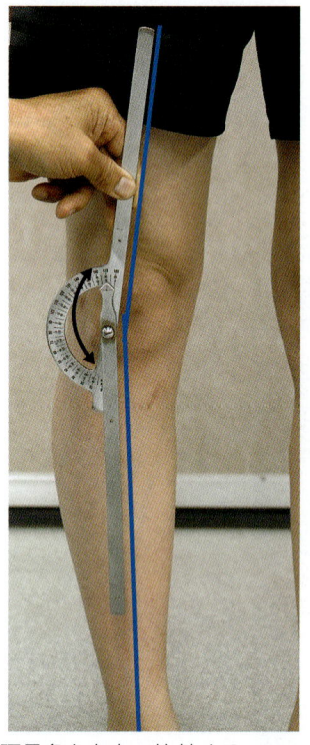

②立位で大腿脛骨角を左右で比較する.

補足説明 大腿脛骨角 (F-T) は通常 X 線像から計測する. 大腿骨軸と脛骨軸が外側でなす外側角をいい, 例えば, 175°は外反膝を, 190°は内反膝を意味する.
　計測時には膝蓋骨が正しく前方を向いた肢位で行うこと.

参考資料
1) 竹内良平, 他：バイオメカニクスよりみた膝関節症の疼痛発生とメカニズム. MB Med Reha. 32：1-8, 2003.
2) 藤井康成, 他：下肢アライメントの評価における動的 Heel-Floor Angle の有用性. 臨床スポーツ医学. 21(6)：687-692, 2004.
3) 藤井康成, 他：Knee-in のメカニズムの解明—動的 Trendelenburg test を用いた骨盤機能評価と Knee-in との関係. 臨床スポーツ医学. 21 (7)：827-831, 2004.
4) 紺野愼一：運動器の計測線・計測値ハンドブック. pp 446-447, 南江堂, 2012.

Point & Check up

① 大腿脛骨角

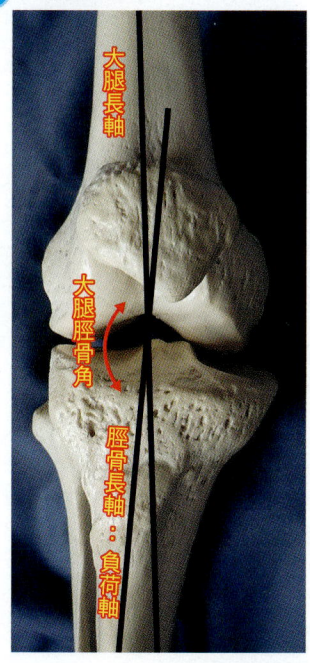

大腿長軸と脛骨長軸が外側でなす角（赤色矢印）をいい，正常で約175°と言われている．180°より大きい場合，内反膝（O脚）と呼ぶ．

② 下肢の3つの軸

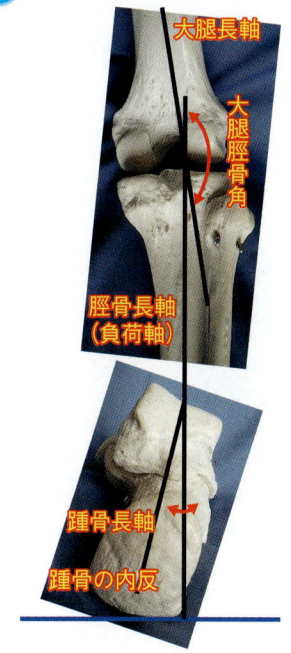

膝関節と足関節を後方より見る．

下肢のアライメントは，大腿長軸と脛骨長軸（負荷軸），さらに踵骨長軸の3つの軸で判断できる．それぞれの骨横径を2分する軸で構成されている．

下腿踵骨角は踵骨の傾きを示しており，下肢アライメントに影響をおよぼすことから踵骨のアプローチが好んで用いられる．

③ 下腿踵骨角（脛骨踵骨軸写角）と大腿脛骨角

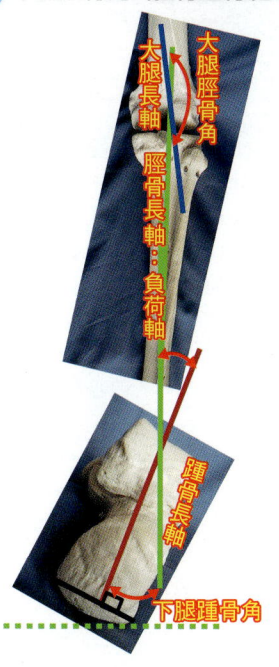

写真上下は膝・足関節の軸を後方より見たものである．

下腿踵骨角と大腿脛骨角は相互に強い関連性があり，踵骨の内反（写真下）は必然的に大腿脛骨角を増大させる（写真上）．荷重により生じる距骨下関節の傾斜は膝関節，股関節，さらに体幹にまで影響をおよぼす．

④ 大腿脛骨角とミクリッツ線

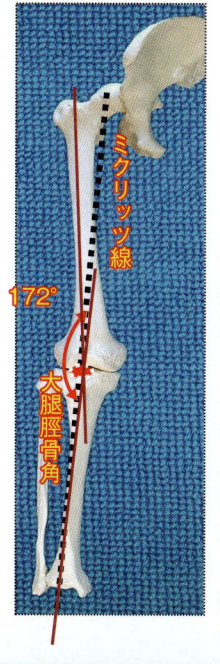

大腿脛骨角を赤色ラインで示す．一方で，ミクリッツ線を黒色点線で示している．ミクリッツ線は大腿骨頭中心と足関節中心を結んだライン（黒色点線）であり，下肢機能軸とも呼んでいる．膝蓋骨が正しく前方を向いた肢位でラインを引き内反・外反膝の評価に用いられる．例えば，内反膝ではミクリッツ線は膝関節の内側を，外反膝では外側を通過する．ミクリッツ線が膝関節中央を通過する時，大腿脛骨角（赤ライン）は172°（外反膝）と言われている．

■ 本課題の目的

下腿踵骨角は膝関節のアライメントに影響をおよぼすかどうかを学ぶ．

■ 解　説

下腿踵骨角は脛骨長軸と踵骨長軸のなす角（脛骨踵骨軸写角ともいう）をいい，水平面に対する踵骨の傾き，すなわち後足部でのアライメントを意味している．踵骨底面が内方に傾斜している場合は踵骨の内反（回外），外方に傾斜している場合は踵骨の外反（回内）と表現する．踵骨が内反している場合，足部は回外足となってニーアウト（Knee out）を生じ膝関節にlateral thrustを発生しやすくなる．これはF-T角の増加を意味しており，O脚様のアライメントを強める．

膝関節のアライメントを観察する他の方法として，ミクリッツ線（Mikulicz line）が用いられる．これは膝蓋骨が正面を向いた肢位で大腿骨頭中心と足関節中心を結んだ線を基準として調べるものであり，正常でミクリッツ線は膝中心のやや内側を通り内反膝傾向となる．膝中央を通過する場合の大腿脛骨角の目安は172°と言われており，内反膝でミクリッツ線は膝蓋骨の内側を，外反膝では外側を通過する．

膝関節

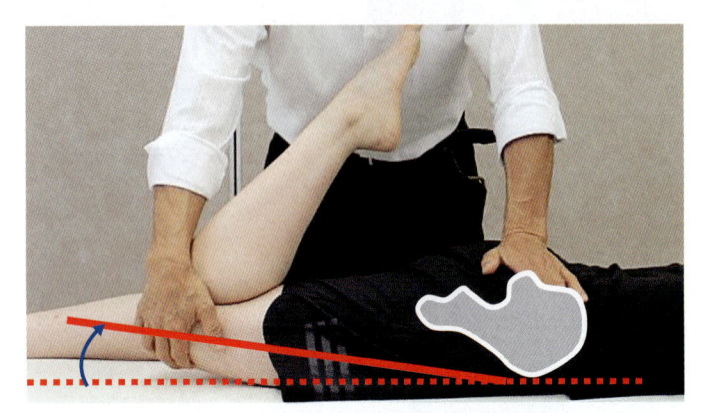

①腹臥位で股伸展角（青色矢印）を膝屈曲位で比較する.

補足説明 腹臥位の理由は，大腿直筋の短縮の影響が顕著にみられるからである.

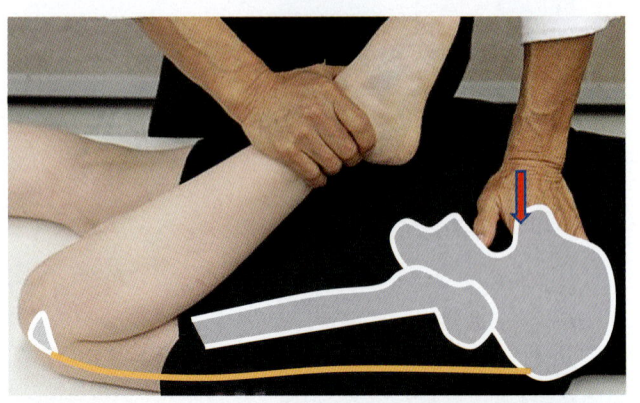

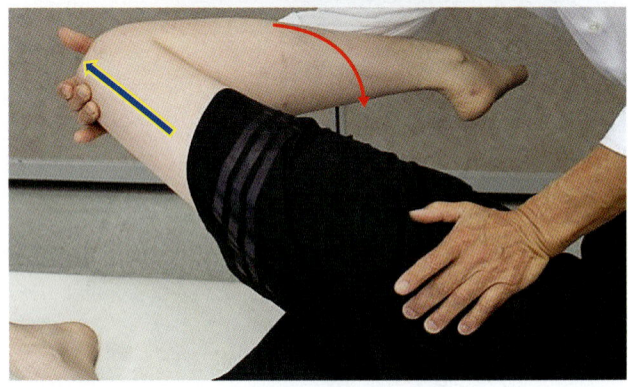

②可動範囲の少ない側の大腿直筋にストレッチを行う.

補足説明 大腿直筋のストレッチは，腹臥位（写真上），あるいは側臥位（写真下）が用いられる. 側臥位の場合，骨盤の前傾を止め膝関節を可及的屈曲位で股関節を約 20 秒間伸展させる. 数回，繰り返すと効果的である. 通常は骨盤の代償動作を避けるために腹臥位で行うことが多い.

ストレッチ後に，再度股伸展角を調べて改善がみられているかどうかを確認する.

■ 本課題の目的

大腿直筋のストレッチにより，膝屈曲位での股伸展角が増加するかどうかを学ぶ.

■ 解　説

大腿直筋は膝伸展と股屈曲に作用する 2 関節筋であり，短縮がなければ骨盤の代償なくして膝屈曲，または股伸展が全可動域で可能となる. 一方で短縮があると腰椎の伸展（前弯）と骨盤の前傾なくして股伸展は不可能となり，膝屈曲時に腰椎前弯と骨盤前傾を伴った代償動作が生じる.

参考資料
1) 石井慎一郎：下肢の変形性関節症の変形・拘縮と ADL. PT ジャーナル. 39（5）：447-457. 2005.
2) デイビット J. マギー著. 陶山哲夫, 他　監訳：運動器リハビリテーションの機能評価 II　原著第 4 版. pp 151-152, エルゼビア・ジャパン. 2006.
3) 武村啓住, 他：ラット膝関節 2 週間固定後の拘縮に対するストレッチが関節構成体に及ぼす病理組織学的影響. 理学療法学. 31（1）：76-85. 2004.

膝関節

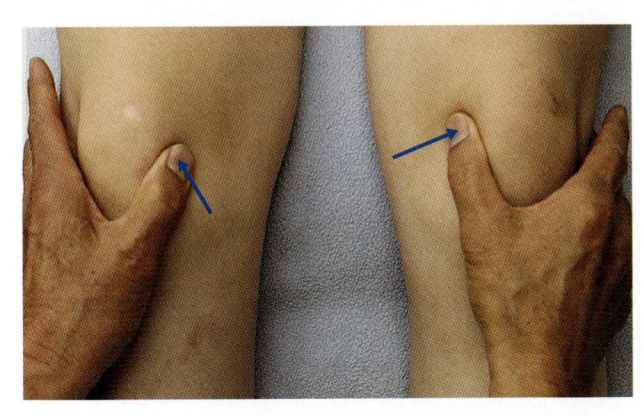

①仰臥位で膝蓋骨の動きと膝屈曲角を左右で比較する.
補足説明　膝軽度屈曲位で直接膝蓋骨を上下・左右・回旋方向に動かして左右を比較する.

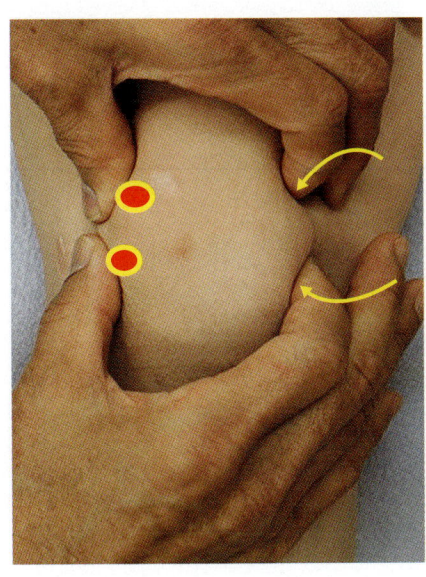

②動きの悪い側の膝蓋骨にアプローチを行う.
補足説明　アプローチは膝蓋骨の動きが悪い方向に加える. 手技はゆっくりと骨性衝突を起こさないように大腿骨関節面上を滑らせる.
　膝蓋骨へのアプローチ後に，再度膝蓋骨の動きと膝屈曲角を調べて改善がみられているかどうかを確認する.

■ 本課題の目的

膝蓋骨への適切なアプローチは膝関節の可動域を改善させるかどうかを学ぶ.

■ 解　説

　既に膝蓋骨の機能障害は膝関節の可動域に影響をおよぼすことを学んだ. 評価の一つに膝蓋骨圧迫テストがあり，仰臥位で膝蓋骨に圧迫を加えながら左右，上下，縦軸と横軸の回転を行うことで痛みの有無を調べる方法である. さらに，痛み以外に3方向の動きを左右で比較しながら靭帯の短縮の有無を調べ，制限方向が特定されれば膝蓋骨へのアプローチにより膝屈曲角の改善を図る. 手技の対象となる組織は，①膝蓋靭帯，②内側・外側膝蓋大腿靭帯，③内側・外側膝蓋支帯，④関節包，⑤膝蓋上包等，が挙げられる. 膝蓋上包は膝蓋骨と大腿骨間にあって関節包と交通しており，滑膜の一部が折り返されて線維が逆方向に滑ることで膝の動きは保障されている. ただし，膝蓋上包の癒着は予後が極めて悪いことから手技の対象になりにくいといえる（拘縮膝）.

参考資料
1) 岡徹，他：反復性膝蓋骨脱臼に対する内側膝蓋大腿靭帯再建術後の理学療法の経験―筋力強化と ROM 運動についての検討. PT ジャーナル. 43（12）：1067-1071，2009.
2) 宗田大：Anterior knee pain に対する保存治療. 整・災外. 53：1153-1160，2010.
3) 高原康弘，他：Anterior knee pain に対する外側支帯解離術. 整・災外. 53：1161-1166，2010.
4) 松本秀男：膝蓋大腿関節の解剖・機能解剖. MB Orthop. 13（1）：1-6，2000.

膝関節

補足課題　19　＜手技＞
＜課題：外側広筋のアプローチは膝蓋骨の動きを拡大させるか？＞

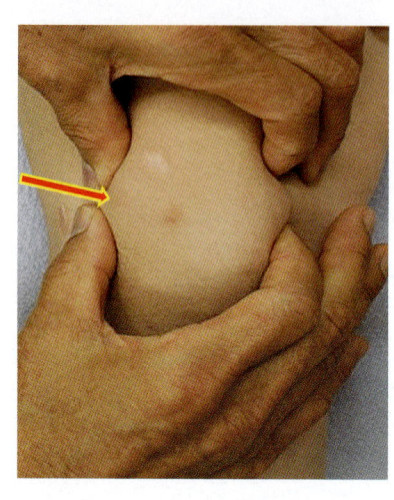

①外側広筋が緊張している側の膝蓋骨の動きを調べる.

補足説明　外側広筋の過緊張は膝蓋骨の内側への滑りを制限する.
外側広筋は大腿直筋と合して膝蓋骨外縁に線維を送り外側膝蓋支帯
となる. よって過緊張, あるいは短縮は膝蓋骨の内方への滑りを妨
げる. 外側広筋は腸脛靱帯や大腿二頭筋の線維とも結合しており,
いずれの過緊張（短縮）も外側広筋の緊張を高めることになる.

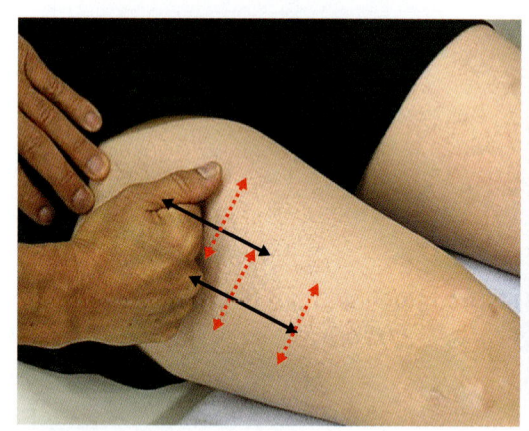

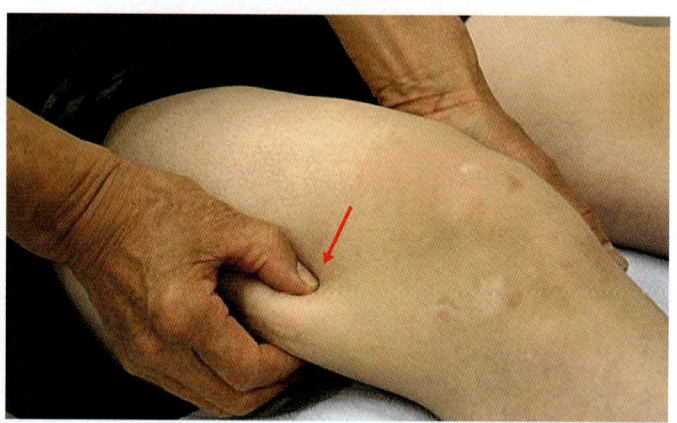

②外側広筋にアプローチを行う.

補足説明　外側広筋は大腿部外側にあって大腿筋膜に強固に包まれている. 大腿筋膜は筋間中隔となって区画として外
側広筋を完全に包み込む. よって, 皮膚上からの圧迫によって生じる痛みは筋膜の過緊張を意味している.
　アプローチとして, ①筋膜を上下に伸張する（写真左：黒色矢印）, ②バンド状に触れる腸脛靱帯をつまみ上げて引き
離す（写真右）, ③線維に直角方向に横断的伸張を加える（写真左：赤色点線矢印）等, が行われる.
　外側広筋へのアプローチ後に, 再度膝蓋骨の内側への滑りを調べ, 改善しているかどうかを確認する.

■ 本課題の目的

　外側広筋の作用の一つに膝蓋骨を外上方に牽引する役割がある. 筋の過緊張（短縮）へのアプローチは膝蓋骨の内方への
動きを改善させるかどうかを学ぶ.

■ 解　説

　外側広筋の過緊張は膝蓋骨を上外側に牽引させる. 外側広筋への筋膜伸張は一時的に膝蓋骨の内側への滑りを改善する.
また, 外側広筋の過緊張は膝屈曲時に膝蓋骨の下方滑りを制限しており, 膝屈曲制限に対しても外側広筋へのアプローチは
有効と考えられる.

参考資料
1）国分正一編集, 他：今日の整形外科治療指針　第6版. pp 747-748, 医学書院, 2010.
2）岡徹, 他：反復性膝蓋骨脱臼に対する内側膝蓋大腿靱帯再建術後の理学療法の経験―筋力強化と ROM 運動についての検討.
　　PT ジャーナル. 43（12）：1167-1171, 2009.
3）井上隆之, 他：ヒト関節拘縮病態の解剖学的観察, 解析方法の検討―解剖学実習体による検討―. 理学療法学. 38（3）：
　　173-179, 2011.

膝関節

補足課題　20　＜手技＞
＜課題：下腿踵骨角へのアプローチは膝関節のアライメントに影響をおよぼすか？＞

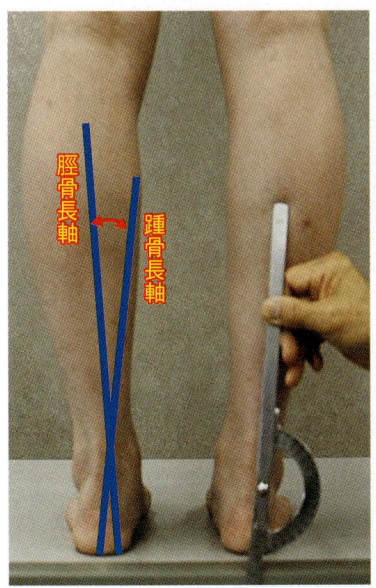 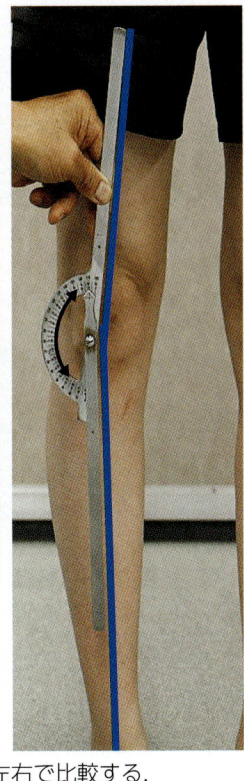

①立位で下腿踵骨角と大腿脛骨角を左右で比較する.
　補足説明　下腿踵骨角は脛骨踵骨軸写角ともいい，脛骨長軸と踵骨長軸とのなす角度をいう．これは脛骨長軸（負荷軸・荷重軸とも表現される）に対する踵骨の傾きをいい，後足部のアライメントの評価に用いられる．一方，大腿脛骨角は大腿骨軸と脛骨軸が外側でなす角（外側角）をいい，膝関節の内反・外反の評価に用いられる.

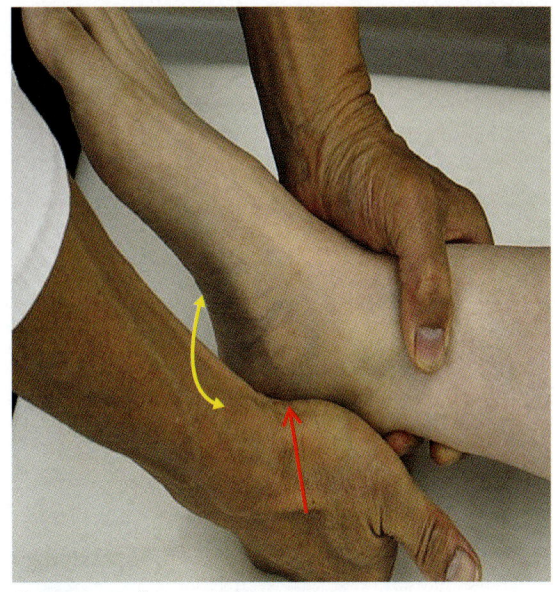

②踵骨にアプローチを行う.
　補足説明　踵骨が内反している場合，一方の手で下腿前面を固定，他方の手で踵骨を把持して外反方向に回転させるように動かす．この時，短縮している靱帯は伸張されて一時的にアライメントを改善させる．さらに，距踵関節に牽引を加えながら踵骨を外反方向に回転させるとより効果的である.

■ 本課題の目的
　下腿踵骨角へのアプローチは膝関節のアライメントを改善させるかどうかを学ぶ.

■ 解　説
　下腿踵骨角と膝関節のアライメント（大腿脛骨角）は相互に強い関連性をもつ．変形性膝関節症（内側型）の患者はO脚変形と内側関節面への偏った荷重，さらに筋力低下などの力学的影響を強く受けている．この例で距骨下関節（距踵関節）での踵骨の外反（回内）は制限されており，長期の場合は距骨下関節に拘縮が生じて踵骨の外反（回内）制限は固定化されて外側動揺（lateral thrust）をもたらす．距骨下関節の拘縮除去を目的に踵骨を外反方向にアプローチする．具体的には，踵骨の内反（回外）では，距骨下関節に対して踵骨を外反させて内側靱帯の伸張を行う．伸張を繰り返すことでアライメントは一時的に改善されるため，その後に踵骨を外反位でテーピングを行い，または足底板の挿入で歩行させるとよい.
　本課題は距骨下関節へのアプローチと大腿脛骨角への影響を学んだが，一方でO脚変形は中殿筋の弱化によっても発生することから中殿筋の強化を必要とする場合もある.

参考資料
1) 竹内良平，他：バイオメカニクスよりみた膝関節症の疼痛発生とメカニズム．MB Med Reha. 32：1-8，2003.
2) 藤井康成，他：下肢アライメントの評価における動的 Heel-Floor Angle の有用性．臨床スポーツ医学. 21(6)：687-692, 2004.
3) 藤井康成，他：Knee-in のメカニズムの解明—動的 Trendelenburg test を用いた骨盤機能評価と Knee-in との関係．臨床スポーツ医学. 21 (7)：827-831, 2004.
4) 紺野愼一：運動器の計測線・計測値ハンドブック. pp 446-447，南江堂. 2012.

正誤 （ 月 日/ ○・× ）	1回		2回		3回	
	月	日	月	日	月	日

本題の意義　＜評価＞

1. 筋腱にみられる圧痛は関節可動域に影響をおよぼす？
＜課題：腓腹筋内側頭の圧痛は足背屈角に影響をおよぼすか？＞

① 腓腹筋内側頭の圧痛を左右で比較する

⬇

② 膝伸展位で足背屈角を比較する

⬇

③ 腓腹筋内側頭の圧痛側は足背屈角が少なかった？

⬇

腓腹筋内側頭の圧痛は足背屈角に影響を与えていた？

Key words　　筋の圧痛　　関節可動域　　腓腹筋内側頭　　足背屈角

本課題は，必ずしも EBM に基づくものではなく，評価と手技の技術を深める目的で作成されています．

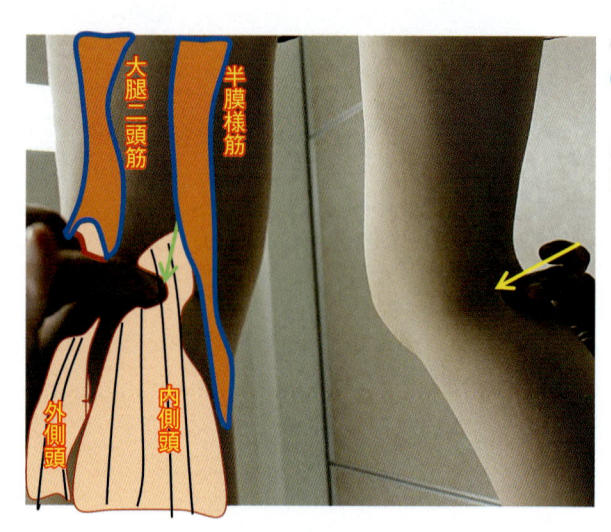

①腓腹筋内側頭起始部の圧痛を左右で比較する．

補足説明 腓腹筋内側頭起始部は膝窩部に指を当てて内側に滑らせると腱の膨隆を触れ，膨らみに指をおいて足関節を底・背屈させると筋収縮を感じることから位置を確認できる．圧痛と同時に腱肥厚の有無を左右で調べておく．

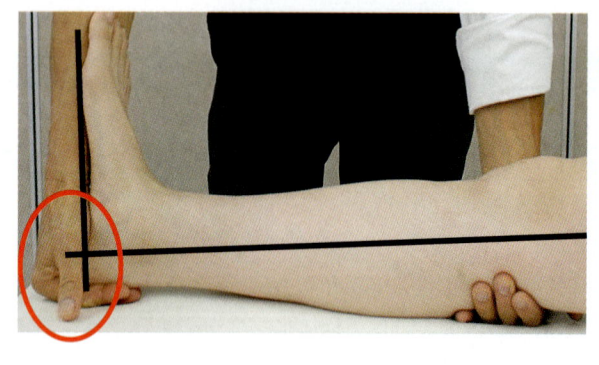

②膝伸展位で他動的背屈角を左右で比較する．

補足説明 腓腹筋は2関節筋であるため，膝伸展位での足背屈角を計測する．ちなみに，他動的背屈を行う際は踵に手掌を当てて前腕を足底に当てがい，踵を回転させながら前腕部を使って背屈する．手の当て方を○で示している．

参考資料
1) 中村耕三監修，他：整形外科クルズス改訂版4版．p 757，南江堂，2003.
2) 堀居昭：ふくらはぎにおける筋腱移行部の筋疲労と腓腹筋の肉ばなれのメカニズムと予防法について．Sportmedicine. 61：37-39，2004.
3) 越野裕太，他：足関節背屈可動域と方向転換動作時の足関節背屈・内反，足部方向角度との関係性．体力科学．61（5）：487-493，2012.

Point & Check up

① 腓腹筋内側頭への過負荷

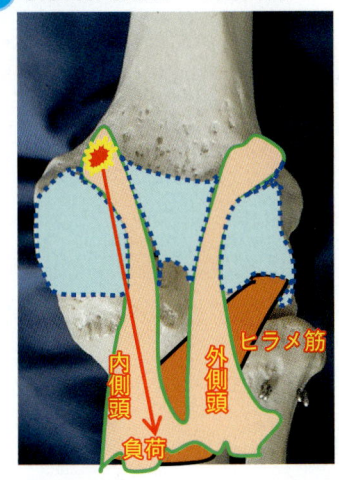

内側頭は内側顆の後上方から起始しており，一部の線維は関節包（青色点線）からおこる．ジャンプや着地時の急激な負荷を繰り返すことで強力な牽引力が働いて内側頭に痛みを発生させる．また，着地時に生じる遠心性収縮は腓腹筋内側頭筋腱移行部に過剰な負荷をもたらして"肉ばなれ"を生じさせる（テニスレッグ）．さらに，Knee in-Toe out での荷重は内側頭に伸張刺激を加えて（赤色矢印）痛みを発生させることになる．

② 内側頭の圧迫

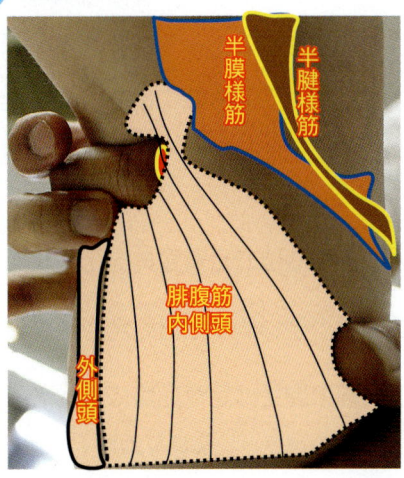

腓腹筋内側頭への直圧（圧迫）を行う際に内側頭の正しい触知が必要となる．膝窩部に指を挿入して膝窩部から内側顆の方向に押し込んでいくと筋性の丸い塊を触れる．指先で押すと硬く圧痛を訴えることが多い．足関節の底・背屈により筋収縮を触れることで判断できる．この部位を指先（中指が使いやすい）で5～6秒間圧迫（直圧）を数回繰り返す．また，直圧しながら足底屈・背屈運動を行わせるとより効果的である．

③ 腓腹筋内側頭と半膜様筋

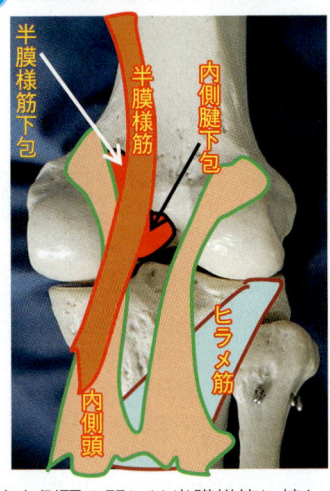

半膜様筋腱と腓腹筋内側頭の間には半膜様筋に接して半膜様筋下包が存在しており，腓腹筋内側頭直下の内側腱下包間と流通している（写真赤色）．
よって，内側頭と半膜様筋腱はお互いに滑液包を介して影響をおよぼすことが理解できる．筋の過緊張と外部刺激の介入は滑液包炎を発症させて両筋に圧痛と筋力低下をもたらす．腓腹筋内側頭や内側ハムストリングスのストレッチは予防策としても効果がある．

④ 足関節の肢位と内側頭の触知

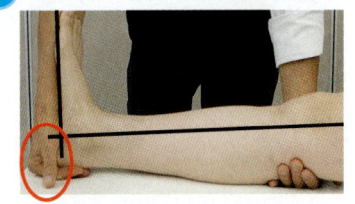

軸心：外果の1.5 cm下

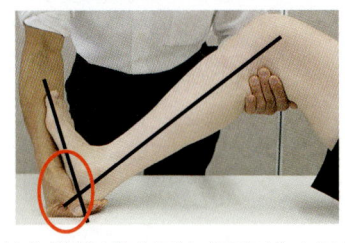

腓腹筋内側頭は膝伸展位（写真上）と屈曲位（写真下）で触った感じが異なる．膝伸展時は内側頭が伸張されて緊張した膨隆として触れ，一方，屈曲時は筋が弛緩するため比較的緩い塊として感じ取れる．肢位を変えて調べることで内側頭の触知は確実となる．

■ 本課題の目的

腓腹筋内側頭の圧痛は筋疲労や過緊張，または短縮によって生じやすく，足背屈角を減少させるかどうかを学ぶ．

■ 解　説

アキレス腱を含めた腓腹筋の短縮，あるいは腓腹筋起始部，筋腱移行部，アキレス腱自体にみられる圧痛は足関節に背屈制限をもたらす．腓腹筋内側頭起始部は膝窩部内側に圧痛を伴って触れることができ，圧痛は腓腹筋への過負荷と過緊張，筋疲労によって生じ，足背屈制限をもたらす．下腿に頻発する"肉ばなれ"は腓腹筋の急激な遠心性収縮が原因で発生し多くは足背屈時にみられる．腓腹筋の内側頭は外側頭より発達していて荷重負荷が大きいことを示している．また，Knee in-Toe out 時の過負荷は内側頭筋腱移行部に痛みを発生させ，オーバートレーニングや強いキックの繰り返しは内側頭を中心とした筋腱移行部に断裂をもたらす（テニスレッグ）．腓腹筋内側頭への直圧刺激，またはストレッチは足背屈制限の改善が期待できる．内側頭への直圧は背臥位で膝軽度屈曲位で行い，さらに足関節を背底屈させながら直圧を加えると効果的である．また，ストレッチ法は踵骨に外反（回内足）を加えながら足関節に背屈強制を行う．

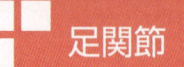
正誤 （月 日/ ○・×）	1回		2回		3回	
	月 日		月 日		月 日	

本題の意義　＜評価＞

2. 腱の硬さは関節可動域に影響をおよぼすか？
＜課題：アキレス腱の硬さは足背屈角に影響をおよぼすか？＞

① アキレス腱の硬さを左右で比較する

② 膝伸展位と屈曲位で足背屈角を比較する

③ アキレス腱の硬い側は足背屈角が減少していた？

アキレス腱の硬さは足背屈角に影響を与えていた？

Key words　腱の硬さ　　関節可動域　　アキレス腱（踵骨腱）　　足背屈角

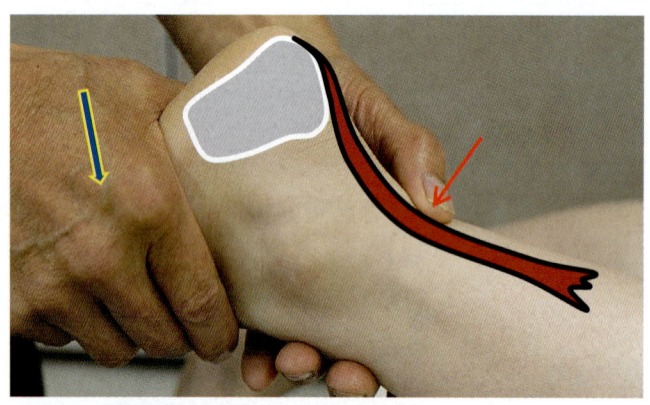

①アキレス腱の硬さを左右で比較する.

補足説明 アキレス腱の硬さは弦の張り具合を調べるように腱の直上から，左右から押し込んで硬さと粘弾性を比較する.
　足関節を他動的に背屈・底屈位とした時の硬さも併せて調べる.

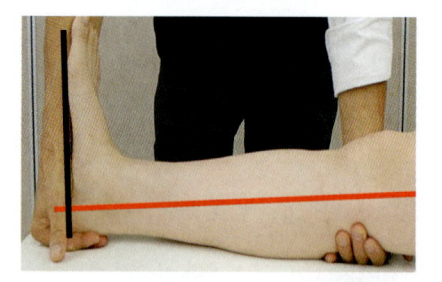

軸心：外果の1.5 cm下

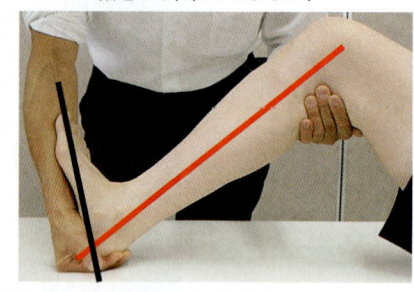

②足背屈角を膝伸展・屈曲位の両方で左右を比較する.

補足説明 計測は自動，他動のどちらでもよい.
　写真は内側からみているが，足背屈角の軸心は外果の約1.5 cm下で第5中足骨長軸（黒色ライン）と腓骨長軸に平行なライン（赤色ライン）のなす角度とする.
　注意点は，背屈時に足部が回外しないように心掛ける. 回外は第5中足骨ラインが下がって正確な値が得られないからである. ちなみに，膝伸展位での背屈角は腓腹筋の影響を受けており，屈曲位はヒラメ筋の影響を受けることになる. 両者間で腱の硬さに違いがでるかどうかを確認する.

参考資料
1) 越野裕太, 他：足関節背屈可動域と方向転換動作時の足関節背屈・内反, 足部方向角度との関係性. 体力科学. 61 (5)：487-493, 2012.
2) 野口昌彦：アキレス腱障害の診断と治療. 整・災外. 53：1481-1488, 2010.
3) 堀居昭：アキレス腱炎のメカニズムと予防法について. sportsmedicine. 63：37-39, 2004.
4) 小川宗宏, 他：足関節と足部のスポーツ障害とメディカルチェックのポイント. 整・災外. 53：1609-1613, 2010.
5) 竹井仁：ストレッチング＋αの重要性. 理学療法. 27：2010.

Point & Check up

① アキレス腱の役割

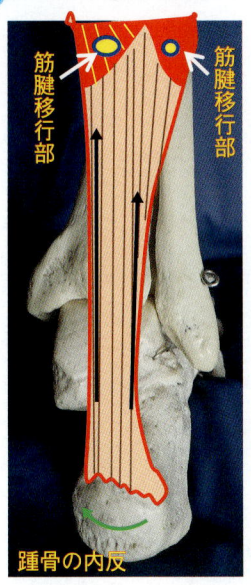

筋腱移行部
筋腱移行部
踵骨の内反

腓腹筋内側・外側頭とヒラメ筋で構成されるアキレス腱（踵骨腱）は後踵骨滑液包を介して踵骨に付く．筋腱移行部における負荷は内側頭で大きく，肉離れの好発部位となる．

踵骨の内反は外側頭に，外反は内側頭にストレスをもたらし，例えば内側に過緊張，または短縮があると踵骨は内反傾向が強まって足背屈角は制限される（❸参照）．一方で，外側の過緊張は外反（＝回内）を強めて回内足となるが，足背屈の制限は受けにくくなる．

足関節は関節面の形態から踵骨内反時にインピンジメントを来たしやすくなる（❸参照）．

② 踵骨の傾きとアキレス腱への影響

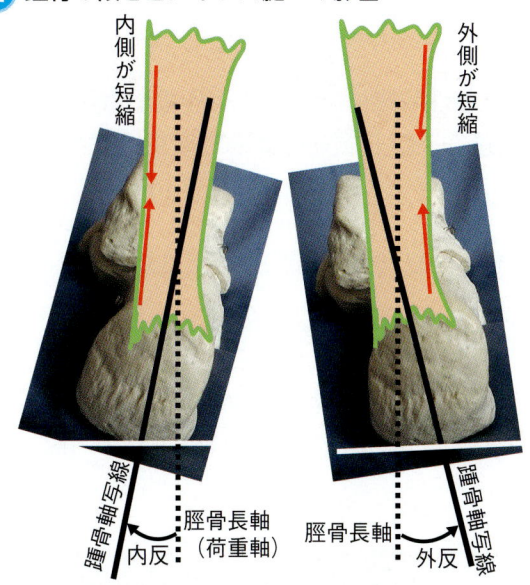

内側が短縮
外側が短縮
踵骨軸写線
脛骨長軸（荷重軸）
内反
脛骨長軸
外反
踵骨軸写線

アキレス腱は内側と外側で硬さに違いがみられる．踵骨内反位（写真左）でアキレス腱内側に短縮傾向が強く，足背屈角に制限が出やすくなる．一方で，踵骨外反位（写真右）は腱外側に短縮がみられて Knee in-Toe out をもたらし，腓腹筋内側頭に過剰な負荷が加わって膝窩部痛の原因となる．

③ 踵骨の肢位と足背屈角

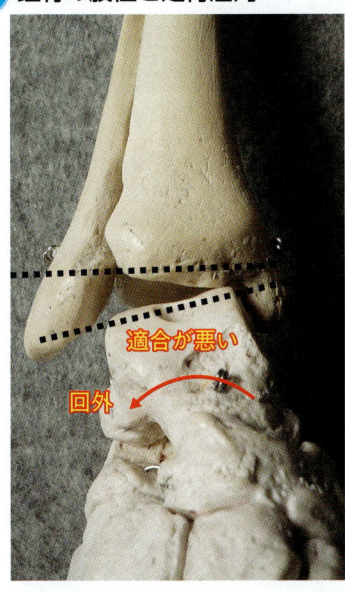
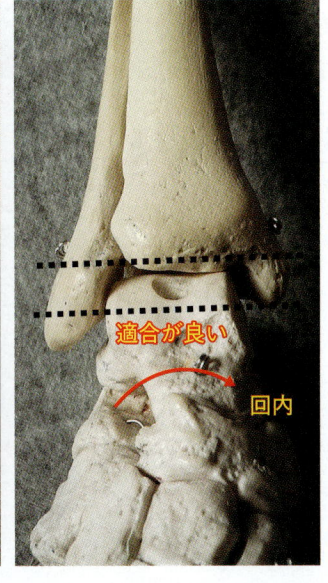

適合が悪い
回外
適合が良い
回内

アキレス腱の内側が硬い（短縮している）場合，踵骨は内反位（回外：写真左）となって距腿関節面の適合は悪くなり，足背屈角は制限される．一方で，踵骨が外反位（回内：写真右）では距腿関節の適合性が改善されて足背屈角は確保される．

■ **本課題の目的**

アキレス腱が硬い（短縮）と足背屈角は低下するかどうかを学ぶ．

■ **解　説**

　下肢の損傷後に足背屈角が低下することを経験する．例えば，キャスト固定後には必ず足背屈制限が認められる．背屈制限因子として，①関節包の短縮，②筋・筋膜・腱の伸張性低下等，が挙げられ筋・筋膜・腱への対応が必須となる．この場合，アキレス腱の硬さや短縮を調べる上でのポイントは，腱全長を等しく対象とするのではなく限局した部位に硬さが存在するかどうかを確認することである．また，アキレス腱へのストレッチ以外に限局部位に直圧を加え，限局部位の内側から外側，または外側から内側に横断的に伸張させることである．

　まとめると，手技は，①下腿三頭筋全体のストレッチ（前述），②ヒラメ筋単独のストレッチ，③腱上から限局部位に直圧を加える，④筋を収縮させた状態で他動的にストレッチ（遠心性収縮）を行って"腱のストレッチ"を行う等，が挙げられる．

本題の意義　＜手技＞

3.　遠心性収縮は腱の修復（圧痛の軽減）に影響をおよぼすか？

＜課題：下腿三頭筋の遠心性収縮はアキレス腱の圧痛を改善させるか？＞

① アキレス腱上の圧痛を左右で比較する

② 圧痛の強い側の下腿三頭筋に他動的に遠心性収縮を 5 回行う

③ アキレス腱上の圧痛が改善された？

　下腿三頭筋の他動的な遠心性収縮はアキレス腱の圧痛を改善させた？

Key words　　遠心性収縮　　アキレス腱　　圧痛

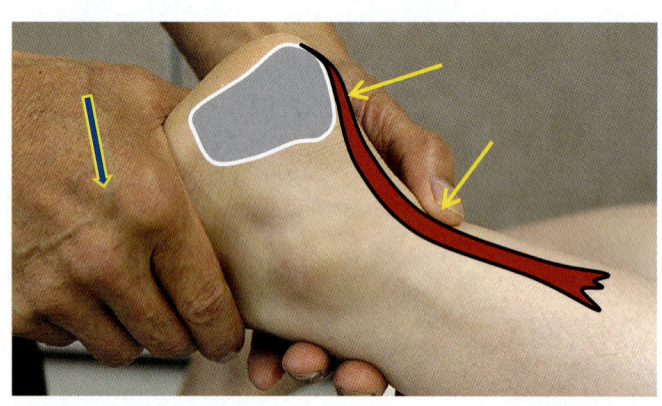

①アキレス腱上の圧痛を左右で比較する.

補足説明 腱上の圧痛は腹臥位で力を抜かせて腱の直上，腱の内側・外側，踵骨縁を調べる．さらに，足関節の他動的底屈位，または背屈位で調べる．腱上を直に指を滑らせながら押し込むと分かりやすい.

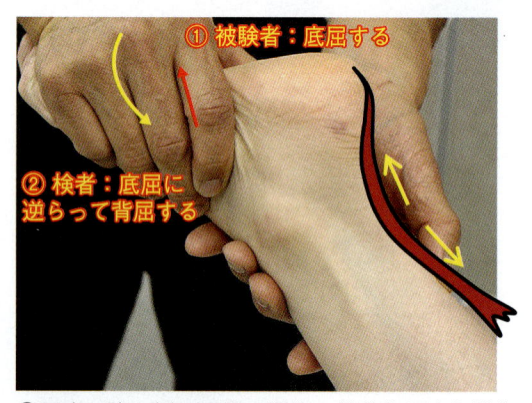

②圧痛の強い側の下腿三頭筋に他動的な遠心性収縮を 5 回繰り返す.

補足説明 膝屈曲位と伸展位でそれぞれに 5 回遠心性収縮を行う．膝屈曲時はヒラメ筋腱を，伸展位は腓腹筋を含めた下腿三頭筋を対象とする.

　アキレス腱に対する他動的遠心性収縮は，被験者に中程度の力で足関節底屈を行わせ，検者はそれに抗してわずかな痛みの範囲内で足関節をゆっくりと背屈する．被験者の底屈力（赤色矢印）に対して検者はそれ以上の力をもって背屈し（黄色カーブ矢印）遠心性収縮を引き出す．膝関節の肢位を変えて行うと効果的である.

参考資料

1）渡邊晃久，他：下腿三頭筋の遠心性運動が奏功した慢性アキレス腱炎の 1 症例：競技レベルの高い柔道選手の 1 症例．PT ジャーナル．44（2）：163-166，2010.

2）山田泰士，他：繰り返し引っ張り刺激による靭帯損傷の修復過程における再刺激の影響．日整会誌．73：S 1845，1999.

Point & Check up

① アキレス腱の圧痛部位

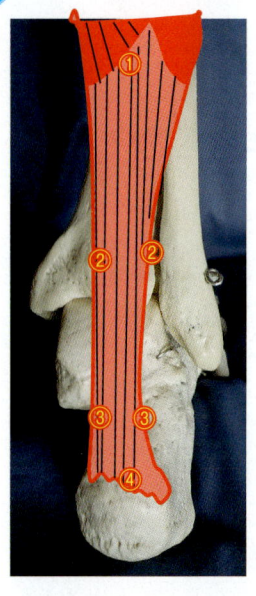

　アキレス腱の圧痛は多く見られており，①筋腱移行部の内側頭より，②腱の中央内側・外側部，③腱付着部の内側・外側部，④踵骨への付着部等，が代表的である．他に滑液包炎の好発部位として腱付着部で腱直下の後踵骨滑液包と腱表層の後部踵骨滑液包が挙げられる．

② 下腿三頭筋とアキレス腱

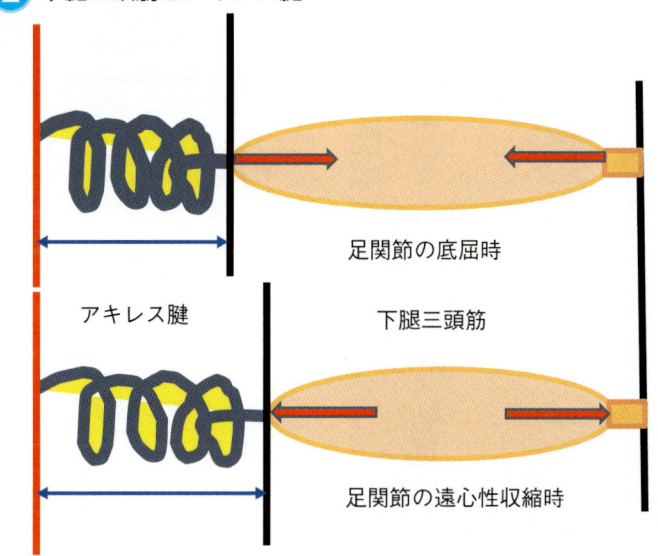

足関節の底屈時

アキレス腱　　　下腿三頭筋

足関節の遠心性収縮時

　筋収縮時に腱はスプリングの役割をもつ（図上・下）．遠心性収縮は筋収縮状態で他動的伸張が強制的に加えられた状態を指している．すなわち，腱自体に他動的伸張（腱のストレッチ）が加わっている（図下）ことになる．腱の修復に膠原線維の正常化（膠原線維の蛇行の修復と線維の増加）が必要であり，まさに他動的遠心性収縮が適していると言える．

■ 本課題の目的

　アキレス腱の慢性痛に対する他動的な遠心性収縮は圧痛を軽減できるかどうかを学ぶ．

■ 解　説

　腱の痛みは，①炎症が主体の初期症状，②変性を主体とした難治性の腱炎等，が考えられる．前者は安静固定で治癒するが，後者は症状の寛解が得られにくい場合が多い．既に腱に変性があるケースに前者の固定は意味がなく，かえって症状の悪化をもたらす可能性が高い．後者のケースにおいて，腱に対する他動的遠心性収縮が修復を早めることが分かっており，例えば，"難治性アキレス腱炎"の病態は炎症症状よりも膠原線維の蛇行や微細断裂（minor tear）が主であり，膠原線維の増加に伴う架橋形成が必要となる．他動的遠心性収縮は膠原線維を増加させることから難治性腱炎に適していると言える．抵抗に抗した遠心性収縮の誘発は運動方向と逆方向に抵抗を加えるが，その抵抗は痛みを少し感じる程度が良く負荷強度の目安とされている．この方法は，腱鞘炎やテニス肘等にも応用されている．山田らは受傷早期の腱炎に対する負荷は禁忌であり，少なくとも受傷6週以降を推奨している．

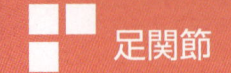
正誤 （月 日/ ○・×）	1回	2回	3回
	月　日	月　日	月　日

本題の意義　＜評価＞

4. 外在筋の筋力は内側アーチに影響をおよぼす？
＜課題：後脛骨筋，長腓骨筋の筋力は内側アーチ高に影響をおよぼすか？＞

① 後脛骨筋と長腓骨筋の筋力を左右で比較する

② 内側アーチ高（舟状骨高）を比較する

③ 筋力の強い側はアーチ高が高かった？

後脛骨筋・長腓骨筋の筋力は内側アーチ高に関わっていた？

Key words 外在筋　　張力　　後脛骨筋　　長腓骨筋　　アーチ高（舟状骨高）

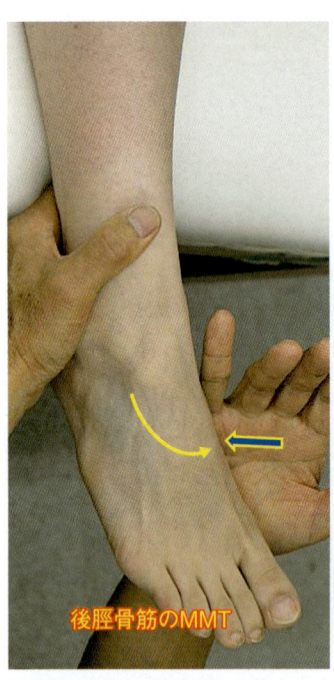
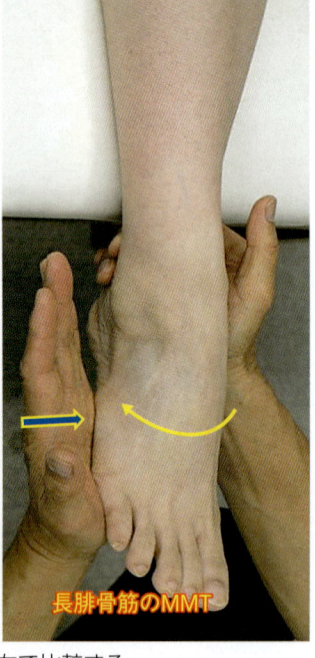

後脛骨筋のMMT　　長腓骨筋のMMT

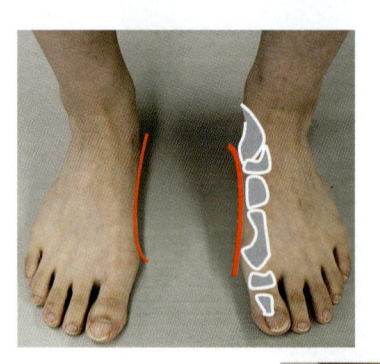

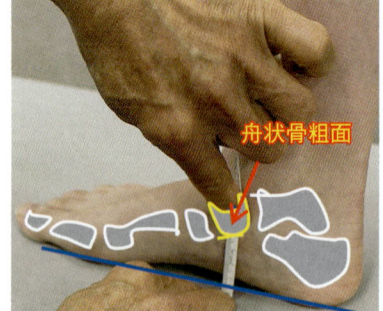

舟状骨粗面

①後脛骨筋と長腓骨筋の筋力を左右で比較する.

補足説明　前者は足底屈位からの内反，後者は足底屈位からの外反に作用する. この動きの逆方向に抵抗を加えてそれぞれに左右の筋力を比較する.

②アーチ高（舟状骨高）を左右で比較する.

補足説明　アーチ高の評価には舟状骨高，または，アーチ高率（舟状骨高率）を用いる. 舟状骨高は床から舟状骨下端部（文献によっては舟状骨粗面）までの距離とする. 他方，アーチ高率は舟状骨高を足長（指尖端から踵骨まで）で割った比となる.

参考資料
1) 清水新悟, 他：変形性膝関節症の後足部回内外に対する足底板療法の検討. PTジャーナル. 42（9）：763-768, 2008.
2) 小川宗宏, 他：足関節と足部のスポーツ障害とメディカルチェックのポイント. 整・災外. 53：1609-1613, 2010.

Point & Check up

❶ 内側縦アーチの高さ（アーチ高①）

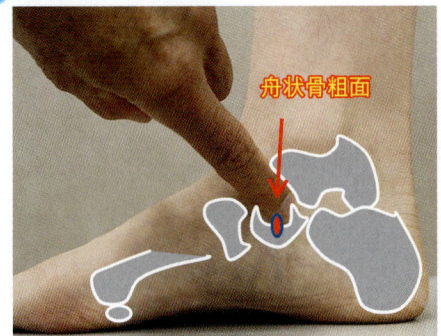
舟状骨粗面

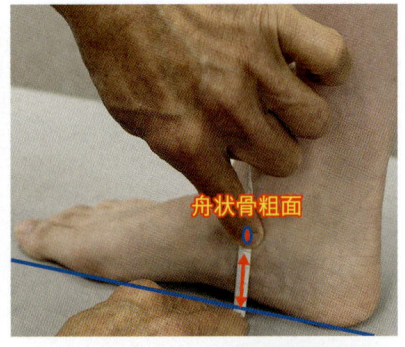
舟状骨粗面

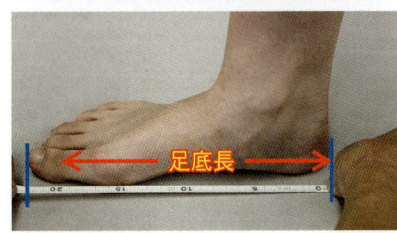
足底長

　内側縦アーチ（第一中足骨頭（種子骨）から踵骨間のカーブ）の高さは舟状骨粗面（写真：左）を基準とする（アーチ高；舟状骨高）．

　一方でアーチ高率は床から舟状骨粗面の距離（写真：右上）と足底長（写真：右下）の比を求める．

❷ 内側縦アーチの高さ（アーチ高②）

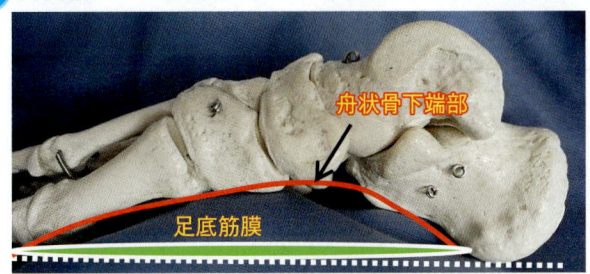
舟状骨下端部
足底筋膜

　内側縦アーチは第一中足骨頭（種子骨）から踵骨間でつくられるカーブをいう．床から舟状骨下端部（文献によっては舟状骨粗面）までの高さはアーチの高さをみる基準となる（アーチ高；舟状骨高）．足底アーチの保持は筋肉以外に足底筋膜（足底腱膜：緑色）が重要な役割を果たしており，他にバネ靱帯（底側踵舟靱帯），長・短足底靱帯などが関与している．

❸ 足底アーチと筋

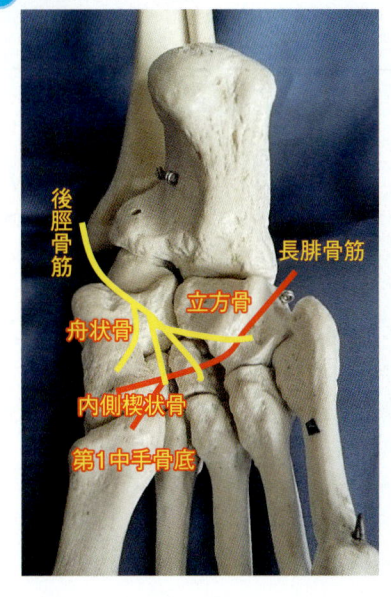
後脛骨筋
長腓骨筋
立方骨
舟状骨
内側楔状骨
第1中手骨底

　足底アーチは骨構成体によるブロックの高さと筋力・靱帯の強度に影響される．特に，アーチ構成に関わる外在筋には後脛骨筋と長腓骨筋があり，内在筋として足底筋膜が挙げられる．後脛骨筋と長腓骨筋は足底を互いに横断しながら交叉しており，内側・外側からアーチを締め付けるように作用してアーチを高めている．筋力低下は動的スタビライザーとしての役割を弱めてアーチ高は次第に低下する．

■ 本課題の目的

　長腓骨筋と後脛骨筋の筋力はアーチ高に影響をおよぼすかどうかを学ぶ．

■ 解　説

　足底アーチ（縦のアーチ）は骨構造と靱帯・筋力の強度に影響され，すなわち，静的要因と動的要因の両者の影響を受けている．アライメントに直結する静的要因としてのもともとの骨構造の高さが挙げられるがこの改善は手技の対象とならず，足底板などの二次的手段が応用される．一方で，静的要因としての靱帯や動的要因である筋力は運動等の強化によって改善が期待できる．足底縦アーチに関わる代表的な筋に長腓骨筋と後脛骨筋があるが，前者は立方骨外側（長腓骨筋腱溝）から足底を横断して第一中足骨底と第一楔状骨に，後者は内果溝から足部内側に入り足底で舟状骨・第1〜3楔状骨・第1〜3中足骨底に停止する．いずれも足底の外側・内側から横断して足部を締め付けるベクトルが働き，アーチ高を強めている．両筋の筋力低下はアーチ高の維持を不可能とする．

　ちなみに，アーチ高は舟状骨高から判断するが，これは床から舟状骨下端部（文献によっては舟状骨粗面）までの距離を評価する．さらに詳細な評価にアーチ高率があり，舟状骨高（ここでは舟状骨下端部）/足長の比を用いる．アーチ高率が0.14以下を回内，0.14より高い値を回外としており，例えば，アーチ高率が0.14とは足長が25.0 cm，舟状骨高は3.5 cmに相当する．

正誤 （ 月 日/ ○・× ）	1回		2回		3回	
	月 日		月 日		月 日	

本題の意義 ＜評価＞

5. 下腿踵骨角は内側アーチ高に影響する？

＜課題：下腿踵骨角は内側アーチ高に影響をおよぼすか？＞

① 下腿踵骨角を左右で比較する

② 足底アーチの高さを比較する

③ 下腿踵骨角は内側アーチ高に影響していた？

下腿踵骨角は内側アーチ高に影響を与えていた？

Key words 下腿踵骨角　アーチ高

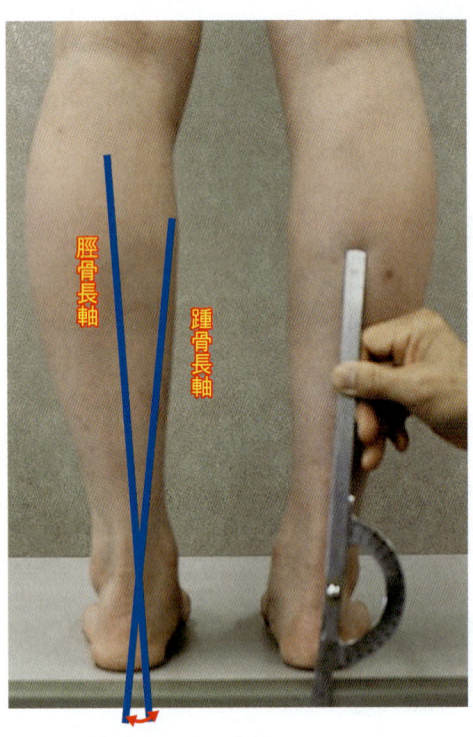

①下腿踵骨角を左右で比較する

補足説明 下腿踵骨角（leg-heel angle）は距骨下関節のアライメントを示す．具体的には脛骨長軸（荷重軸）と踵骨長軸（踵骨軸写軸）のなす角度を後方から見たものといえる．下腿踵骨角は後足部のアライメントを意味する以外に下肢のアライメントを考える上で必要となり，正常で約5°の外反となっている．

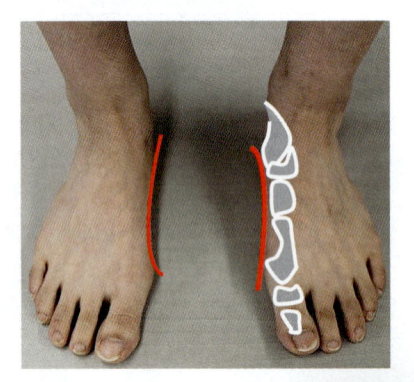
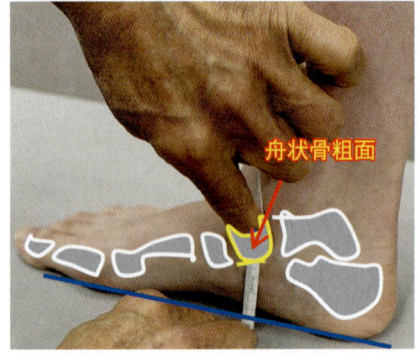

②足底アーチの高さを左右で比較する．

補足説明 アーチ高は床から舟状骨下端部（文献によっては舟状骨粗面）までの距離をいう．一方で，アーチ高率（アーチ高を足長で割った比）を用いることもある．

参考資料
1）壇順司：足関節の機能解剖—人体解剖から紐解く足関節の機能—．理学療法学．40（4）：326-330，2013．
2）渡曾公治：中足骨の過回内．Sportsmedicine. 134：37-39，2011．
3）清水新悟，他：変形性膝関節症の後足部回内外に対する足底板療法の検討．PTジャーナル．42（9）：463-468，2008．
4）小川宗宏，他：足関節と足部のスポーツ障害とメディカルチェックのポイント．整・災外．53：1609-1613，2010．
5）紺野慎一：運動器の計測線・計測値ハンドブック．pp 446-447．南江堂．2012．

Point & Check up

① 下腿踵骨角

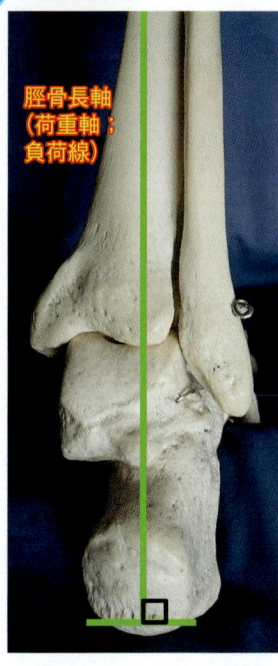

脛骨長軸
（荷重軸：
負荷線）

　下肢の荷重軸（負荷線）は踵骨を通って床に達する（緑色ライン）．荷重軸（脛骨長軸）と踵骨長軸のなす角度を下腿踵骨角と呼んでいる．この角度は脛骨長軸と踵骨軸写における長軸とのなす角度であり，脛骨踵骨軸写角と表現されている．一方で，距骨下関節における踵骨の傾きは荷重軸のアライメントを変えることになり，足部で生じるアライメントは膝・股関節を介して骨盤，腰椎にまで影響をおよぼす．

② 踵骨の傾きとアーチ高の違い

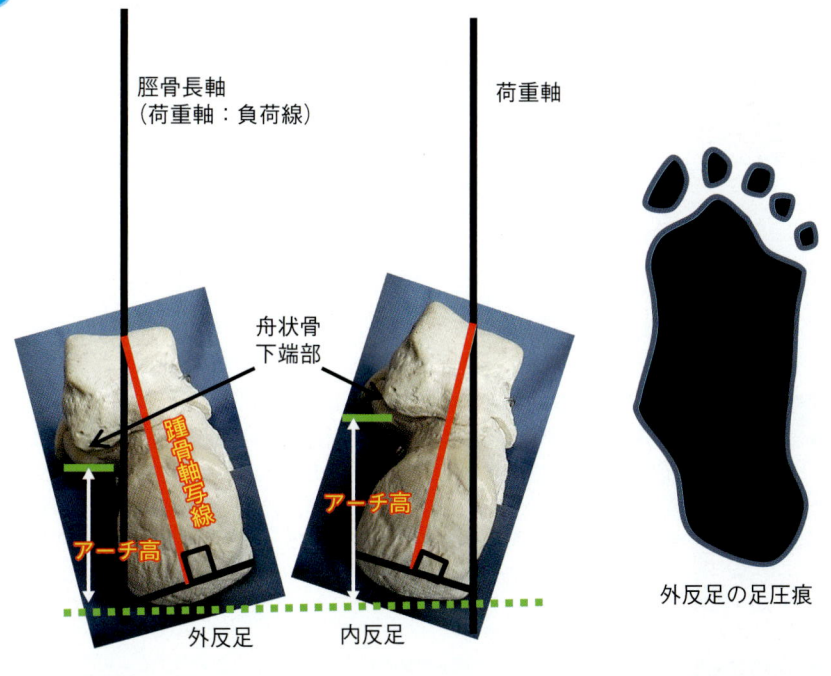

脛骨長軸
（荷重軸：負荷線）

荷重軸

舟状骨
下端部

踵骨軸写線

アーチ高

アーチ高

外反足　　内反足

外反足の足圧痕

　踵骨の傾き（外反：写真左・内反：写真中央）は床から舟状骨下端部までの距離（アーチ高）に影響する．外反足でアーチ高は低くなり（写真左），外反扁平足となって立位時の足圧痕は幅広く描かれる（写真右）．

■ 本課題の目的

　下腿踵骨角はアーチ高に影響を与えるかどうかを学ぶ．

■ 解　説

　下腿踵骨角は荷重軸（脛骨長軸）と踵骨長軸のなす角度を後方から見たものである（正常で約5°外反）．踵骨の内反（回外），あるいは外反（回内）は荷重時における距骨下関節の傾きを示しており，結果的に足底縦アーチの高さ（アーチ高）に影響をおよぼす．さらに，下肢全体のアライメントにも影響をおよぼす．

　一般的に，母指球に力を入れると膝は内側に向かい（Knee in toe out）踵骨は外反（回内位）する．この時，前足部は回内して扁平足となりアーチ高は低下する．しかし，回外足でもアーチ高の低下が見られる場合があることから踵骨が床面に対してどのように接しているかがポイントとなる．一般論として，アーチ高の低下は下肢全体のアライメントに影響をおよぼし，その影響は骨盤，腰椎から体幹のカーブ（側弯）にまでおよぶ．よって，アーチ高は足部だけの問題ではなく，下肢と体幹を含めたトータルな位置づけが必要となる．

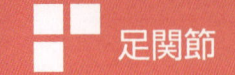

正誤 (月 日/ ○・×)	1 回		2 回		3 回	
	月	日	月	日	月	日

本題の意義　＜手技＞

6.　距骨の位置は足背屈角に影響をおよぼす（1）？

＜課題：距骨へのアプローチは足背屈角を改善するか？＞

① 仰臥位で膝軽度屈曲位とし，足背屈角を調べる

② 仰臥位で距骨を後方に滑らせる

③ アプローチ後，足背屈角は改善された？

　距骨の位置は足背屈角に影響を与えていた？

Key words　距骨　足背屈角　アプローチ

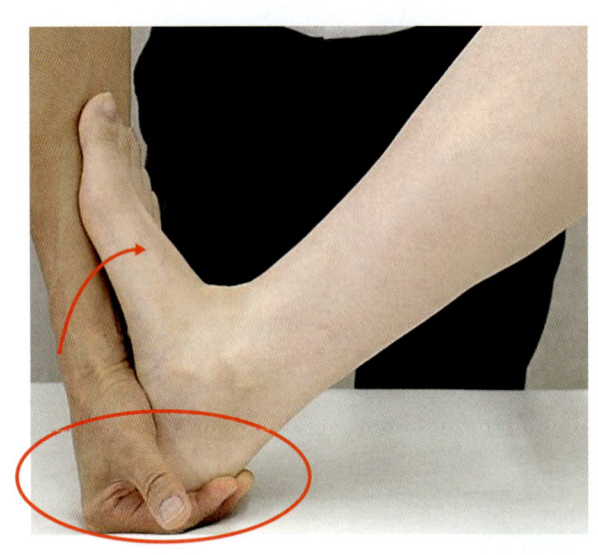

①仰臥位で膝軽度屈曲位として足背屈角を調べる.
補足説明 膝軽度屈曲位とするのは腓腹筋の影響を避けるためである. 足の他動的背屈は，①踵骨を手掌で包みこみ前腕を足底にあてて手掌部で踵骨を回転させる，②前腕を足底部に当て前腕部で足底を押し上げながら背屈する，をポイントとする. 特に，①前足部のみを把持して背屈しないこと（前足部の反り背屈を代償するため），②足部を回外して背屈しないこと（第5中足骨のラインが下がって正しい角度が得られにくいため）等，の注意が必要となる.

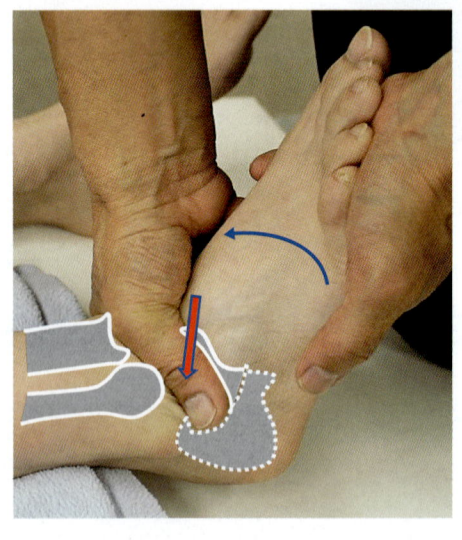

②仰臥位で足背屈と同時に距骨を後方に滑らせる.
補足説明 足背屈時に距骨は関節窩（天蓋）に対して後方に滑っている. 距骨は脛骨下端のライン (mortise) の直下に触れることができるため，距骨体に母指と示指間を当て（写真右手），足背屈と同時に（青色矢印）距骨を関節窩に押し込むこと（赤色矢印）. 押し込む時に距骨が後方に移動するのが確認できる.

参考資料
　1）淵岡聡，他：膝・足関節に対するスポーツ理学療法. PT ジャーナル. 38（2）：131-141，2004.
　2）中宿伸哉：足関節における可動域改善の考え方とその方法. Sportsmedicine. 133：32-39，2011.
　3）越野裕太，他：足関節背屈可動域と方向転換動作時の足関節背屈・内反，足部方向角度との関係性. 体力科学. 61（5）：487-493，2012.

Point & Check up

❶ 距骨の動きと前距腓靱帯

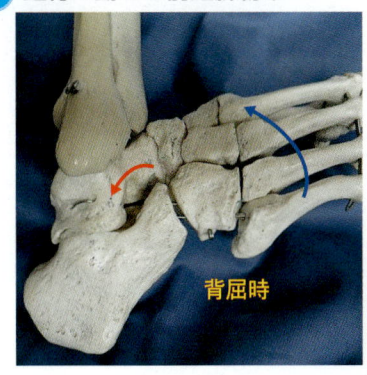

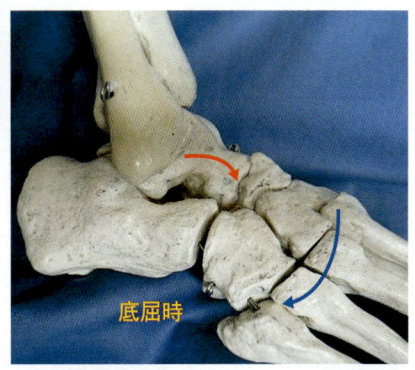

足背屈時，距骨は後方に滑り（写真上），底屈時は前方（写真下）に戻る．
足底屈時，前距腓靱帯は距骨の前方滑りを制動しており，足関節の安定性を
確保する役割を担う．

❷ 足関節背屈時の距骨の動き

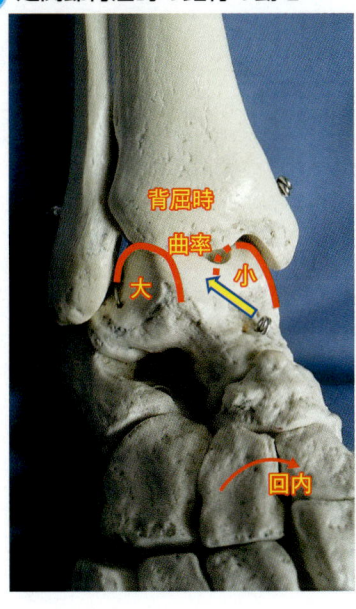

足背屈時，距骨は後方に滑る（黄色矢印）．
距骨体関節面の凸カーブは内側と外側カーブ
があってその曲率は異なっており，内側カー
ブの曲率が小さいことから背屈時に足部は回
内（外反）する．足部の回内は関節間の適合
性を高めることから背屈角は正常化される．

■ 本課題の目的

　足背屈時，距骨を後方に滑らせることで足背屈角が拡大するかどうかを学ぶ．

■ 解　説

　足関節の背屈制限にはいくつかの原因が考えられる．その一つに距骨の後方滑り障害がある．足背屈時に距骨は関節
（mortise）に対して後方への滑りが生じている．例えば，前距腓靱帯断裂時の固定肢位を底屈位とした場合，前距腓靱帯は
緩んで治癒するため距骨の後方滑りが障害されて背屈制限を生じる．すなわち，距骨は前方に留まったまま治癒したことに
なる．対応策として，距骨の後方への滑りを確保することであり，さらに距骨を後方に押し込んで背屈位でテープ固定を行
い背屈運動や歩行を行わせるとよい．長腓骨筋の筋力強化も併せて行う必要がある．

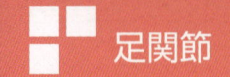
正誤 (月 日/ ○・×)	1回 月　日	2回 月　日	3回 月　日

本題の意義　＜手技＞

7. 足屈筋支帯の短縮は足背屈角に影響をおよぼす(2)？
＜課題：屈筋支帯へのアプローチは足背屈角を改善させるか？＞

① 足関節の背屈角を計測する

② 足屈筋支帯を伸張し，また，浅層線維を軽擦する

③ 屈筋支帯へのアプローチは足背屈角を改善させた？

屈筋支帯の短縮は足背屈角に影響をおよぼしていた？

Key words 足屈筋支帯　短縮　足背屈角　アプローチ

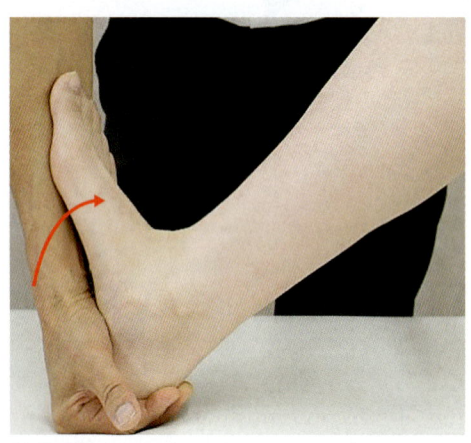

①足関節の背屈角を計測する．詳細は既に述べた．

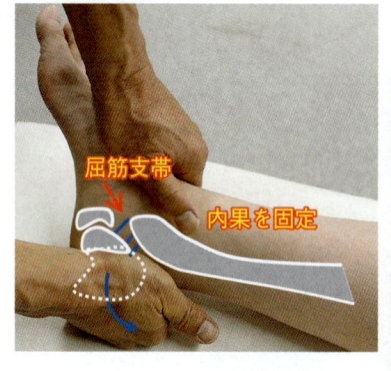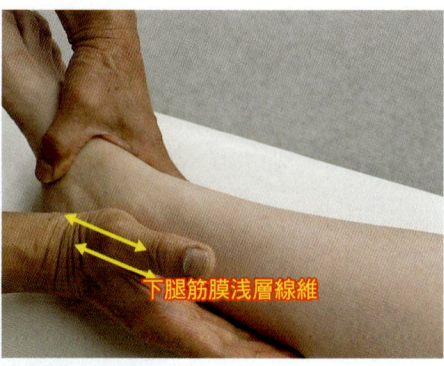

②足屈筋支帯を伸張し，さらに浅層線維を軽擦する．

補足説明　屈筋支帯（深層線維）は内果後方から踵骨に位置する下腿筋膜の肥厚部分といえる．この支帯を伸張する目的で内果を支えて（写真左：左手），他方の手掌部で踵骨を把持して屈筋支帯の走行ライン上で踵骨を回転させる（傾ける：写真左右手，青色→方向）．さらに，足底屈・中間・軽度背屈位で同様の手技を繰り返す．内果-踵骨間が伸張されていることが確認できる（写真左）．一方，下腿筋膜浅層線維に対しては，手掌部，または母指球を用いて軽擦を行う（写真右）．

参考資料
　1) 智淳三訳：解剖学アトラス．pp 138-139，文光堂，1989.

Point & Check up

① 足背屈と屈筋支帯

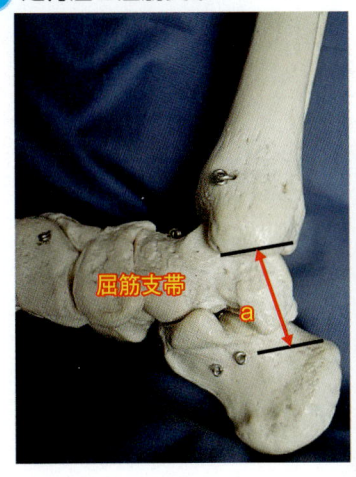
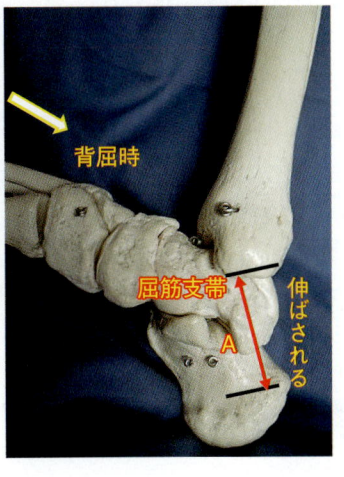

内果後方から踵骨間にある屈筋支帯（筋膜の深層線維）は足関節の背屈時に伸張される（a＜A）. 屈筋支帯が硬くなっていて伸張されないと足背屈角は制限される.

② 屈筋支帯の位置と構造

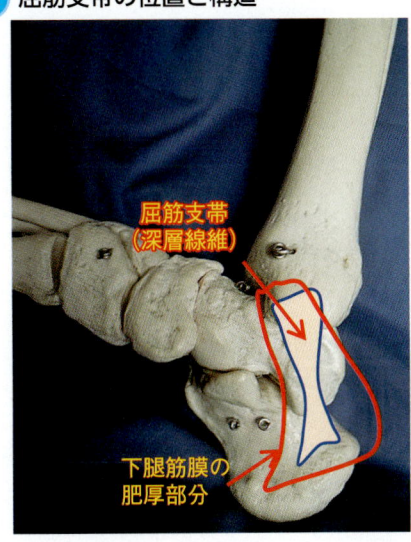

足部内側には後脛骨筋・長指屈筋・長母指屈筋腱鞘を固定するための屈筋支帯が存在する. 屈筋支帯は下腿筋膜が強度を強めた深層線維（青ライン：いわゆる屈筋支帯）と浅層線維（赤ライン）に分けられる. 背屈制限を除去する方法の一つに両者へのアプローチが用いられる.

■ 本課題の目的

屈筋支帯へのアプローチは足背屈角を改善させるかどうかを学ぶ.

■ 解　説

足関節の背屈制限に足屈筋支帯の短縮（硬さ）が挙げられる. 屈筋支帯は内果後方から踵骨に位置する支帯（深層線維）であり, 足背屈時には伸張される. 屈筋支帯は下腿筋膜が補強された線維部分（浅層線維）を含めた深層線維（屈筋支帯）を意味しており, 下腿筋膜（屈筋支帯）が硬くなって伸張性が低下すると足背屈角は制限される. 手技は, ①浅層線維（下腿筋膜）を表在から軽擦する, ②深層線維（屈筋支帯）は内果を固定して踵骨を屈筋支帯のライン方向に外反させる等, が挙げられる. 踵骨を外反方向にアプローチすることで踵骨の外反可動性が生じて足背屈角は改善される.

正誤 （月日/○・×）	1回		2回		3回	
	月	日	月	日	月	日

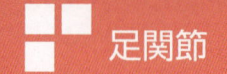

本題の意義　＜手技＞

8. 下腿腓関節へのアプローチは足背屈角に影響をおよぼす（3）？
＜課題：下腿腓関節へのアプローチは足背屈角を改善させるか？＞

① 足関節の背屈角を計測する

⬇

② 下腿腓関節にアプローチを行う

⬇

③ アプローチ後，足背屈角は改善した？

⬇

下腿腓関節へのアプローチは足背屈角を改善させた？

Key words　下腿腓関節　アプローチ　足背屈角

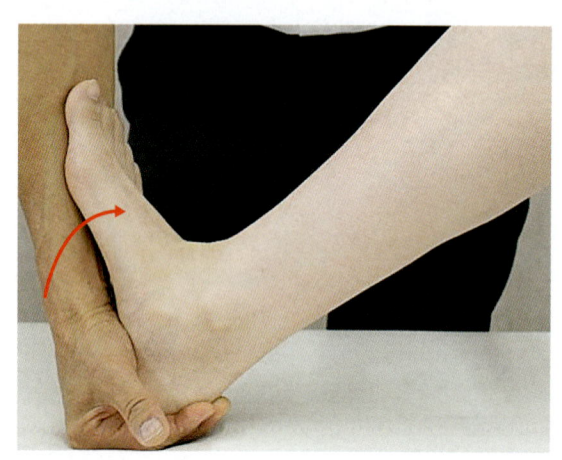

①足関節の背屈角を計測する．詳細は既に説明した．

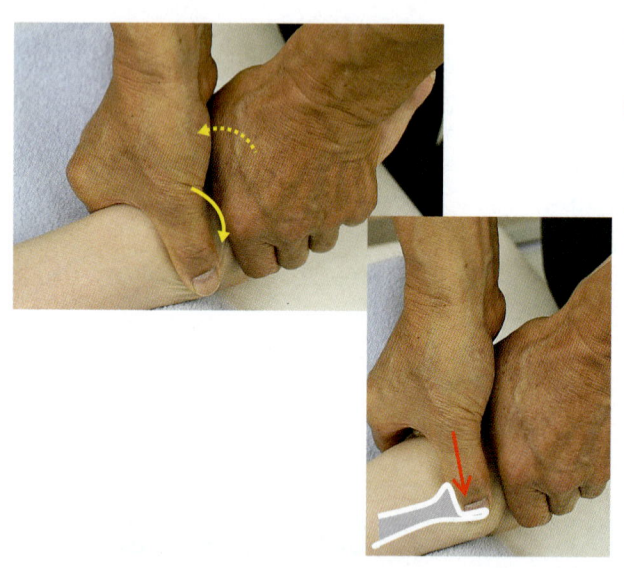

②下腿腓関節を左右に開き（写真上），さらに外果を介して腓骨を後方に滑らせる（写真下）．

補足説明 仰臥位で脛骨内果と腓骨外果に左右の母指を交叉させ下腿腓関節をゆっくりと左右に押し拡げる（写真上）．さらに，内果に対して外果を後方に押し込んで滑らせる（写真下）．下腿腓関節の動きを確認しながら行う．

参考資料
1) 淵岡聡, 他：膝・足関節に対するスポーツ理学療法. PT ジャーナル. 38（2）：131-141, 2004.
2) 中宿伸哉：足関節における可動域改善の考え方とその方法. Sportsmedicine. 133：32-39, 2011.
3) 壇順司：足関節の機能解剖―人体解剖から紐解く足関節の機能―. 理学療法学. 40（4）：326-330, 2013.
4) 橋本建史：変形性足関節症の保存療法. 関節外科. 21（5）：37-44, 2002.

Point & Check up

① 足関節背屈と下脛腓関節

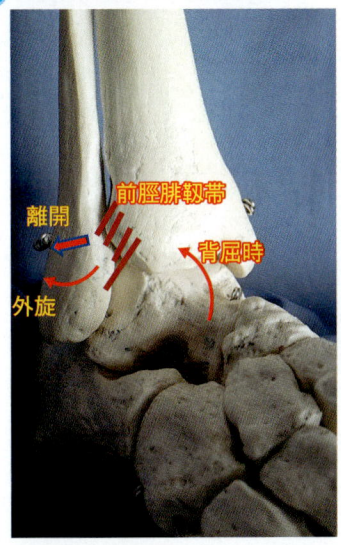

　足背屈時，下脛腓関節で腓骨は外方に移動（離開）して外旋する．靱帯損傷時に誤って底屈位固定を行うと前脛腓靱帯が短縮した状態で拘縮し，下脛腓関節の離開を妨げて背屈制限が生じる．また，前距腓靱帯は伸ばされたままで治癒することから靱帯の強度を弱めて再捻挫のリスクを高めることになる．

② 下脛腓関節へのアプローチ

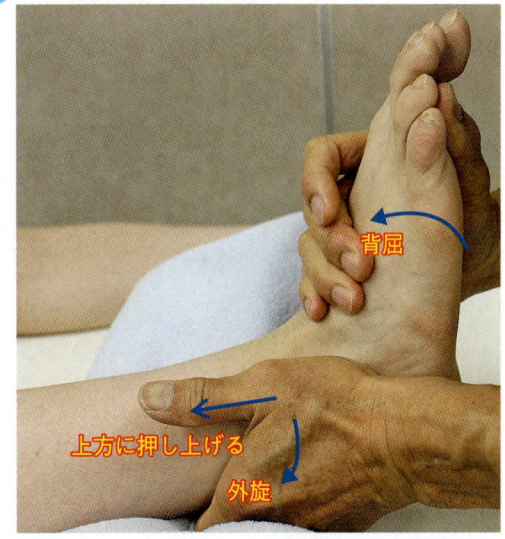

　下脛腓関節へのアプローチは足背屈と同時に，①下脛腓関節を拡げる（離開させる），②腓骨を上に押し上げる，③腓骨を外旋させる，を行う．すなわち，足背屈と同時に①，②，③の手技を行うことである．個々の動きを理解しながら必要とする方向に介入することがポイントとなる．

③ 足関節背屈と腓骨

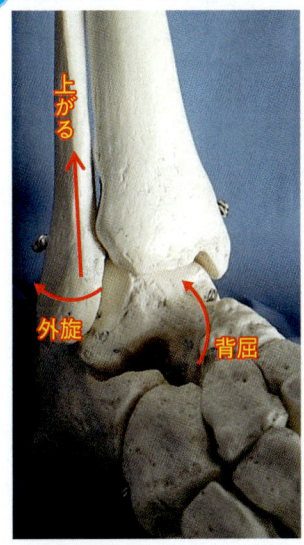

　足背屈時に腓骨は外旋し上方移動する．腓骨の動きが見られない場合，下脛腓関節か上脛腓関節のいずれかの機能障害が考えられる．どちらにしても足背屈制限がみられる．

④ 足関節背屈と上脛腓関節

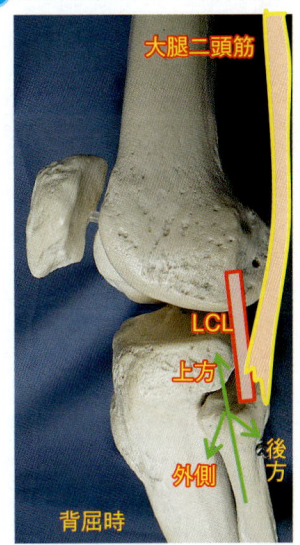

　足背屈時に上脛腓関節では腓骨頭が上方・外側・後方に滑る（緑色矢印）．足背屈と同時に腓骨頭を前方から後外方に押し込む手技が用いられる．

⑤ 腓骨頭に関わる靱帯

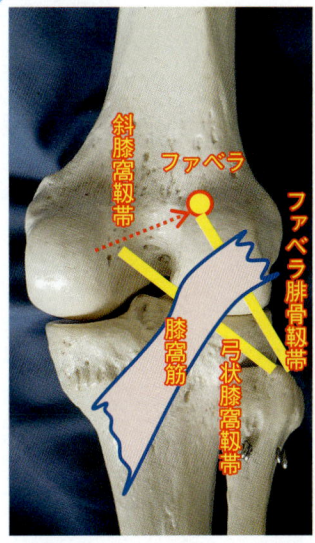

　腓骨頭は外側側副靱帯，弓状膝窩靱帯，ファベラ腓骨靱帯によって動きをコントロールされており，また，大腿二頭筋腱の収縮時に上方に牽引されることになる（④参照）．短縮は腓骨の動きを妨げて足関節の動きを制限する．

■ 本課題の目的

下脛腓関節へのアプローチが足背屈角に影響をおよぼすかどうかを学ぶ．

■ 解　説

　足背屈制限がある場合，下脛腓関節の拘縮（拡がらない）が原因に挙げられる．捻挫等で前脛腓靱帯損傷があって固定肢位を尖足位とした場合，下脛腓関節の離開が制限されて足背屈制限を来たす．足背屈時に距骨の関節内（mortise）への滑りを制限することが原因となる．

　経験的に脛骨と腓骨下端を両手で締め付けて背屈を行わせると足背屈角は小さくなり，両手を開放することで背屈角は確保されることを経験する．

足関節

＜課題：上脛腓関節へのアプローチは足関節背屈角に影響をおよぼすか？＞

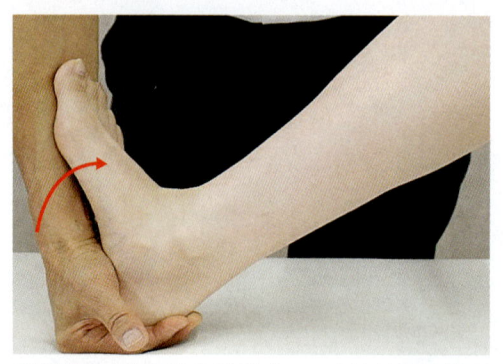

①足関節の背屈角を計測する．方法は既に述べた．

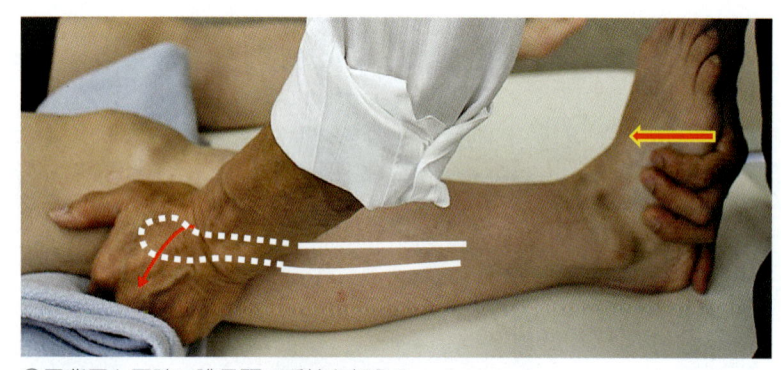

②足背屈と同時に腓骨頭に手技を加える．

（補足説明）足背屈時，距骨体の横径の広い部分が関節窩に入り込むため，下脛腓関節は離開して腓骨は上方に押し上げられ，腓骨頭には上・外・後方への滑りが生じている．手技は，①足背屈と同時に外果を上方に押し上げる，②足背屈と同時に腓骨頭に対して外後方への滑りを加える等，が挙げられる．写真は②を示している．

　上脛腓関節へのアプローチ後，再度足関節背屈角を調べて改善がみられているかどうかを確認する．

■ 本課題の目的

　上脛腓関節へのアプローチは足背屈角を拡大させるかどうかを学ぶ．

■ 解　説

　足背屈を制限する原因をいくつか考えてきたが，上脛腓関節の機能障害もその一つとなる．足背屈時，腓骨頭は脛骨に対して上方，外側，後方に滑っている．膝屈曲位で腓骨頭を触り，足関節を背底屈すると腓骨頭が上下に移動することから理解できる．下脛腓関節と同時に上脛腓関節にもアプローチを加えると効果的である．

　本課題は上脛腓関節に機能障害があった場合を対象としたが，ちなみに上脛腓関節は解剖学的関節であって関節包を有しており，一方，腓骨頭は外側側副靱帯，弓状膝窩靱帯，ファベラ腓骨靱帯，さらに大腿二頭筋が付着するため短縮や過緊張は腓骨頭の動きを制限する．手技としては，上脛腓関節自体の動きを誘導し，必要に応じて周囲の筋・靱帯にストレッチを加える．

参考資料
　1）淵岡聡，他：膝・足関節に対するスポーツ理学療法．PT ジャーナル．38（2）：131-141，2004．

索引

【著者略歴】

竹内義享（たけうちよしたか）

1997 年　医学博士（現・福井大学医学部）
2000 年　帝京大学短期大学助教授
2002 年　帝京大学短期大学教授
2003 年　明治鍼灸大学リハビリテーション科助教授
2004 年　明治鍼灸大学医療技術短期大学部教授
2005 年　明治鍼灸大学保健医療学部教授
2008 年
　〜　　明治国際医療大学保健医療学部教授
2013 年
（資格）　柔道整復師，鍼灸師，理学療法士

100 の課題を通して体感！
カラー写真で学ぶ
筋・骨格の機能評価　　　　ISBN978-4-263-24085-4

2019 年 10 月 5 日　第 1 版第 1 刷発行

著　者　竹　内　義　享
発行者　白　石　泰　夫
発行所　医歯薬出版株式会社

〒113-8612 東京都文京区本駒込 1-7-10
TEL. (03)5395-7641(編集)・7616(販売)
FAX. (03)5395-7624(編集)・8563(販売)
https://www.ishiyaku.co.jp/
郵便振替番号　00190-5-13816

乱丁，落丁の際はお取り替えいたします　　　印刷・三報社印刷／製本・明光社
© Ishiyaku Publishers, Inc., 2019. Printed in Japan

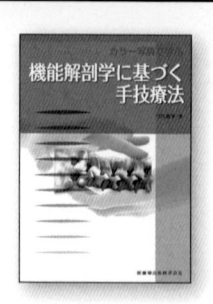
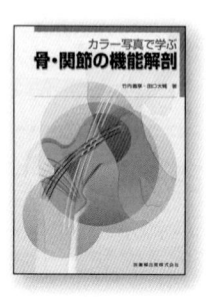
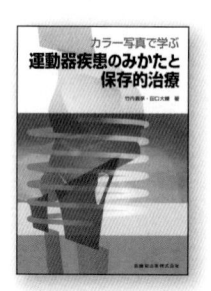
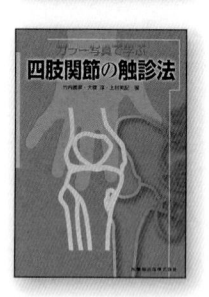
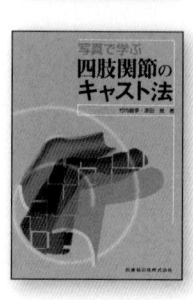
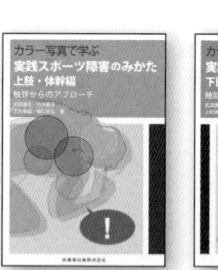
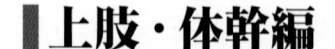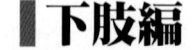